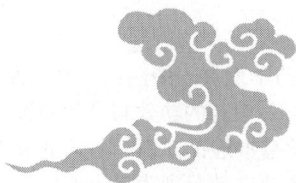

临床中药学

张金莲　毛晓健　主编

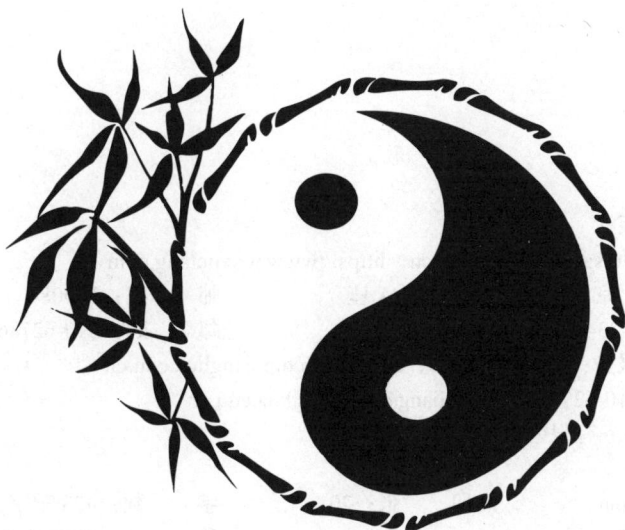

清华大学出版社

北京

内 容 简 介

本书分总论、各论两部分。总论部分系统介绍中药的起源与中药学发展、中药的产地与采集、中药的炮制、中药的性能(包括四气、五味、归经、升降浮沉、毒性)、中药的功效与主治病证、中药的应用(中药的配伍、中药的用药禁忌、剂量、煎服法)等中药学基本理论知识。各论部分重点介绍了全国各地常用中药220余种,全书共收载了500余种中药,按主要功效分列为二十一章加以介绍。每章先列概述,后详细介绍该章药物的概念、药性特点、功效、适用范围、分类、配伍方法、使用注意等。每章后列有学习指导与小结,包括学习方法指导、学习层次要求、思维导图、术语解释等内容。

图书在版编目(CIP)数据

临床中药学 / 张金莲,毛晓健主编. ––北京:清华大学出版社,2025.8. ––ISBN 978-7-302-69163-1

Ⅰ. R28

中国国家版本馆 CIP 数据核字第 2025YH0810 号

责任编辑:罗　健
封面设计:常雪影
责任校对:李建庄
责任印制:宋　林

出版发行:清华大学出版社
　　　　网　　　址:https://www.tup.com.cn,https://www.wqxuetang.com
　　　　地　　　址:北京清华大学学研大厦 A 座　　　　邮　　编:100084
　　　　社总机:010-83470000　　　　邮　　购:010-62786544
　　　　投稿与读者服务:010-62776969,c-service@tup.tsinghua.edu.cn
　　　　质量反馈:010-62772015,zhiliang@tup.tsinghua.edu.cn
印 装 者:三河市少明印务有限公司
经　　销:全国新华书店
开　　本:185mm×260mm　　　印　　张:20　　　字　　数:428 千字
版　　次:2025 年 8 月第 1 版　　　印　　次:2025 年 8 月第 1 次印刷
定　　价:79.80 元

产品编号:089979-01

编委会名单

主　编

张金莲　江西中医药大学
毛晓健　云南中医药大学

副主编

陈　芳　贵州中医药大学
林志健　北京中医药大学
金　华　天津中医药大学
黄俊卿　暨南大学
颜冬梅　江西中医药大学
张忠伟　右江民族医学院

编　委
（以姓氏笔画为顺序）

王　亭　云南中医药大学
毛　静　河南中医药大学
毛晓健　云南中医药大学
邓亚羚　江西中医药大学
乐颖娜　南昌医学院
李艳凤　黑龙江中医药大学
李煦照　贵州中医药大学
张忠伟　右江民族医学院
张金莲　江西中医药大学
张晓朦　北京中医药大学
陈　芳　贵州中医药大学

陈　泣　江西中医药大学

林志健　北京中医药大学

金　华　天津中医药大学

夏澜婷　江西中医药大学

黄俊卿　暨南大学

谢　伟　天津中医药大学

颜冬梅　江西中医药大学

前　言

　　临床中药学是研究中药的基本理论和常用中药的性能、功效、临床应用规律等知识的一门学科。临床中药学课程是高等中医药院校中药学、中药制药、中药资源、中医学、针灸推拿学、护理学等中医药类专业的必修课程。

　　本教材是清华大学出版社组织编写的高等院校规划教材。本教材注重突出中医药思维在教材编写中的主导作用，将中医药思维和科学思维培养贯穿教材编写全过程，教材中融入课程思政内容，将课程思政与中医药人文相融合，体现教材服务教育"立德树人"的根本任务；突出基本知识、基本理论、基本技能，以及思想性、科学性、先进性、启发性、适用性；力求打造一本适应新时代、新形势下中医药人才培养需求的教材。

　　本教材包括总论、各论两个部分。总论系统地介绍了中药的基本理论，包括中药、中药学等概念，中药的起源与中药学的发展，中药的产地、采集与贮藏，中药的炮制，中药的性能，中药的功效与主治病证，中药的应用。各论重点介绍了全国各地常用中药220余种，列表收载了几百种中药，按主要功效分列为二十一章加以介绍。每章先列概述，介绍该章药物的概念、药性特点、功效、适用范围、分类、配伍方法、使用注意等内容。每味药以现行版《中华人民共和国药典》及各省市现行中药材标准的名称为正名；药物来源部分介绍原动植矿物的中文名、拉丁名、药用部位及主要产地、采集和炮制方法；以现行版《中华人民共和国药典》为准，并结合《中华本草》和历代本草文献、现代临床用药实际，介绍每味中药的药性、功效、性能特点、临床应用、用法用量、使用注意、现代研究等。其中功效、性能特点、临床应用是介绍的重点。现代研究介绍与疗效有关的主要化学成分、药理作用以及不良反应，以展示中药现代研究进展，反映当代用药水平。

　　每个章节后设有学习指导与小结，列出了学习要求、学习层次要求、主要药物功效归纳的思维导图、功效术语解释等，方便理解记忆中药功效。

　　本教材是在全国高等中医药院校规划教材《中药学》《临床中药学》的基础上，进一步挖掘整理中药学精华，同时吸取当代中药学研究成果编写而成。总论方面充实了中药的功效与主治病证的内容，加强与各论药性论述的衔接，注重理论对临床的指导作用。各论方面坚持按功效分类原则，既系统阐明中医传统用药经验精粹，又介绍近代临床用药新发展；将每味中药的性能特点单列介绍，充实了具体中药药性的理解和总论药性的衔接。每个章节后设有学习指导与小结，多方面、多层次、多角度培养学生鉴别用药的能力。本教材还配有融合出版数字化资源。本教材较好地解决了继承不泥古、发展不离宗的关系，基本上能反映当代中药学的发展水平。

　　本教材编委会由10所高等医学院校的18名专家组成，共同承担编写工作。本书编写任务分工如下：张金莲编写中药的起源与中药学发展、中药的产地与采集与贮藏、中药的炮制、中药的性能，毛晓健编写中药的功效与主治病证、中药的应用、祛风湿药，金华编写解表药，陈芳编写清热药，王亭编写泻下药、化湿药，毛静编写利水渗湿药，李艳凤编写温里药，李煦照编写理气药，张忠伟编写消食药、驱虫药，黄俊卿编写止血药，颜冬梅编写活血化瘀药，张晓朦编写化痰止咳平喘药，谢伟编写安神药、平肝息风药，夏澜婷与张金莲编写开窍药、涌吐药，林志健编写补虚药，陈泣编写收涩药，邓亚羚、乐颖娜编写攻毒杀虫止痒药、拔毒化腐生肌药。张金莲、夏澜婷负责全书药物图片相关工作，张忠伟负责全书数字化资源的整理与系统上传工作。在本教材编写和出版过程中，得到了各相关院校专家、同仁和清华大学出版社领导和责任编辑罗健的热情支持，在此一并表示感谢！本教材得到了江西中医药大学教务处、药学院领导及中药炮制教研室全体老师的大力协助，谨表示衷心感谢！

　　本教材主要供高等中医药院校各专业本科生使用，对从事中医药教学、科研、医疗、生产、经营及管理的相关人员也有参考和使用价值。欢迎大家对教材的不足之处多提宝贵意见，以便本教材不断完善。

目 录

总 论

各 论

总　论

微视频：中药与
中药学等基本
概念

中药，是指在中医药理论指导下认识和应用的药物，包括植物药、动物药、矿物药及其加工品。中药的应用，在中国已有悠久的历史。在中医药理论指导下，通过不断总结临床经验并广泛吸取大量民间经验和外来药物，中药的内容得到进一步的充实和发展。中药的认识和应用，融合了中医学基础理论和中医辨证论治精髓，具有独特的理论体系和应用形式，包含中国传统文化、哲学思想。

中药主要来源于天然的植物、动物、矿物及其加工品，其中以植物药居多，故有"诸药以草为木"的说法。五代韩保昇说："药有玉石草木虫兽，而直言本草者，草类药为最多也。"因此，自古相沿将中药称作本草。草药之名始于宋代，当时主要是相对于国家药局专卖的"官药"而言。后世一般将主流本草书籍尚未记载，多为民间医生所习用，且加工炮制欠规范的药物称为草药。历代所称的草药，也有动物药和矿物药，而非专指草本类药物。中草药则是中药和草药的混称。

中药主要包括中药材、中药饮片和中成药。其中，中药材是指在中医药理论指导下，所采集的植物、动物、矿物经产地加工后形成的原料药材，可供制成中药饮片、提取物及中成药。中药饮片系指中药材经过炮制后可直接用于中医临床或制剂生产使用的处方药品。中成药是指在中医药理论指导下，以中药饮片为原料，经过药学、药效、毒理与临床研究，获得国家药品主管部门的批准，按规定的处方、生产工艺和质量标准，加工制成一定的剂型，标明其成分、性状、功能主治、规格、用法用量、使用注意、不良反应、贮藏等内容，符合国家药品管理法规定的中药成方制剂或单味制剂。

中药学，是专门研究中药基本理论和各种中药的药性、功效、临床应用、用法用量、使用注意等知识的一门学科。它是中国医药学的一个重要组成部分。

中药学有广义与狭义之分。广义中药学是研究一切与中药有关知识的一门学科，涵盖了中药资源学（药用植物学、药用动物学、药用矿物学）、中药鉴定学、中药炮制学、中药药剂学、中药化学、中药分析学、中药药理学、临床中药学等多学科、多领域的知识和内容。狭义中药学又称"临床中药学"，是在中医药理论指导下，以临床用药为核心，研究中药的基本理论与临床应用等知识的一门学科。以安全、有效、合理使用中药为目的，主要为临床用药提供有力支撑，是广义中药学的一个分支学科。

第一章
中药的起源和中药学的发展

微视频：中药的起源
和中药学的发展

中药的起源和中
药学的发展PPT

一、原始社会（远古—公元前21世纪）

中药的起源，中国古代有"神农尝百草"的传说。西汉刘安等所撰的《淮南子·修务训》记载："古者，民茹草饮水，采树木之实，食蠃蛖之肉，时多疾病毒伤之害。于是神农……尝百草之滋味、水泉之甘苦，令民知所避就。当此之时，一日而遇七十毒。"

在原始社会，我们的祖先为了生存和生活需要采食植物和狩猎。在此过程中，逐渐了解一些植物、动物对人体产生的影响或某种药效反应，也包括了一些中毒现象。此后经过反复的实践，逐渐积累了辨别食物和药物的经验，也逐渐积累了一些植物药、动物药的知识，并进而有意识地加以利用。随着社会生产力的不断发展，采石、开矿和冶炼的兴起，一些矿物药也相继被发现。

因此，中药起源于生产劳动，中国古代劳动人民在长期生活实践中发现了药物，并初步进行了艰苦的医疗实践，利用植物、动物和矿物治疗疾病，这些知识逐步积累成为药物知识。

二、夏商周时代（公元前21世纪—公元前221年）

夏、商时期，人们创制了陶制器皿并广泛使用，商代伊尹始创汤液。晋代皇甫谧在《针灸甲乙经》序中有"伊尹以亚圣之才，撰用神农本草，以为汤液"之记载。汤液不但服用方便，而且能提高疗效，或降低药物的毒副作用，更作为中药最常用的剂型之一得以流传、应用至今，并且得到不断的发展。随着酿造技术的兴起，酒应运而生。酒不仅是一种饮品，而且能行药势、通血脉，也可作为溶剂，成为后世加工炮制药物的常用辅料之一，故有"酒为百药之长"之说。

文字的创造和使用，使药物知识传播从口耳相传发展为文字记载。商代钟鼎文中已有"药"字，《说文解字》释义曰："药，治病草，从艸乐声。"西周时已有"医师"，其职责是"掌医之政令，聚毒药以供医事"；同期的文学作品《诗经》虽是诗歌总集，却记载了100多种药用动物、植物等名称，如芍药、枸杞、苍耳、蟾蜍等。《山海经》是记载先秦时期中国各地名山大川以及物产的一部古籍，却也记载了120余种植物、动物和矿物药，还论述了药物的产地、性能及效用，内服、外用的服药方法。1977年安徽阜阳出土的汉简《万物》，编撰年代在春秋战国时期，其中载药70余种，既有对各药作用的记载，也有了复方治病的相关内容。20世纪70年代出土的帛书《五十二病方》中载方约300个，涉及药物240多种，其中对药物的炮制、用法、禁忌等均有论述。

春秋战国时期，中医学理论的奠基之作《黄帝内经》问世，《黄帝内经》对中药学理论的发展产生了巨大影响。如《素问·至真要大论》载"寒者热之，热者寒之"；《素问·藏气法时论》载"辛散、酸收、甘缓、苦坚、咸软"；《素问·六微旨大论》载"升降出入，无器不有"等。

三、秦汉时期（公元前221年—公元220年）

西汉时期已有药学专著出现，如《史记·扁鹊仓公列传》中称吕后八年（公元前180年），名医公乘阳庆传其弟子淳于意《药论》一书。从《汉书》中的有关记载也可以看出，西汉末期已用"本草"一词来指称药物及药物学专著，也出现了一批通晓本草的学者。

《神农本草经》是中国现存最早的药物学专著，虽托"神农"之名，实非出于一时一人之手，约成书于东汉末期（公元2世纪），简称《本经》。该书序录论述了中药的基本理论，如四气五味、有毒无毒、中药"七情"、用药原则、服药方法，以及丸、散、汤、膏、酒等多种剂型，并对中药的产地采集、加工炮制等方面做了简要介绍。全书载药365种，其中植物药252种、动物药67种、矿物药46种，并按药物是否有毒及养生延年与祛邪治病的不同分为上、中、下三品，此即后世所称的"三品分类法"。书中所载药物大多朴实有验，不少药物一直沿用至今。如麻黄发汗，茯苓利水，夏枯草散结，枸杞补虚，阿胶止血等。《神农本草经》全面总结了秦汉以前的中药基本理论及用药经验，是中国本草学发展的奠基之作，具有重要的历史价值和实用价值。

四、三国两晋南北朝时期（220年—581年）

三国、两晋、南北朝时期，本草著作大量涌现。虽然因战乱文籍亡佚较多，但流传下来的本草书目仍有近百种。重要的本草著作有《李当之药录》《吴普本草》《名医别录》《徐之才药对》等，而最具代表性的首推由南朝梁代著名医药学家陶弘景（456—536年）整理撰写的《本草经集注》。

《本草经集注》约成书于5世纪末，全书共七卷，载药730种，分玉石（62种）、草木（294种）、虫兽（114种）、果（26种）、菜（28种）、米食（27种）、有名未用（179种）共7类。首创按照药物自然属性进行分类的方法，改变了"三品混糅，冷热舛错，草木不分，虫兽无辨"的现象。对药物的形态、性味、产地、采制、剂量、鉴别等做了详尽的论述，提出了药物的产地、采制方法与其疗效密切相关的观点。该书还首创了"诸病通用药"，列举了80多种疾病的通用药物，如治风通用药有防风、川芎、秦芄、防己等，有利于临证处方用药。此外，该书还考订了古今用药度量衡，并对汤、酒、膏、丸等常用剂型的制作进行了规范。《本草经集注》系统整理了魏晋南北朝的主要药学成就，并初步确立了我国大型本草的编写体例。

这一时期较为著名的本草著作还有晋代医药家葛洪编撰的《肘后备急方》。该书反映了魏晋时期的部分医学成就，尤其体现在对岭南地区多发传染病的认识和防治用药方面，服用生青蒿绞汁治疟还对现代抗疟药研究产生了重要影响。南朝刘宋时期雷敩所撰《雷公炮炙论》是我国第一部炮制专著。该书系统介绍了300种中药的炮制方法，提出药物经过炮制可以提高疗效、降低毒性，并有利于贮存、调剂、制剂等，它标志着本草学的一个新分支学科的诞生。

五、隋唐、五代十国时期（581年—960年）

隋唐时期，中国经济文化较为繁荣，国内各民族之间交往密切，中外经济文化交流频繁，由此推动了本草学的繁荣发展。唐显庆四年（659年）颁布了经政府批准，由长孙无忌、李勣、苏敬等20余人参加撰写的《新修本草》（又名《唐本草》），它是中国历史上的第一部官修本草，全书共54卷，载药844种（一说850种），其中新增药物114种，由药图、图经、本草三部分组成，分为玉石、草、木、禽兽、虫、鱼、果菜、米谷、有名未用等九类，增加了全国各地道地药材的药物图谱并附以文字说明，这种图文对照的方式开创了世界药学著作的先河。该书内容丰富，取材精要，具有高度的科学价值，反映了唐代本草学的辉煌成就，奠定了我国大型本草的编写格局，对中国及世界医药学的发展都产生了巨大的影响。731年传入日本，广为流传，日本律令《延喜式》中就有"凡医生皆读苏敬《新修本草》"的记载。

这一时期的本草名著，还有陈藏器编撰的《本草拾遗》，成书于唐开元二十七年（739年）。陈藏器对《新修本草》进行了增补和辨误，扩展了用药范围，并根据药物的功效提出了宣、通、补、泻、轻、重、燥、湿、滑、涩十种分类方法，对后世的方药分类产生了重大影响。对后世本草学发展有一定影响的，还有《蜀本草》《食性本草》《日华子本草》等。其中五代（935—960年）韩保昇等人受蜀主孟昶之命，以《新修本草》为蓝本编撰而成的《蜀本草》，对药物的性味、形态和产地做了许多补充，绘图精致，颇具特色，被后世编纂本草时较多引用。

唐代孙思邈悉心钻研医药，著有《备急千金要方》，书中亦有本草学方面的内容。《备急千金要方》中还专列《食治篇》，收集了162种食物，是现存最早有关饮食疗法的专篇，为饮食疗法的发展奠定了基础。

六、宋金元时期（960年—1368年）

宋代火药、指南针、活字印刷术的发明，极大地促进了科学文化的发展。中医临床医学的进步，也推动了本草学的发展。药物数量不断增加，炮制工艺不断改进，功效应用不断深化，都促进了宋代本草学的快速发展。宋代政府也较为注重大型本草著作的编纂，如973—974年刊行了《开宝本草》，1060年刊行了《嘉祐补注本草》，1061年刊行了《本草图经》。其中《本草图经》亦称《图经本草》，以本草图谱著称，所附933幅药图是中国现存最早的版刻本草图谱。

这一时期个人编撰的本草名著首推唐慎微的《经史证类备急本草》（后人简称《证类本草》，首刊于1108年）。全书31卷，载药1500余种（其后出现了多种新刊版本，载药数增加到1700多种），并于各药之后附列方剂以相印证，医药紧密结合。本书对所收载的资料采用了原文照录注明出处的方法，因此宋以前许多本草资料后来虽已亡佚，但亦因此书的引用而得以保存。《经史证类备急本草》具有很高的学术价值、实用价值和文献价值，在本草发展史上起到了承前启后、继往开来的作用。明代李时珍后来对此书的评价是："使诸家本草及各药单方，垂之千古，不致沦没者，皆其功也。"

北宋政府的一大创举，是设立国家药局，成为中国也是世界药局的开端。1076年，在京城开封开设由国家经营的熟药所，其后又发展为修合药所（后改名为"医药合剂局"）和出卖药所（后改名为"惠民局"）。药局的出现促进了药材检验、成药生产、药事管理等的发展，推动了中药炮制、制剂技术的提高，并逐步制定了制剂规范，《太平惠民和剂局方》即是这方面的重要文献。

金元时期的本草，因大多出自中医临床名家之手，故具有鲜明的临床药物学特征，多趋于实用。代表著作有刘完素的《素问药注》《本草论》，张元素的《珍珠囊》《脏腑标本药式》，李东垣的《药类法象》《用药心法》，王好古的《汤液本草》，朱丹溪的《本草衍义发挥》等。在这些本草著作中，其中有关升降浮沉、归经等药性的论述，发展了本草学的药性理论，使之系统化；以药物形、色、味为主干，利用气化、运气、阴阳、五行等学说，建立了法象药理模式，对临床用药有一定的参考意义。而在食疗本草方面，元代忽思慧编著的《饮膳正要》是饮食疗法的专著，书中介绍了不少回、蒙民族的食疗方药，对后世应用药膳有一定的参考价值。

七、明代（1368年—1644年）

明代弘治年间（1488—1505年），太医院刘文泰等奉敕修订宋以来本草。历经2年于弘治十八年（1505年）完成，书名《本草品汇精要》（简称《品汇精要》）。该书共42卷，分为玉石、草、木、人、兽、禽、虫鱼、果、米谷、菜10部，每部又分上、中、下三品。共收载药物1815种，每药项下又分为24项记述。该书绘有1385幅精美的彩色药图和制药图，是古代彩绘本草之珍品。《品汇精要》是我国封建社会最后一部大型官修本草，但书成之后因故存于内府而未刊行流传，直到1936年始由上海商务印书馆据故宫旧抄本铅印出版。

明代的本草著作，如缪希雍的《炮炙大法》、朱橚的《救荒本草》、李中立的《本草原始》、兰茂的《滇南本草》等，分别记载了药物炮制、食疗本草、药用植物、地方本草等方面的内容，均属较为著名的专题本草，对丰富和完善本草学内容具有一定的科学价值。而陈嘉谟所著的《本草蒙筌》，共12卷，论述了药性总论、产地、收采、贮藏、鉴别、炮制、性味、配伍、服法等，收载药物742种，每种药除了载明其别名、产地、采集、优劣、收藏、性味、方剂等之外，还有作者的按语，并绘有药图。该书所述五倍子制百药煎（没食子酸），早于欧洲200余年。

　　明代伟大的医药学家李时珍编撰了本草巨著《本草纲目》。《本草纲目》书成于1578年，历时近30载，约200多万字。该书共52卷，载药1892种，改绘药图1160幅，附方11096首，新增药物374种，其中既收载了醉鱼草、半边莲、紫花地丁等一些民间药物，又吸收了番木鳖、番红花、曼陀罗等外来药物，极大地丰富了本草学的内容。序例中对本草史和药性理论进行了全面、系统的总结和发挥。各论分水、火、土、金石、草、谷、菜、果、木、服器、虫、鳞、介、禽、兽、人16部，以下再分为60类。各药之下，分正名、释名、集解、正误、修治、气味、主治、发明、附方诸项，逐一介绍。书中既汇集整理了大量前人资料，又记述了作者的新发现、新经验及新成果，并修正了以往本草著作中的一些谬误。《本草纲目》集16世纪以前本草学成就之大成，并在植物、动物、矿物、农学、气象等自然科学的许多方面均有重要贡献。该书17世纪初即传播海外，先后有多种文字译本，丰富了世界医学科学宝库。2011年，《本草纲目》作为世界物质文化遗产，与《黄帝内经》同时入选《世界记忆名录》。

八、清代（1644年—1911年）

　　清代杰出本草学家赵学敏所著的《本草纲目拾遗》，是清代本草学的代表著作。该书成书于1765年，全书共十卷约34万字，载药921种，在《本草纲目》之外新增药物716种。该书按《本草纲目》16部分类，除人部外，把金石分为两部，又增加藤、花两部，共计18部。书中补充的药物主要是疗效确切的民间草药及外来药，如金钱草、鸡血藤、西洋参等，丰富了本草学的内容。《本草纲目拾遗》不仅拾《本草纲目》之遗，而且对《本草纲目》已载药物治疗不完备、根实未详者加以补充。卷首列正误34条，对《本草纲目》做了重要的补充和订正。

　　清代较有影响的《神农本草经》注疏专著有邹澍的《本经疏证》和《本经续要》、张璐的《本经逢原》、张志聪的《本草崇原》等。而刘若金的《本草述》、汪昂的《本草备要》、吴仪洛的《本草从新》、黄宫绣的《本草求真》、黄元御所著《玉楸药解》等著作则是以《本草纲目》为基础，配合临床需要，以实用性为原则，对《本草纲目》进行了摘要、精减和整理。其中《本草求真》成书于1769年，载药521种。该书采用按药物主要功效进行分类的方法，不仅较《神农本草经》三品分类、陈藏器"十剂"分类更为先进，而且对后世中药学的功效分类亦有重要影响。吴其浚所著的《植物名实图考》，不仅对本草学的发展有一定的贡献，而且对后世研究药用植物也提供了宝贵的文献资料。

九、民国时期（1912年—1949年）

民国时期，虽然政府引入西医，排斥中医，对中医药采取了不支持和歧视的政策，但是在志士仁人的不懈努力下，国内举办了一些中医药学校，涌现出了一批适应教学和临床需要的本草学讲义，如浙江兰溪中医学校张山雷编撰的《本草正义》、上海中医专门学校秦伯未的《药物学》、浙江中医专门学校何廉臣的《实验药物学》、天津国医函授学校张锡纯的《中西药物讲义》等，推动了本草学的新发展。"本草""本草学"的称谓也逐渐分别改称"中药""中药学"。

民国时期药学辞典类大型工具书的出现，是本草学发展的一项重要成就，其中影响最大的当推陈存仁主编的《中国药学大辞典》（1935年），全书约200万字，收录词目4300条，汇集整理了古代有关本草论述，又博采新说，且附有标本图册，受到药学界的推崇，是近代第一部具有重要影响的大型药学辞书。

随着西方药学知识和化学、生物学、物理学等近代科学技术在中国的传播和发展，应用现代科学技术研究本草的工作逐渐起步。建立了以中药为主要研究对象的药用植物学、中药鉴定学、中药药理学等新学科，并在中药的生药、药理化学分析、有效成分提取及临床验证等方面取得了一些成果，丰富、发展了中药学内容。

十、当代（1949年10月—至今）

中华人民共和国成立以来，党和政府高度重视发展中医药事业，中药学有了前所未有的大发展。迄今为止，政府先后组织开展了四次大型的全国中药资源普查，基本摸清了中国天然药物的种类、产区分布、生态环境、野生资源、蕴藏量、收购量和社会需要量等。各地出版部门陆续影印、重刊或校点评注了《神农本草经》《经史证类备急本草》《本草品汇精要》《本草纲目》等数十种重要的古代本草著作。对亡佚本草的辑复工作也取得突出成绩，其中《神农本草经》《名医别录》《新修本草》等已正式出版发行，对中药学的研究具有重大意义。

当代涌现了一大批反映当代中药学术研究成就的著作，其代表著作有《中药志》《全国中草药汇编》《中药大辞典》《中华人民共和国药典》《中华人民共和国药典临床用药须知》（简称《临床用药须知》）和《中华本草》等。其中《中药大辞典》首版由江苏新医学院编写（1977年），第2版由南京中医药大学修订编著（2006年）。《中药大辞典》收载中药6008种，原植、动物或药材均附以墨线图。全书内容丰富，资料齐全、系统，引文直接标注最早出处或始载文献，有重要的文献价值。历版《中华人民共和国药典·一部》作为中药生产、供应、检验和使用的依据，以法典的形式确定了中药在当代医药卫生事业中的地位，也为药材与饮片、中药制剂等质量的提高、标准的确定起了很大的促进作用，所载功能与主治等也成为中药学教材编写的主要依据。《临床用药须知》是《中华人民共和国药典》配套丛书之一，其编撰是由国家药典委员会医学专业委员会、中医专业委员会组织全国200多名医药学权威专家，根据临床用药经验并结合国内外公认的相关资料编写而成，覆盖《国家基本药物目录》、医保目录及临床常用药品，达到信息广博、内容丰富、与时俱进、科学合理、经典实用、准确权威的总目标，具有较高的实用性和权威性。

《临床用药须知》分三卷出版：中药材与饮片卷；中药成方制剂卷；化学药和生物制品卷。《临床用药须知·中药饮片卷》包括总论和各论两部分，总论系统介绍了中药的发展历史、遣药组方规律以及中药化学、中药药理毒理与遣药组方的关系。各论按药物功能分类，共介绍了656种药物，其中包括正品547种，附药109种。每类药物设有概说，介绍该类药物的总体情况，并在本章最后总体介绍病证用药。正品药物按中文名称、汉语拼音名、药材来源、炮制、性味归经、功能与主治、效用分析、配伍应用、鉴别应用、方剂举隅、成药例证、用法与用量、注意、本草摘要、化学成分、药理毒理、参考文献等项分别撰写，本书的编写突出了以指导临床安全合理使用中药为中心的原则，做到了基础理论与临床实践密切结合。对临床用药和编写药品说明书具有权威指导意义。

《中华本草》（1999年）由国家中医药管理局组织全国中药专家编纂而成。该书既系统地总结了历代本草学成果，又全面反映当代中药学科发展水平，学科涉猎众多，资料收罗宏丰，分类先进，项目齐全。全书共34卷，前30卷为中药，收录正药8980种，附列药物571种，在全面继承传统本草学成就的基础上，增加了化学成分、药理、制剂、药材鉴定和临床报道等内容，总结了中华民族两千余年来的中药学成就，是一部全面反映20世纪中药学科发展水平的综合性本草巨著。

随着现代自然科学的迅速发展及中药事业自身发展的需要，中药的现代化研究在深度和广度上都取得了令人瞩目的成就。其中最具代表性的是，中国中医科学院屠呦呦研究员基于中药学典籍记载、利用现代科学方法从中药青蒿中分离出可以有效降低疟疾患者死亡率的青蒿素，因此荣获2015年度诺贝尔生理学或医学奖。国家建立了各层次的中医药院校，形成了从中专、大专、本科到硕士、博士研究生以及博士后的人才培养体系，造就了一大批中药学的专业人才。为了适应中医药教育的需要，各层次的中药学教材也进行了多次编写、修订，总体质量不断提高。

中药学源远流长，内容浩瀚，是一个伟大的宝库。我们在学习中药学知识的过程中，要坚持传承精华，守正创新，为人类的健康事业做出贡献。

✚ 学习指导与小结

1. 学习方法指导

按照年代梳理中药学的历史发展脉络，掌握中药、临床中药学等基本概念，了解中药学基本理论和中药应用知识的积累过程，记诵本草发展史上不同年代著名医药学家撰写的本草著作所载药味数、取得的学术成就及其分类方法。

2. 学习层次要求

掌握中药、临床中药学的概念。了解中药的起源和中药学的发展概况，其中重点了解各个时期学术发展特点及主要本草代表著作。

3. 思维导图

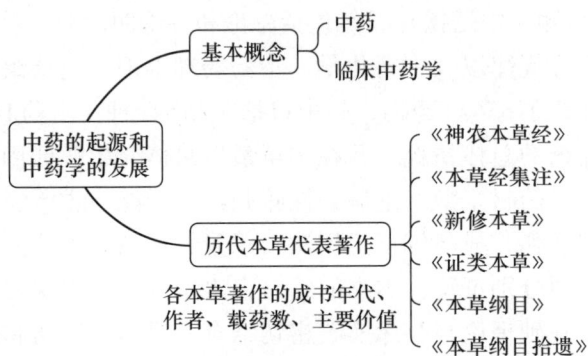

中药的起源和中药学的
发展自测题及答案

第二章
中药的产地、采集与贮藏

微视频：中药的产地、采集

中药的产地、采集与贮藏PPT

《神农本草经·序录》曰："阴干曝干，采造时月，生熟土地所出，真伪陈新，并各有法。"《用药法象》也谓："凡诸草木昆虫，产之有地；根叶花实，采之有时。失其地则性味少异，失其时则性味不全。"中药的来源除部分人工制品外，绝大部分都是来自天然的植物、动物、矿物。中药的产地、采收与贮藏是否适宜，将直接影响药物的质量和疗效。

✚ 第一节　中药的产地

中药的来源绝大部分是天然药材，其生长、分布和生产离不开特定的自然条件。中国疆域辽阔，复杂的自然地理环境及水土、日照、气候、生物分布等生态环境各地不尽相同，差别很大，但却为各种药用动物、植物的生长和矿物的形成提供了有利的条件，因此中药无论品种、产量和质量都有一定的地域性。古代医药学家经过长期使用、观察和比较，逐渐认识到由于自然条件的不同，各地所产的中药材质量优劣不一。宋代寇宗奭的《本草衍义》云："凡用药必择土地所宜者，则药力具，用之有据。"明代陈嘉谟的《本草蒙筌》也谓："凡诸草本、昆虫，各有相宜地产。气味功力，自异寻常。"说明水土气候等自然条件与药材的生产、气味的形成、疗效的高低有密切的关系，又因"道"曾是古代的行政区划，"地"指地域或地区，由此形成了"道地药材"的概念。

道地药材（又称地道药材），是指具有明显地域性、品种优良、历史悠久、产地适宜、产量宏丰、炮制考究、疗效突出的药材。某一地区（道）所产的某种药材，质量高、疗效好，因而素有盛名。道地药材的确定，与药材的产地、品种、质量等多种因素有关，而临床疗效则是其关键因素。如河南的"四大怀药"地黄、牛膝、菊花、山药，东北的人参、细辛、五味子，四川（含重庆）的附子、黄连、川芎，广东的陈皮、砂仁、广藿香，江苏的薄荷、苍术，云南的茯苓，山东的阿胶等，都因其质量优等、疗效突出而成为著名的道地药材，受到人们的赞誉。道地药材在长期的生产和用药实践中形成，但不是一成不变的，如三七原产广西，称为田七、广三七，后来云南产者质量居上，称为滇三七，云南成为三七新的道地产区。长期的临床医疗实践证明，重视中药产地与质量的关系，强调道地药材的开发和应用，对于保证中药疗效有十分重要的作用。随着医疗事业的发展，中药材需求的日益增加，再加上很多道地药材的生产周期较长、产量有限，单靠强调道地药材产区扩大生产，已经无法完全满足临床的需求。因此，在不影响疗效的前提下，研究道地药材的生态环境、栽培技术，创造特定的生产条件，对发展优质药材生产、开拓新的药源都是必要的。

🕂 第二节　中药的采集

中药材能否适时采集，直接影响药物的疗效和毒副作用。《神农本草经》重视"采造时月"。孙思邈《备急千金要方》谓："早则药势未成，晚则盛时已歇。"《千金翼方》也载"……故不依时采取，与朽木不殊，虚费人工，卒无裨益。"都强调了药材适时采收的重要性。现代研究也表明，中药的采集要在中药材药用部位有效成分含量最高时采集。如槐花花蕾时芦丁含量最高，青蒿中青蒿素含量以7月～8月中花蕾出现前为高峰，故槐花、青蒿均在开花前采收为好。

一般来说，植物药的采收原则是，药用部位不同，其采收时节与方法也有所区别。

1. 全草　大多数在植物枝叶茂盛、花朵初开时采集。一般从根以上割取地上部分，如薄荷、益母草、荆芥等；需连根入药的则可拔起全株，如车前草、蒲公英、紫花地丁等。

2. 叶　通常在花蕾将放或正盛开的时候采集，此时叶片茂盛、性味完壮、药力雄厚，最适于采收，如枇杷叶、荷叶、大青叶、艾叶等。桑叶须在深秋或初冬经霜后采集，枇杷叶宜在落叶后采收。

3. 花、花粉　花类药材，一般采收未开放的花蕾或刚开放的花朵，以免气味散失、花瓣散落而影响质量，如野菊花、金银花、月季花、旋覆花等。对花期短的植物或花朵次第开放者，应分次及时摘取。以花粉入药者如蒲黄之类，须在花朵盛开时采取。

4. 果实、种子　果实类药物除青皮、枳实、覆盆子等少数药材要在果实未成熟时采收果皮或果实外，一般当于果实成熟时采收，如瓜蒌、川楝子等。以种子入药的，通常在果实成熟后采集，如莲子、沙苑子等。有些种子成熟时易脱落，或果壳易裂开导致种子散失者，如小茴香、牵牛子等，则应在刚成熟时采集。

5. 根、根（块）茎　一般以秋末或春初即二月、八月采收为佳，因为春初"津润始萌，未充枝叶，势力淳浓"，"至秋枝叶干枯，津润归流于下"，且"春宁宜早，秋宁宜晚"（《本草纲目》）。现代研究也证明早春及深秋时植物的根茎中有效成分含量较高，此时采集则产量和质量都较高，如天麻、葛根、玉竹、大黄、桔梗、苍术等。天麻在冬季至翌年清明前茎苗未出时采收者名"冬麻"，体坚色亮，质量较佳；春季茎苗出土再采者名"春麻"，体轻色暗而中空，质量较差。但也有少数例外，如半夏、太子参、延胡索等则要在夏天采收。至于根皮，则与根和根茎相类似，应于秋后苗枯，或早春萌发前采集，如牡丹皮、地骨皮等。

6. 树皮 通常在春、夏时节植物生长旺盛，植物体内浆液充沛时采集，此时药性较强、疗效较高，并容易剥离，如黄柏、杜仲、厚朴等。但肉桂多在十月采收，因此时油多容易剥离。

动物类药材因品种不同，采收各异。其具体时间，以保证药效及容易获得为原则。如桑螵蛸应在每年秋季至翌年春季采集，此时虫卵未孵化；驴皮应在冬至后剥取，其皮厚质佳；小昆虫等，应于数量较多的活动期捕获。

矿物类药材的成分较为稳定，大多可随时采收。

➕ 第三节　中药的贮藏

中药在运输、贮藏过程中如果管理不当、养护不善，在外界环境和药物自身性质相互作用下，会发生物理、化学变化，出现中药的变异现象，直接影响药物的质量与疗效，甚至产生毒副作用。

常见的中药变异现象有虫蛀、发霉、变色、走油等。虫蛀是指害虫侵入中药内部所引起的破坏性作用。中药大都含有淀粉、脂肪、糖、氨基酸等，当温度在$25\sim32{}^{\circ}C$之间、空气相对湿度在70%～80%之间，中药含水量在15%以上时，极易滋生害虫，发生虫蛀。发霉是指在适当温度（$20\sim35{}^{\circ}C$）和湿度（相对湿度75%以上或中药含水量超过15%）和足够的营养条件下，中药表面附着或内部寄生的霉菌繁殖滋生的现象。变色是指中药在采收、加工、贮藏过程中，由于受到温度、空气、日照的影响而引起中药自身原有色泽改变的现象。走油也称泛油，是指含有脂肪油、挥发油、黏液质、糖类等成分较多的中药，在温度和湿度较高的条件下出现的油润、返软、发黏、颜色变深等现象。此外，常见的变异现象还包括中药的气味散失、风化、潮解、粘连融化、腐烂等。

掌握贮藏中药的方法能够有效避免常见中药变异现象的发生。常用的中药贮藏与养护方法包括干燥养护、冷藏养护、密封养护、化学药剂养护、对抗同贮养护、气调养护等。此外，近年来还增加了无菌包装技术、^{60}Co-γ射线辐射技术、气幕防潮技术、气体灭菌技术、埃-京氏杀虫技术、高频介质电热杀虫技术等方法。总之，应根据中药的品种、特性、季节气温的变化等分别采取不同的措施，做到科学养护，保证质量，降低损耗。

➕ 学习指导与小结

1. 学习方法指导

学习中药的产地、采集与贮藏，首先要了解道地药材的含义及药材的产地与其质量关系密切；了解正确的采集与贮藏方法，才能保证中药材质量和疗效。

2. 学习层次要求

了解道地药材的含义、各类药材的采收原则以及常用的贮藏方法。

3. 思维导图

```
                          ┌── 产地 ──── 道地药材：是指具有明显地域性，品种优良、历史悠久、
                          │              产地适宜、产量宏丰、炮制考究、疗效突出的药材
                          │
                          │                          ┌── 植物药的采收原则是，药用部位不同，
                          │                          │    其采收时节与方法也有所区别
  中药的产地、             │              要在中药材药用部位
  采集与贮藏 ──────────────┼── 采集 ──── 有效成分含量最高时 ┤── 动物类药材因品种不同，采收各异
                          │              采集
                          │                          └── 矿物类药材的成分较为稳定，大多可随时采收
                          │
                          │              ┌── 常见的中药变异现象有虫蛀、发霉、变色、走油等
                          └── 贮藏 ──────┤
                                         └── 掌握贮藏中药的方法能够有效避免常见中药变异现象的发生
```

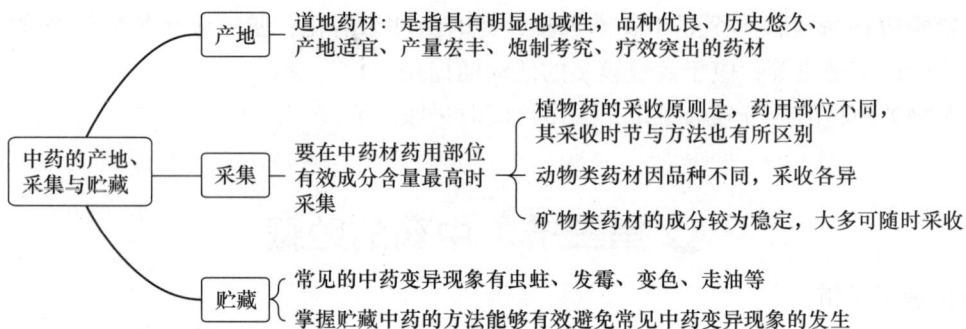

中药的产地、采集与
贮藏自测题及答案

第三章

中药的炮制

微视频：中药的炮制　　中药的炮制PPT

中药的炮制，是按照中医药理论，根据药材自身性质及调剂、制剂和临床应用的需要所采取的一项独特的加工技术。炮制古代又称为炮炙、修治、修事、修制等。中药的炮制历史悠久，《黄帝内经》《神农本草经》已有中药炮制的一些记载，而后逐步发展出现了《雷公炮炙论》《炮炙大法》《修事指南》等炮制专著。由于中药材大都是生药，其中不少药物必须经过一定的炮制处理，才能符合临床用药的需要。按照不同的药性和治疗要求，中药有多种炮制方法，同时有毒之品必须经过炮制后才能确保用药安全。明代陈嘉谟在《本草蒙筌》中谓："凡药制造，贵在适中，不及则功效难求，太过则气味反失。"可见炮制是否得当对保障药效、用药安全、便于制剂和调剂都有十分重要的意义，中药炮制后入药是中医临床用药的特色和优势。

✚ 第一节　中药炮制的目的

一般来说，中药炮制的目的大致可归纳为以下六个方面：

一、降低或消除药物的毒副作用，保证用药安全

中药川乌、草乌、附子、半夏、天南星、马钱子等均有毒，生品内服易中毒，经炮制后则能降低其毒性。巴豆、千金子等有毒且泻下作用剧烈，宜炮制去油取霜用。对于有毒药物，炮制应当适度，太过则疗效难以保证，不及则易发生中毒反应。

二、增强药物的作用，提高临床疗效

在中药的炮制过程中，常加入一些辅料。辅料的种类很多，可分为液体辅料和固体辅料两大类。加辅料炮制的目的各异，主要能增强药物的作用，提高临床疗效。对于液体辅料来说，尤其如此。许多辅料本身就是药物，具有重要的医疗作用，与炮制药物的某些作用之间，存在着协同配伍关系。如蜜炙百部、紫菀、款冬花，均能增强润肺止咳作用；酒炒川芎、丹参，能增强活血作用；醋制延胡索、香附，能增强止痛作用；姜汁炙可加强止呕作用，如姜黄连、姜竹茹。不加辅料的其他炮制方法，也能

增强药物的作用，如明矾煅为枯矾，可增强燥湿、收敛作用；槐花炒炭，能增强止血作用。

三、改变药物的性能或功效，使之更能适应病情的需要

药物的某些性能功效，在某种条件下不一定适应临床应用的需要，但经过炮制处理，则能在一定程度上改变药物的性能和功效，以适应不同的病情和体质的需要。如吴茱萸，其性味辛热燥烈，多用于里寒之证，若以黄连水拌炒，或甘草水浸泡，去其辛热燥烈之性，对于肝火犯胃之呕吐腹痛，亦常用之；地黄本为甘苦寒之品，长于清热凉血养阴，经入黄酒反复蒸晒后而为熟地黄，其药性微温而以补血滋阴见长，适宜于血虚阴虚证；何首乌生用能润下通便，制熟后则失去泻下作用而专于补肝肾等。天南星性温，功能燥湿化痰、祛风解痉，用治湿痰、寒痰、风痰诸证，而用牛胆汁拌制加工后，即为胆南星，其性凉，功能清热化痰，息风定惊，用治热痰、癫狂惊痫诸证。

四、改变药物的性状，便于贮存和制剂

多数中药材在采集以后，均可直接使用鲜品。如地黄、白茅根、芦根等许多鲜品药材的疗效，较之干品更佳。然而，由于产地、季节等因素的限制，许多药材无法直接使用鲜品，皆需干燥处理，才可贮存、运输。多数药材可采取日光曝晒，或人工烘烤进行干燥，但有少数动物药及富含汁液的植物药，需经特殊处理。如肉苁蓉之肉质茎富含汁液，春季采者所含水分较少，可半埋于沙中晒干，而秋季采者，茎中水分较多，需投入盐水湖中，加工为盐苁蓉，方可避免腐烂变质。桑螵蛸为螳螂之卵鞘，内有虫卵，应蒸制杀死虫卵后晒干，以防贮存过程中因虫卵孵化而失效。多数植物药都要制成一定规格的饮片，质地坚硬的矿物、贝壳类药则需经过粉碎处理，便于配方和制剂。

五、纯净药材，保证药材品质和用量准确

中药在采收、运输、保管过程中常混有泥沙、霉变品及残留的非药用部位等。因此必须进行严格的分离和洗刷，使其达到规定的净度，保证药材品质和用量准确。如石膏应挑出沙石，茯苓应去净泥土；药用部位不同的，如麻黄（草质茎）、麻黄根还需分拣等。

六、矫臭、矫味，便于服用

某些药物具有令人不适的气味，难以口服或服后出现恶心、呕吐等反应。为了利

于服用，常用漂洗、酒制、醋制、麸炒等方法处理这些药物，能起到矫臭、矫味的效果。如醋制乳香、没药，酒制乌梢蛇，麸炒僵蚕，用水漂去海藻、昆布的咸腥味等。

⊕ 第二节　常用的炮制方法

中药炮制方法内容丰富，方法多样。现代的炮制方法在古代炮制经验基础上有了很大的发展和改进，根据目前的实际应用情况，可分为净制、切制、炮炙及其他制法等。

一、净制

净制，即净选加工。净制药材可根据其具体情况，分别选用挑选、风选、水选、筛选、剪、切、刮、削、剔除、刷、酶法、剥离、擦、碾串、燀、火燎等方法处理，其目的是除去灰屑、杂质及非药用部分或分离不同药用部位，达到药用净度标准。药材必须净制后方可进行切制或炮炙等处理。

二、切制

切制，是将净制后的药材经软化处理（鲜切或干切除外），采用适合的切制工具或机械把药物切制成一定类型规格的饮片。其目的是便于进行其他炮制，也利于干燥、贮藏和调剂时称量。根据药材的性质和医疗需要，切片有很多规格。如天麻、槟榔宜切薄片，泽泻、白术宜切厚片，黄芪、鸡血藤宜切斜片，茯苓、葛根宜切成块，桑白皮、枇杷叶宜切丝，白茅根、麻黄宜铡成段等。

三、炮炙

1. 炒　不加辅料的炒法称清炒法，按程度不同分为炒黄、炒焦、炒炭等。用文火炒至药物表面微黄称炒黄；用武火炒至药材表面焦黄或焦褐色，内部颜色加深，并有焦香气者称炒焦；用武火炒至药材表面焦黑，部分炭化，内部焦黄，但仍保留有药材固有气味（即存性）者称炒炭。炒黄、炒焦使药物易于粉碎加工，并缓和药性。种子类药物炒后则煎煮时有效成分易于溶出。炒炭能缓和药物的烈性、副作用，或可增强其收敛止血的功效。除清炒法外，还可拌固体辅料如土、麸、米炒，可减少药物的刺激性，增强疗效，如土炒白术，麸炒枳壳，米炒斑蝥等。与砂或滑石、蛤粉同炒的方法习称烫，药物受热均匀酥脆，易于煎出有效成分或便于服用，如砂炒马钱子，滑石粉炒刺猬皮，蛤粉炒阿胶等。

2. **炙** 将药物与定量的液体辅料拌润并炒至一定程度，使辅料逐渐渗入药物内部的炮制方法。通常使用的液体辅料有蜂蜜、酒、醋、姜汁、盐水及食用油等。如蜜炙黄芪、蜜炙甘草、酒制川芎、醋制延胡索、盐水炙黄柏等。炙法可以改变药性或减少副作用。

3. **煅** 将药物直接放入无烟炉火中或置于适当的耐火容器内煅烧的方法，称为煅法。其中直接放炉火上或容器内而不密闭加热者，称为明煅，此法多用于矿物药或动物甲壳类药，如煅石膏、煅石决明等。药物在高温有氧条件下煅烧至红透后，立即投入规定的液体辅料，如醋、酒、药汁或水中骤然冷却的方法称煅淬法，主要适用于质地坚硬，经过高温仍不能酥脆的矿物类药和临床上因特殊需要而必须煅淬的药物，如磁石、自然铜。药物置于密闭容器内加热煅烧成炭的方法，称为煅炭、密闭煅或焖煅，本法适用于质地轻松且可炭化的药材，如血余炭、棕榈炭等。

4. **煨** 取净药物用湿面皮或湿纸包裹，或用吸油纸均匀地隔层分放，进行加热处理，或将药物与麦麸同置炒制容器内，用文火炒至规定程度的方法。其中以面糊包裹者，称为面裹煨；以湿草纸包裹者，称纸裹煨；以草纸分层隔开者，称隔纸煨；将药物与麦麸同炒者，称麦麸煨。其目的是除去药物中的部分挥发性物质和刺激性成分，以缓和药性，如煨木香、煨肉豆蔻等。

5. **煮** 用清水或液体辅料与药物共同加热的方法，加醋煮芫花、酒煮黄芩等。

6. **蒸** 利用水蒸气或隔水加热药物的方法。不加辅料者，称为清蒸；加辅料者，称为辅料蒸。加热的时间，视炮制的目的而定。如改变药物性味功效者，宜久蒸或反复蒸晒，如蒸制地黄、何首乌；为便于干燥，杀死虫卵，以利于保存者，加热蒸至"圆气"，即可取出晒干，如蒸女贞子、桑螵蛸等。

四、其他制法

1. **燀** 将药物放入沸水中，翻动片刻，立即取出的方法。常用于种子类药物的去皮和肉质多汁药物的干燥处理，如燀杏仁、扁豆以去皮，燀马齿苋、天冬便于晒干贮存。

2. **制霜** 药物经过加工处理，成为松散粉末或细小结晶，或煎熬成粉渣状的方法称为制霜法。果实种子类药材经过去油制成松散粉末的方法称为去油制霜法，如巴豆霜。药物经过物料析出细小结晶称为渗析制霜法，如西瓜霜。煎熬成粉渣的如鹿角霜。

3. **发酵** 将药物与辅料拌匀后，置一定的湿度和温度下，利用微生物和酶的催化分解作用，使其发泡、生霉，并改变原药的药性，以生产新药的方法，称为发酵法。如六神曲、淡豆豉等。

4. **发芽** 将具有发芽能力的果实或种子类药物用水浸泡后，经常保持一定的湿度和温度，使其萌发幼芽，称为发芽。如稻芽、麦芽、大豆黄卷等。

5. **水飞** 取净药材，置容器内，加适量水共研细，再加多量的水，搅拌，倾出混悬液，残渣再按上法反复操作数次，合并混悬液，静置，分取沉淀，干燥，研散。如水飞朱砂、雄黄、滑石、炉甘石等。

学习指导与小结

1. 学习方法指导

学习中药的炮制，首先要把握炮制的含义及目的；理解常用或特殊的炮制方法，进一步理解炮制对临床的意义。

2. 学习层次要求

掌握中药炮制的目的，熟悉常用或特殊的炮制方法，了解其余的炮制方法。

3. 思维导图

中药的炮制

- 含义 —— 是按照中医药理论，根据药材自身性质及调剂、制剂和临床应用的需要所采取的一项独特的加工技术

- 目的
  - 降低或消除药物的毒副作用，保证用药安全
  - 增强药物的作用，提高临床疗效
  - 改变药物的性能或功效，使之更能适应病情的需要
  - 改变药物的某些性状，便于贮存和制剂
  - 纯净药材，保证药材品质和用量准确
  - 矫臭、矫味，便于服用

- 方法
  - 净制
  - 切制
  - 炮炙 —— 炒、炙、煅、煨、煮、蒸
  - 其他 —— 燀、制霜、发酵、发芽、水飞

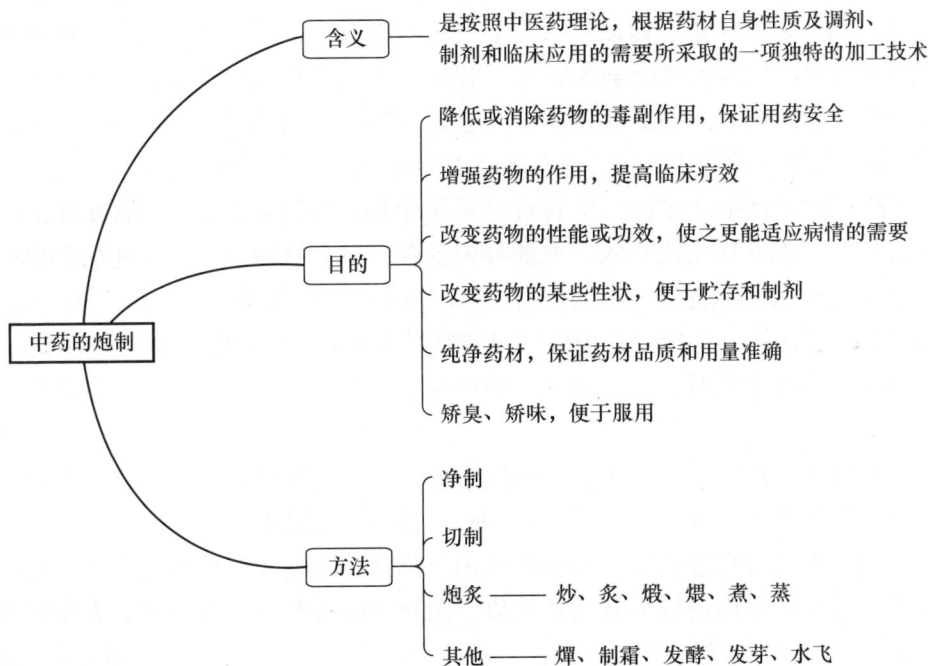

中药的炮制自测题及答案

第四章
中药的性能

中药的性能是中药作用的基本性质和特征的高度概括。即药物具有祛除病邪，消除病因，协调脏腑功能，纠正阴阳偏盛偏衰，从而恢复机体健康的基本特性，这种特性称之为中药的性能，又称药性、偏性。前人之所以将这种特性称为偏性，是因为中药治病就是以药物的偏性纠正机体因疾病所表现的阴阳偏盛偏衰，即以偏纠偏，正如《景岳全书·类经》所说："药以治病，因毒为能。所谓毒者，以气味之有偏也。""气味之偏者，药饵之属是也，所以去人之邪气。其为故也，正以人之为病，病在阴阳偏盛耳；欲纠其偏，则为气味之偏者能之，正者不及也。"中药性能理论即有关药性的理论，是中药理论的核心，主要包括四气、五味、归经、升降浮沉、有毒无毒等。

《神农本草经·序录》云："药有酸咸甘苦辛五味，又有寒热温凉四气，及有毒无毒。"清代徐灵胎在《神农本草经百种录》中说："凡药之用，或取其气，或取其味……各以其所偏胜而资之疗疾，故能补偏救弊，调和脏腑……"中药的作用包括治疗作用和不良作用（不良反应）。其中治疗作用又称为中药功效（又称中药功能）。不良作用则包括副作用（是指在常用剂量即治疗剂量时出现与治疗需要无关的不适反应）和毒性反应。临床用药时，应充分、正确地利用中药的治疗作用，并尽量避免不良作用的发生。

中药的性状与性能的含义不同。明代贾所学在《药品化义》中指出，药物的性状为"天地产物生成之法象"，药物的性能则是"医人格物推测之义理"。即是说，药物性状是通过人的感官直接感知而得到的认识；药物性能则是根据机体用药反应，通过逻辑推理，对药物作用进行的概括和抽象。此外，自古至今也有一些学者用中药的性状来探求、解释中药的部分性能特点。

✚ 第一节　四　　气

四气（又称四性），是指药物的寒、热、温、凉四种药性。它反映了药物对人体阴阳盛衰、寒热变化的作用倾向，为药性理论的重要组成部分，是说明药物作用的主要理论依据之一。虽称四气，但以四气本质而言，只有寒热两性的区分。寒凉与温热是相对立的两种药性，而寒与凉之间、温与热之间则仅是程度上的不同，即"凉次于寒""温次于热"。中药的四气理论源于中医的阴阳理论，其中寒凉属阴，温热属阳。

此外，还有一些平性药，主要是指药性寒热的界限不是很明显、药性平和、作用缓和的药物。称为平性的药物，实际上也有偏温、偏凉的不同，是相对而言的，它不是绝对的平性，故平性仍未超出四性的范围。

药性的寒热温凉是由药物作用于人体所产生的反应和所获得的疗效而总结出来的，它与所治疗疾病的寒热性质是相对而言的。所以说，药性的确定是以用药反应为依据，以病证寒热为基准。能够治疗热性病证的药物，一般属于寒性或凉性；反之，能够治疗寒性病证的药物，一般属于温性或热性。

一般来讲，寒凉药分别具有清热泻火、凉血解毒、滋阴除蒸、泻热通便、清热利尿、清热化痰、清心开窍、平肝息风等作用；而温热药则分别具有温里散寒、暖肝散结、补火助阳、温阳利水、温经通络、引火归原、回阳救逆等作用。药性寒热与药物功效是共性与个性、抽象与具体的关系；药性寒热只反映药物影响人体阴阳盛衰、寒热变化方面的基本倾向，并不说明药物的具体作用，因此，掌握药性寒热不能脱离其具体功效。而且，药性寒热是从特定角度概括药物作用性质，它只反映药物作用性质的一个侧面，而非所有方面。

《素问·至真要大论》"寒者热之，热者寒之"、《神农本草经·序例》"疗寒以热药，疗热以寒药"指出了如何掌握药物的四气理论以指导临床用药的原则。具体来说：

（1）据病证的寒热选择相应药物，治热证用寒药，治寒证用热药。如治热毒炽盛，用性寒的黄连、黄芩等；治亡阳证，用性热的附子、干姜等。

（2）据病证寒热程度的差别选择相应药物。由于寒与凉、热与温之间具有程度上的差异，因而在用药时也要注意。如当用热药而用温药、当用寒药而用凉药，则病重药轻达不到治愈疾病的目的；反之，当用温药而用热药则反伤其阴，当用凉药反用寒药则易伤其阳。如治亡阳欲脱，选大热之附子，而治一般中寒腹痛，投性温之干姜；反之，则于治疗不利，甚则损伤人体。

（3）寒热错杂者，则寒热并用，至于孰多孰少，据病情而定。

（4）对于真寒假热或真热假寒者，则又当分别治以热药或寒药，必要时加用药性相反的反佐药。

总之，寒凉药用治阳热证，温热药用治阴寒证，这是临床必须遵循的用药原则。反之，如果阴寒证用寒凉药，阳热证用温热药必然导致病情进一步恶化，甚至引起死亡。故王叔和云："桂枝下咽，阳盛则毙；承气入胃，阴盛以亡。"李中梓《医宗必读》谓："寒热温凉，一匕之谬，覆水难收。"

⊕ 第二节　五　　味

微视频：中药的性能-五味

五味，是指辛、甘、酸、苦、咸五种药味。涩和淡也是药味，但由于辛、甘、酸、苦、咸是最基本的五种药味，并有涩附于酸，淡附于甘之说，所以仍然称为五味。

　　五味的确定，首先是通过口尝，它是药物真实味道的反映。如黄连、黄柏之苦，甘草、蜂蜜之甘，橘皮、川芎之辛，乌梅、木瓜之酸，芒硝、昆布之咸。而五味理论，则是前人通过长期的临床实践观察总结归纳出来的，不同味道的药物作用于人体，会产生不同的反应，获得不同的治疗效果。《素问·脏气法时论》曰："辛散，酸收，甘缓，苦坚，咸软。"这是对五味作用的最早概括。因此，五味不仅是药物味道的真实反映，而且是对药物作用的高度概括。五味理论中的"味"已超出了味觉的范围，而是建立在功效基础之上了，如葛根、皂角刺并无辛味，但前者有解表散邪作用，常用于治疗表证；后者有消痈散结作用，常用于痈疽疮毒初起或脓成不溃之证。二者的作用皆与"辛能散、能行"有关，故皆标以辛味。因此，本草书籍记载药物的味，有些就与实际口尝味道不相符。总之，五味的实际意义，一是标示药物的真实滋味，二是提示药物作用的基本范围。而五味的阴阳属性，一般概括为辛、甘、淡属阳，酸、苦、咸属阴。

　　综合前人的论述，结合临床的实践，现将五味所代表药物的作用及主治病证分述如下：

　　1. 辛味　"能散能行"，即辛味药具有发散、行气、行血的作用，多用治表证及气血阻滞之证。一般来说，解表药、行气药、活血药多具有辛味。如紫苏叶味辛，发散风寒；木香味辛，行气止痛；川芎味辛，活血化瘀等。此外，《内经》云"辛以润之"，就是说辛味药还有润养的作用，如款冬花润肺止咳，菟丝子滋养补肾等，但是大多数辛味药以行散为功，所以"辛润"之说缺乏代表性。

　　2. 甘味　"能补能和能缓"，即甘味药具有补益、和中、调和药性和缓急止痛的作用，多用于正气虚弱、食积不化、脘腹挛急疼痛及调和药性、中毒解救等。一般来说，滋养补虚、消食和胃、调和药性及缓解痉挛疼痛的药物多具有甘味。如熟地黄味甘，滋补精血；六神曲味甘，消食和胃；饴糖味甘，缓急止痛；甘草味甘，调和药性并解药食中毒等。

　　3. 酸味　"能收能涩"，即酸味药具有收敛、固涩的作用，多用治自汗盗汗、肺虚久咳、久泻久痢、遗精滑精、遗尿尿频、崩带不止等滑脱不禁的病证。一般来说，固表止汗、敛肺止咳、涩肠止泻、固精缩尿、固崩止带的药物多具有酸味。如五味子味酸，固表止汗；乌梅味酸，敛肺止咳；五倍子味酸，涩肠止泻；山茱萸味酸，涩精止遗；金樱子味酸，固精缩尿止带等。部分酸味药有生津作用，可用治津亏口渴，如乌梅、五味子等。

　　4. 苦味　"能泄、能燥、能坚"，即苦味药能泄邪，分别具有清泄火热、泄降气逆、通泄大便等，还能燥湿、坚阴（泻火存阴）等，多用治火热证、喘咳、便秘、湿证、阴虚火旺等病证。一般来讲，清热泻火、下气平喘、降逆止呕、通利大便、清热燥湿、散寒燥湿、泻火存阴的药物多具有苦味。如栀子味苦，清热泻火；苦杏仁味苦，降气平喘；大黄味苦，泻热通便；龙胆草味苦，清热燥湿；黄柏味苦，泻火存阴等。

5. 咸味 "能下、能软"，即咸味药具有泻下通便、软坚散结的作用，多用治大便秘结、痰核、瘿瘤、癥瘕等病证。一般来讲，泻下通便及软坚散结的药物多具有咸味。如芒硝味咸，泻热通便；海藻味咸，软坚散结等。

《素问·宣明五气》还有"咸走血"之说。肾属水，咸入肾，心属火而主血，咸走血即以水胜火之意。如犀角、大青叶、玄参、紫草、青黛、白薇都具有咸味，均入血分，同具有清热凉血解毒之功。《素问·至真要大论》又云："五味入胃，各归所喜……咸先入肾。"故不少入肾经的咸味药如紫河车、海狗肾、蛤蚧、龟板、鳖甲等都具有良好的补肾作用。同时为了引药入肾，增强补肾作用，不少药物如知母、黄柏、杜仲、巴戟天等药用盐水炮制也是这个意思。

此外，还有涩味和淡味。涩味与酸味药的作用相似，具有收敛、固涩的作用，故本草文献常以酸味代表涩味功效，或与酸味并列，标明药性。如莲子味涩，固精止带；赤石脂味涩，涩肠止泻；龙骨味涩，收敛固涩等。淡味"能渗、能利"，即淡味药具有利水渗湿的作用，多用治水肿、脚气浮肿、小便不利等病证，由于《神农本草经》未提淡味，后世医家主张"淡附于甘"，如猪苓、薏苡仁味淡，利水渗湿等。

明代缪希雍《神农本草经疏》中云"物有味，必有气，有气斯有性"，强调了药物必有气和味。因此，每种药物都具有性和味，合称为"性味"。四气、五味理论是中药性能中的主要内容，性和味分别从不同的角度说明药物的作用，二者合参才能较全面地认识药物的作用和性能。

（1）气味相同，作用相近。同一类药物大都如此，如辛温的药物多具有发散风寒的作用，甘温的药物多具有补气助阳的作用。有时气味相同，又有主次之别，如黄芪甘温，偏于甘以补气，锁阳甘温，偏于温以助阳。

（2）气味不同，作用有别，如大黄苦寒，黄芪甘温，大黄功能泻下攻积，泻火解毒；黄芪则健脾补中，益卫固表。

（3）气同味异，味同气异者其所代表药物的作用则各有不同。如生姜、杏仁、党参、乌梅、鹿茸同属温性，由于五味不同，则生姜辛温散寒解表、杏仁苦温下气止咳、党参甘温补脾益气、乌梅酸温敛肺涩肠、鹿茸咸温补肾助阳；再如羌活、桑叶、肉桂、石膏均为辛味，因四气不同，又有羌活辛温解表散寒、桑叶辛凉疏散风热、肉桂辛热补火助阳、石膏辛寒清热泻火等不同作用。

（4）一药兼有数味，每味表示该药不同的作用。如当归味辛、甘，性温，甘以补血，辛以活血行气，温以祛寒，故有补血调经、活血止痛、温经散寒等作用，可用治血虚、血滞、血寒所引起的多种疾病。一般临床用药是既用其气，又用其味，但有时在配伍其他药物复方用药时，就可能出现或用其气，或用其味的不同情况。如升麻辛甘微寒，与黄芪同用治中气下陷时，则取其味甘升举阳气的作用；若与葛根同用治麻疹不透时，则取其味辛以解表透疹；若与石膏同用治胃火牙痛时，则取其寒性以清热降火。此即王好古《汤液本草》所谓："药之辛、甘、酸、苦、咸，味也；寒、热、温、凉，气也。味则五，气则四，五味之中，每一味各有四气，有使气者，有使味者，有气味俱使者……所用不一也。"由此可见，药物的气味所表示的药物作用以及气味配合的规律是比较复杂的，因此，既要熟悉四气五味的一般规律，又要掌握每一药物气味的特殊治疗作用以及气味配合的规律，这样才能很好地掌握药性，指导临床用药。

✛ 第三节　升 降 浮 沉

升降浮沉是指药物对机体有向上、向下、向外、向内四种不同作用趋向。升，即上升提举，趋向于上；降，即下达降逆，趋向于下；浮，即向外发散，趋向于外；沉，向内收敛，趋向于内。药物的作用趋向性是与疾病所表现的趋向性相对的。按阴阳属性区分，则升浮属阳，沉降属阴。

《素问·六微旨大论》谓："升降出入，无器不有。"指出这是人体生命活动的基础，一旦发生故障便产生疾病。故《素问·阴阳应象大论》说："其高者，因而越之；其下者，引而竭之；中满者，泻之以内；其有邪者，渍形以为汗；其在皮者，汗而发之。"阐明了应根据升降出入障碍所产生疾病的病势和病位的不同，采取相应的治疗方法，为升降浮沉理论的产生和发展奠定了理论基础。金元时期升降浮沉学说得到了全面发展，张元素在《医学启源》中旨承《内经》，首倡"气味厚薄升降图说"，用运气学说阐发了药物具有升降浮沉不同作用趋向的道理。其后，李东垣、王好古、李时珍等又做了进一步的补充，使药物升降浮沉学说趋于完善。它作为说明药物作用、指导临床用药的理论依据，是对四气五味的补充和发展。

由于疾病在病势上常常表现出向上（如呕吐、呃逆、喘息）、向下（如脱肛、遗尿、崩漏）、向外（如自汗、盗汗）、向内（表证未解而入里）；在病位上则有在表（如外感表证）、在里（如里实便秘）、在上（如目赤肿痛）、在下（如腹水、尿闭）等的不同，因此能够针对病情，改善或消除这些病证的药物，相对来说也就分别具有升降浮沉的作用趋向了。

一、确定依据

1. 药物的质地轻重　一般来讲，花、叶、皮、枝等质轻的药物大多为升浮药，如荆芥、薄荷、蝉衣等；而种子、果实、矿物、贝壳及质重者大多都是沉降药，如苏子、枳实、牡蛎、代赭石等。除上述一般规律外，某些药也有特殊性，如旋覆花虽然是花，但功能降气消痰、降逆止呕，药性沉降；苍耳子虽然是果实，但功能发散表邪，药性升浮，故有"诸花皆升，旋覆独降；诸子皆降，苍耳独升"之说。

2. 药物的气味厚薄　凡气味薄者多主升浮，如苏叶、银花；气味厚者多主沉降，如熟地、大黄等。

3. 药物的性味　王好古云："夫气者天也，温热天之阳，寒凉天之阴，阳则升，阴则降；味者地也，辛甘淡地之阳，酸苦咸地之阴，阳则浮，阴则沉。"一般来讲，凡味属辛、甘，性属温、热的药物，大都是升浮药，如升麻、黄芪等药；凡味属苦、酸、咸，性属寒、凉的药物，大都是沉降药，如大黄、芒硝、山楂等。

4. 药物的效用 病势趋向常表现为向上、向下、向外、向内，病位也表现为在上、在下、在外、在里；能够针对病情，改善或消除这些病证的药物，相对也具有向上、向下、向里、向外的不同作用趋向。

此外，部分药物本身就具有双向性，如川芎能上行头目、下行血海，白花蛇能内走脏腑、外彻皮肤。由此可见，既要掌握药物的一般共性，又要掌握每味药物的不同个性，具体问题具体分析，才能确切掌握药物的作用趋向。应当指出，药物质地轻重与升降浮沉的关系，是前人用药的经验总结，因为二者之间没有本质的联系，故有一定的局限性，只是从一个侧面论述了与药物升降浮沉有关的作用因素。

二、所示效用及临床应用

升浮类药：能上行向外，分别具有升阳发表、祛风散寒、涌吐、开窍等作用，宜用于病位在上、在表或病势下陷类疾病的防治；沉降类药：能下行向内，分别具有泻下、清热、利水渗湿、重镇安神、潜阳息风、消积导滞、降逆止呕、收敛固涩、止咳平喘等作用，宜用于病位在下、在里或病势上逆类疾病的防治。

升浮与沉降的不同作用对临床用药的指导意义：药物具有升降浮沉的性能，可以调整脏腑气机的紊乱，使之恢复正常的生理功能，或作用于机体的不同部位，因势利导，驱邪外出，从而达到治愈疾病的目的。具体而言：

（1）病变部位在上、在表者宜升浮不宜沉降，如外感风热则应选用薄荷、菊花等升浮药来疏散。

（2）病变部位在下、在里者宜沉降不宜升浮，如热结肠燥大便秘结者则应选用大黄、芒硝等沉降药来泻热通便。

（3）病势上逆者，宜降不宜升，如肝阳上亢头晕目眩则应选用代赭石、石决明等沉降药来平肝潜阳。

（4）病势下陷者，宜升不宜降，如气虚下陷久泻脱肛，则应用黄芪、升麻、柴胡等升浮药来升阳举陷。总之，必须针对疾病发生部位在上、在下、在表、在里的区别，病势有上逆、下陷的区别，根据药物升降浮沉的不同特性，恰当选用药物，这也是临床用药必须遵循的重要原则。

（5）为了适应复杂病机，更好地调节紊乱的脏腑功能，还可采用升降浮沉并用的用药方法，如治疗表邪未解，邪热壅肺，汗出而喘的表寒里热证，常用石膏清泄肺火，肃降肺气，配麻黄解表散寒，宣肺止咳，二药相伍，一清一宣，升降并用，以成宣降肺气的配伍。用治心肾不交虚烦不眠，腰冷便溏，上热下寒证，常用黄连清心降火安神，配肉桂补肾引火归原，以成交通心肾、水火既济的配伍。再如治疗湿浊中阻、头痛昏蒙、腹胀便秘、升降失调的病证，常用蚕砂和中化湿，以生清气，配皂角滑肠通便，润燥降浊，以成调和脾胃、升清降浊的配伍。可见升降并用是适应复杂病机，调节脏腑功能紊乱的有效用药方法。

三、影响因素

药物的升降浮沉在一定条件下可以相互转化，影响其转化的因素主要有两个方面：炮制和配伍。药物的炮制可以改变其升降浮沉的性能。如有些药物酒制则升，姜炒则散，醋炒则收敛，盐炒则下行。如大黄，属于沉降药，峻下热结，泻热通便，经酒炒后，大黄则可清上焦火热，可治目赤头痛。故李时珍说："升者引之以咸寒，则沉而直达下焦，沉者引之以酒，则浮而上至巅顶。"又药物的升降浮沉通过配伍也可发生转化，如升药升麻配当归、肉苁蓉等咸温润下药同用，虽有升降合用之意究成润下之剂，即少量浮药配大量沉降药也随之下降；又牛膝引血下行为沉降药，与桃仁、红花及桔梗、柴胡、枳壳等升达清阳开胸行气药同用，也随之上升，主治胸中瘀血证，这就是少量沉降与大队升浮药同用，随之上升的例证。一般来讲，升浮药在大队沉降药中能随之下降；反之，沉降药在大队升浮药中能随之上升。由此可见，药物的升降浮沉是受多种因素的影响，它在一定的条件下可相互转化，正如李时珍所说："升降在物，亦在人也。"

✚ 第四节　归　　经

微视频：中药的性能-归经

归经，是药物作用的定位概念，表示药物作用的部位。归是药物作用的归属，经是药物作用的通道，也是脏腑经络的概称。药物对于机体某些脏腑经络有选择性作用，即对这些部位的病变起着主要或特殊的治疗作用。因此，药物的归经不同，其治疗作用也有所不同。归经指明了药物治病的适用范围，也就是说明了药效所在，包含了药物定位的概念。归经理论是阐明中药的作用机理、指导临床用药的基本药性理论之一。

归经是以中医脏腑经络学说为基础，以药物所治疗的具体病证为依据而确定的。由于经络能沟通人体内外表里，所以机体一旦发生病变，其体表病变可以通过经络影响到内在脏腑。反之，其内在脏腑病变也可以反映到体表。由于发病所在脏腑及经络循行部位的不同，故临床上所表现的症状也各不相同。如心经病变多见心悸失眠，肺经病变常见喘咳胸闷，肝经病变常见胁痛抽搐等证。临床上因朱砂、远志能治疗心悸失眠，说明它们归心经；因桔梗、苏子能治疗喘咳胸闷，说明它们归肺经；因白芍、钩藤能治疗胁痛抽搐，说明它们归肝经。至于一药能归数经，是指药物治疗范围的扩大。如麻黄归肺与膀胱经，说明它既能发汗、平喘，治外感风寒表证及咳喘，又能利尿，治风水水肿之证。

掌握归经，有助于提高临床辨证选药的准确性，还有助于区别功效相似的药物。清代徐灵胎在《医学源流论》指出："不知经络而用药，其失也泛，必无捷效。"例如，里实热证有肺热、心火、肝火、胃火等不同，则应分别选用清泄肺热、心火、肝火、胃火的药物来治疗。头痛病症有多种病因，且疼痛的性质和部位亦各有不同，故选择药物治疗时，考虑到药物的归经特点可以提高疗效。如羌活善治太阳经头痛；葛根、白芷善治阳明经头痛；柴胡善治少阳经头痛；吴茱萸善治厥阴经头痛；而细辛善治少阴经头痛等；再如同是利尿药，有麻黄的宣肺利尿、黄芪的健脾利尿、附子的温阳利水、猪苓的通利膀胱之水湿等的不同；有些药物有引经作用，即对某些脏腑经络起特殊作用，其选择性较强，并能引导其他药物的药力到达病变部位而提高临床疗效。

运用归经理论，还必须考虑到脏腑经络间的关系。由于脏腑经络在生理上互相联系，在病理上互相影响，因此，在临床用药时并不单纯使用某一经的药物。如肺病见脾虚者，每兼用补脾的药物，使肺有所养而逐渐痊愈。肝阳上亢往往因于肾阴不足，每以平肝潜阳药与滋补肾阴的药同用，使肝有所涵养而亢阳自潜。若只限于见肺治肺、见肝治肝，即单纯分经用药，则临床效果必受影响。故徐灵胎在《医学源流论》又指出："执经络而用药，其失也泥，反能致害。"此外，勿将中医脏腑经络定位与现代医学的解剖部位混为一谈，因二者的含义与认识方法都不相同。归经主要是指用药后的机体效应所在，不能简单等同于药物成分在体内的分布。

✚ 第五节 中药的毒性

微视频：中药的性能-毒性

毒性是指药物对机体的损害性。毒性反应与副作用不同，它对人体的危害性较大，甚至可危及生命。但古代中药毒性的含义却有广义和狭义之分。广义上讲，毒药是药物的总称，毒性是药物的偏性；狭义上讲，毒性是指药物对机体的损害性。现代研究表明，有毒中药所含毒性成分主要有生物碱类、苷类、蛋白类、萜与内酯类等，其作用于人体不同系统或器官组织如神经系统、心血管系统、呼吸系统、消化系统等，从而引起不同的中毒症状。

《神农本草经·序录》云："药有酸、咸、甘、苦、辛五味，又有寒、热、温、凉四气及有毒无毒，阴干曝干，采造时月，生熟，土地所出，真伪陈新，并各有法。"该书将其所载365种中药（植物药252种、动物药67种、矿物药46种）分为上、中、下三品，其中药物是否有毒及毒性大小是其分类依据之一。

《素问·五常政大论》中将药物的毒性分为"大毒""常毒""小毒""无毒"四类。而目前通行的中药毒性分级方法，则是遵照《中华人民共和国药典·一部》中采用的大毒、有毒、小毒三级分类方法。

为了确保用药安全，必须认识中药的毒性，了解毒性反应产生的原因，掌握中药中毒的解救方法和预防措施。由于毒性反应的产生与药物储存、加工炮制、配伍、剂型、给药途径、用量、使用时间的长短以及病人的体质、年龄、证候性质等都有密切关系。因此，使用有毒药物时，应从上述各个环节进行控制，避免中毒发生。对于药物中毒的诊断和解救，古代文献有不少记载，其中包含了不少宝贵经验。在当今条件下，应结合现代认识及诊断、解救措施和方法，以及时取得更好的解救效果。

此外，因有毒药物的偏性强，根据以偏纠偏、以毒攻毒的原则，有毒药物也有其可利用的一面。古今都有利用某些有毒药物来治疗恶疮肿毒、疥癣、麻风、瘰疬、瘿瘤、癌肿、癥瘕，并积累了大量经验，获得肯定疗效。

✚ 学习指导与小结

1. 学习方法指导

学习中药性能，首先要把握各种性能的含义及其所表示的效应特征；充分理解各种性能的确定依据与中医学基础理论密切相关，在综合分析学习的基础上，进一步强化对中药性能的所示效应及临床指导意义的理解。

2. 学习层次要求

掌握中药性能理论的含义及中药治病的基本原理；掌握四气、五味、升降浮沉、归经、毒性的含义及其确定依据、所示效用，及其对临床的指导意义；掌握影响升降浮沉、毒性的主要因素，必须把四气、五味、升降浮沉、归经结合起来全面分析，才能准确地掌握药性。

3. 思维导图

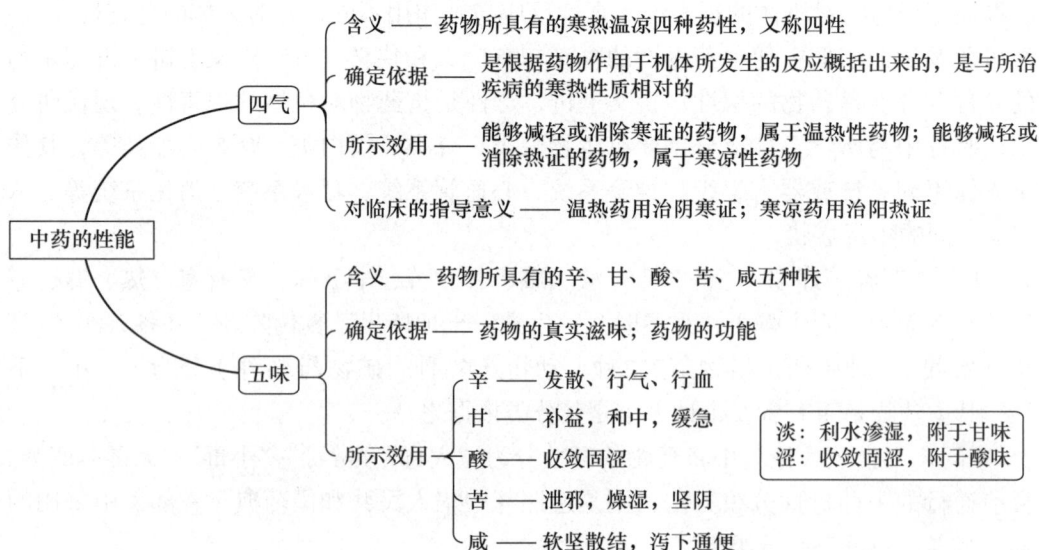

升降浮沉
- 含义 —— 药物具有的向上、向下、向内、向外的作用趋向
- 确定依据 —— 药物的质地轻重；药物的气味厚薄，药物的性味，药物的效用
- 所示效用
  - 升浮类药物能上行向外，用于病位在上、在表或病势下陷的病证
  - 沉降类药物能下行向内，用于病位在下、在里或病势逆上的病证
- 影响因素 —— 配伍和炮制

中药的性能

归经
- 含义 —— 指药物对于机体某些脏腑经络有选择性作用，即对这些部位的病变起着主要或特殊的治疗作用
- 理论基础和依据 —— 以中医的脏腑经络理论为基础，以所治疗的病证为依据
- 对临床的指导意义 —— 有助于提高临床辨证选药的准确性；有助于区分功效相似的药物

有毒无毒
- 含义
  - 广义的"毒"：药物的总称，泛指药物的偏性
  - 狭义的"毒"：指药物对机体的损害性，是反映药物安全程度的一种性能
- 确定依据 —— 是否含有毒成分；整体是否有毒；用量是否适当
- 影响因素及注意事项 —— 药物贮存、加工炮制、配伍、剂型、给药途径、用量、使用时间长短、患者的年龄、体质、证候性质
  使用有毒药物时，应从上述各个环节控制

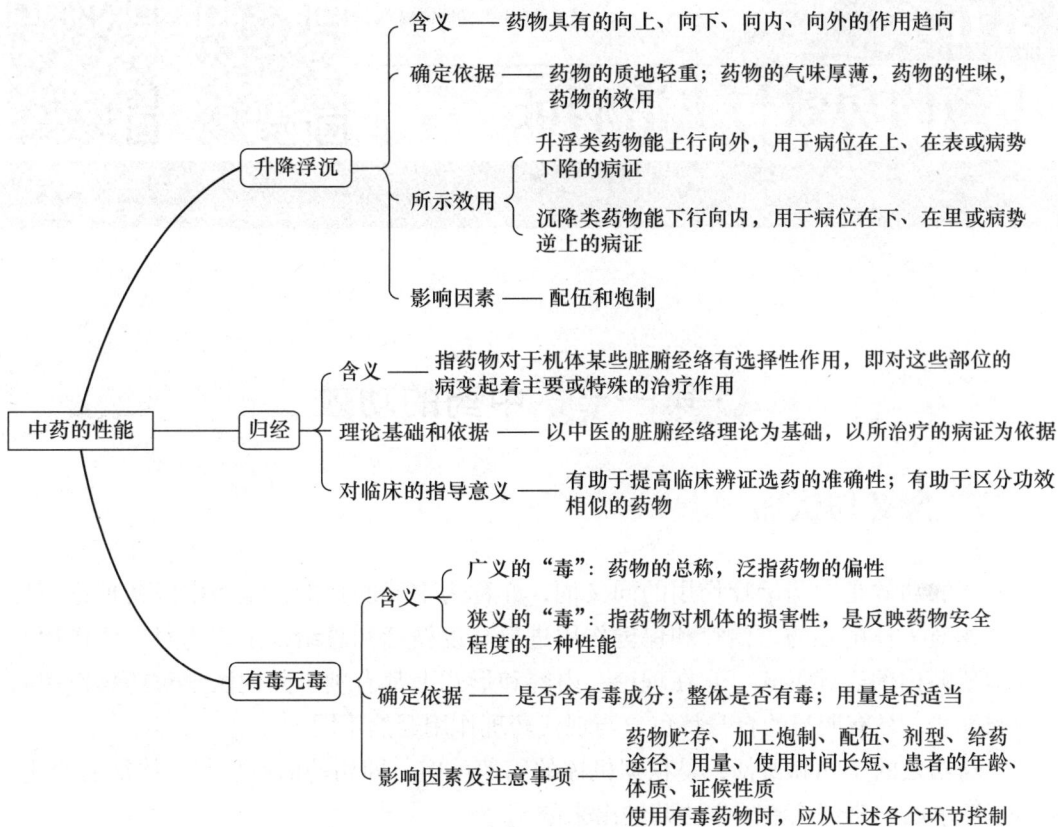

中药的性能自测题及答案

第五章
中药的功效与主治病证

微视频：中药的
功效与主治病证

中药的功效与
主治病证 PPT

✚ 第一节　中药的功效

一、含义与认知

中药的功效是中药治疗作用的同义词，亦称为中药的功能，是指中医药理论指导下将药物对人体的预防、治疗和保健作用进行高度概括和总结，是药物对人体作用在中医学范畴内的表述形式。它在理论、内容和形式上都有别于其他医学对药物作用的认识和表述，具有明显的自身特色，与现代药理作用迥然不同。

中药功效的认知和概括，是根据机体的用药反应，即用药前后症状、体征的变化，通过审证求因、辨证论治的方法归纳出来的。

中药功效的认知经历了漫长的历史时期。在古代本草著作中多与主治混为一体，且以主治为主，多是对药物治疗疾病的直接客观描述。直至明末清初，中药功效专项开始分列，如《本草备要》《本草求真》等本草专著将功效单列于药名之下，或作为眉批提示，为近代中药学设立功效专项体例奠定了基础。其后，中药功效不断发展，其表述更为成熟、规范，在指导临床用药方面发挥着重要的作用。在《中国药典》和《中药学》教材中，均设立"功效"专项，使之成为中药治疗作用的专用名词，是区别于传统本草著作的显著特征，逐渐成为中药理论的核心部分，标志着中药功效重要地位的确立，并得到学术界的普遍认同。

二、表述

中药功效的用语大多采用动宾短语结构构成的词组。其中，对初级功效的表述，常常与病证或症状等相对应，所用语句多为动词加疾病名称构成的词组，如"已心痛"，"已疥"，"截疟"，"治瘘"，"治皮胀"，"主寒热、疝瘕、头风、目黄、耳聋"，"延年"等。

对高级功效的表述，常常与病因病机、治则治法等相对应，所用语句多为动词加病邪（如风、寒、暑、湿、燥、火等）、脏器（如心、肺、脾、肾、肝、胃、小肠、胆、皮肤等）、生理功能或分泌排泄物（如阴、阳、气、血、津、液、精、尿、便）及病理产物或反应（如痰浊、瘀血、疼痛、结石）等名称构成的词组。如清热、燥湿、散风寒、祛风湿、平肝、补肝、补肾、清肺、补气、生津、行气、活血、通便、利尿、化痰、祛痰、泻火、化瘀、排石等。

记述功效的用语大多比较简略，常凝练为短短的几个字，并形成较为固定的功效术语表述模式。一般使用由二字、三字、四字构成的词组，个别时也有超出者。其中，二字词组多表述单一型功效，如祛风、清热、泻下、截疟等。三字词组或表述复合型功效，如散风寒、清湿热等；或表述单一型功效，如清肺热、补脾气、疏肝气、治痢疾等。四字词组大多表述复合型功效，如发汗解表、理气化湿等；少数表述单一型功效，如补益肺气、疏理肝气、发散表邪等。而五字以上者则大多表述复合型功效，如祛风寒湿邪、滋补肝肾之阴、清泻肺胃之火等；个别表述单一功效，如清泻大肠之火、清泻三焦之火等。

三、分类

由于中药的功效是以中医药理论为指导，通过临床疗效概括而得，故其表述用语也基本上与中医的治疗学或辨证学等相呼应。据此，其分类主要如下：

1. 按中医辨证学分类　中药的功效是与中医的辨证方法相关的，每一种中医的辨证方法都有与其相对应的中药功效群。

（1）针对八纲辨证的功效：是指中药的某些功效分别与八纲辨证的各纲辨证相对应。如对应表里辨证的有解表、发表、温里、攻里等；对应寒热辨证的有散表热、清里热、散表寒、散里寒等；对应虚实辨证的有补虚、泻实等；对应阴阳辨证的有补阴、滋阴、敛阴、补阳、助阳、温阳、回阳等。

（2）针对病因辨证的功效：是指中药的某些功效分别与病因辨证的六淫与疫疬、七情、饮食劳伤、外伤等辨证相对应。如对应六淫与疫疬的有散风、祛寒、清暑、渗湿、燥湿、化湿、润燥、清热、泻火、解毒等；对应七情的有镇惊、定惊、解郁、安神、醒神等；对应饮食劳伤的有消食、消积、补虚、强身等；对应外伤的有生肌、敛疮、续筋接骨、解蛇虫毒等。

（3）针对气血津液辨证的功效：是指中药的某些功效与气血津液辨证的气、血、津液病证辨证相对应。如对应气病辨证的有补气、行气、降气、敛气等；对应血病辨证的有养血、活血、止血、和血、摄血等，对应津液辨证的有生津、保津、化痰、涤痰、化饮、逐饮、利水、逐水等。

（4）针对脏腑辨证的功效：是指中药的某些功效分别与脏腑辨证的各脏腑病证辨

证相对应。如对应心脏的有养心、清心、泻心火、补心血、通心脉等；对应肺脏的有宣肺、温肺、清肺、润肺、敛肺、降肺气等；对应大肠的有通肠（便）、润肠、滑肠、涩肠等；对应脾脏的有补脾、健脾、温脾、运脾、清脾热、补脾气、升脾阳等；对应胃腑的有温胃、健胃、养胃、开胃、泻胃火、降逆止呕等；对应肝脏的有疏肝、清肝、养肝、暖肝、泻肝火、平肝、潜阳、养肝阴（血）、息肝风等；对应胆腑的有利胆、清胆、温胆、利胆排石等；对应肾脏的有温肾、补肾、益肾、固肾、滋肾阴、补肾气、助肾阳、暖肾气、补肾纳气、益肾填精等；对应膀胱腑的有清利膀胱湿热、散膀胱冷气等；对应三焦、脑腑、女子胞的有通利三焦、健脑、醒脑、暖宫等。

以上均为对应一脏或一腑者，还有对应两脏或一脏一腑及其以上者，如补肺脾、补心脾、补肝肾、补肺肾、补脾肾之阳、补脾胃之气、补肺脾肾之阴等。

（5）针对经络辨证与六经辨证的功效：是指中药的某些功效与经络辨证或六经辨证的各经病证辨证相对应。如和解少阳、散太阳经风寒、散少阴经风寒、降厥阴经上逆之寒气等。

（6）针对卫气营血辨证的功效：是指中药的某些功效与卫气营血辨证的卫分、气分、营分、血分病辨证相对应。如疏散风热、清气分热、清营分热、透营转气、清营凉血、凉血解毒、散血解毒等。

（7）针对三焦辨证的功效：是指中药的某些功效与三焦辨证相对应。如宣化上焦湿浊、芳化中焦湿浊、清中焦湿热、清利下焦湿热、补中益气、温中散寒等。

这种分类法突显了中药学与中医辨证学的紧密关系。

2.　按中医治疗学分类

（1）对因功效：在中医学中，病因的概念除指引起疾病的各种致病因素外，更重要的是指这些因素引起的机体的一系列病理改变和病理产物，这需要从因果链的关系来理解。中药的对因治疗功效包含祛邪、扶正、调理脏腑功能、消除病理产物等方面的内容。祛风、散寒、除湿、清热、泻下、涌吐、解毒、杀虫等属于祛邪功效；益气、助阳、滋阴、补血等属于扶正功效；理气、活血、安神、开窍、潜阳、息风，重在调理脏腑气血功能；消食、利水、祛痰、化瘀等意在消除病理产物。

祛邪、扶正、调理脏腑功能、消除病理产物四者之间有着密切的联系，因此上述划分又是相对的。例如泻下，既有祛除病邪的作用，又有消除病理产物及调理脏腑功能的作用。活血化瘀笼统而言，既指改善血行不畅，血脉瘀滞的病理状态，又指消除瘀血这一病理产物。而活血与化瘀的含义毕竟有所不同，前者重在调理脏腑功能，后者重在消除病理产物。利水本身在于消除病理产物，同时又与扶正及调理脏腑功能有密切关系，如麻黄宣肺利水，黄芪健脾利水，猪苓通利三焦膀胱水道而利水等。

（2）对症功效：是指某些中药能缓解或消除疾病过程中出现的某些或某种症状，有助于减轻患者痛苦，防止病情恶化，如止痛、止血、止呕、止咳、平喘、止汗、涩肠止泻、涩精止遗等。

（3）对病证功效：是指某些中药对疟疾、赘疣、痹证、鼻渊、黄疸、肺痈、绦虫证等病证，具有明显优于它药的疗效，如截疟、蚀疣、祛风湿、通鼻窍、利胆退黄、消痈排脓、驱杀绦虫等。

此外，还有根据中药作用于机体后的反应而确定的功效，如斑蝥外用能引赤发泡等。

另外，还必须明确，一味中药往往具有多种功效。不少药物既具有对因功效，又具有对症或病证的功效。临床选择药物时，应尽量利用该药多种功效的综合作用，以取得更好的治疗效果。

⊕ 第二节　中药的主治病证

一、含义

所谓主治病证，是指药物在临床的主要适应病证，包括疾病、证候和症状，也称主要适应范围，简称主治。

中药主治病证的认定，主要是通过生活实践与临床实践而获得的。它与中药功效的认定一样，也经历了漫长的历程。

二、表述

一般说，中药主治病证的表述用语可分为三类，即：

1. 病名类主治病证　是指以疾病的名称表述中药的主治病证，如疟疾、痛经、经闭、水火烫伤、痔疮等。

2. 证名类主治病证　是指以疾病的证名表述中药的主治病证，如热毒证、虚热证、湿热黄疸、风寒湿痹证等。

3. 症状名类主治病证　是指以病或证的某一症状名称表述中药的主治病证，如惊悸、耳鸣、咳嗽、胃脘痛等。

在上述三类表述用语中，当代使用最多的是证名，其次是病名，而症状名则最少。

此外，有时在使用中医学病证名难于表述个别药物的主治病证时，也借用现代医学的病症名，如胃下垂、高血压、高脂血症等。

三、中药功效与性能、主治病证的关系

主治病证，又称为"应用"或"适应证"。从认识方法而言，主治病证是确定功效的依据；从临床运用的角度来看，功效提示中药的适应范围。中药的功效是依据临床

应用以经验归纳出来的一种认识，但它在理论的高度上反过来又具有规范和指导临床应用的意义。因此，针对具体药物而言，掌握性能、功效、主治病证三要素非常重要，其中功效是核心。掌握了某药的功效，就抓住了要领，以便上推性能，下联主治，因此是学习临床中药学的重点内容。

在古代本草著作中，功效和主治是间夹叙述的。例如《神农本草经》记载："干姜，味辛温，主胸满咳逆上气，温中，止血，出汗，逐风湿痹，肠澼下利。生者尤良。"近代本草著作都将功效列为专项。例如高等医药院校教材《中药学》，将干姜的功效归纳为"温中回阳，温肺化饮"，生姜的功效归纳为"发汗解表，温中止呕，温肺止咳"。功效的归纳经历了长期的历史发展过程，而功效专项的设立则反映了后世对中药治疗作用的认识不断深入和规范化。

功效是药物防治疾病的基本作用，性能是对药物作用的基本性质和特征的高度概括，主治病证是确定中药功效的依据，功效从某种角度又反映和提示了主治。可见，三者之间相互关联，密不可分。中药的性能特点涵盖了对功效和主治病证的高度概括，而功效与主治病证又是性能特点在防治疾病中的具体体现。临床治病时，常将性能特点与功效、主治病证相结合，以指导配伍应用。

🔵 学习指导与小结

1. 学习方法指导

学习中药的功效与主治病证，首先一定要充分理解中药的功效是在中医药理论指导下将药物对人体的作用进行高度概括和总结，是药物对于人体作用在中医学范畴内的特殊表述形式。功效是药物防治疾病的基本作用，性能是对药物作用的基本性质和特征的高度概括，主治病证是确定中药功效的依据，功效从某种角度又反映和提示了主治。掌握性能、功效、主治病证三要素非常重要，其中功效是核心。掌握了某药的功效，就抓住了要领，以便上推性能，下联主治，指导临床用药。因此是学习临床中药学的重点内容。

2. 学习层次要求

掌握中药功效的含义、分类。熟悉中药功效与性能、主治病证的关系。

3. 思维导图

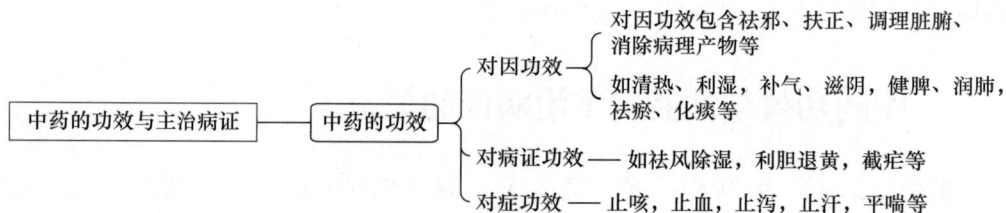

```
                                    ┌─ 病名类主治病证 ── 如疟疾，痛经，泄泻，痔疮等
                        ┌─ 主治病证 ─┼─ 证名类主治病证 ── 如风寒表证，热毒证，湿热黄疸，
                        │           │                    血虚证等
                        │           └─ 症状名类主治病证 ── 如耳鸣，咳嗽，头痛等
中药的功效与主治病证 ──┤
                        │                            ┌─ 主治病证是确定        ┌───────────────────┐
                        │                            │   功效的依据           │ 功效在理论上又可以 │
                        └─ 中药的功效与主治病证的关系 ─┤                        │ 指导和规范主治范围 │
                                                     └─ 功效提示中药的        └───────────────────┘
                                                         适用范围（主治范围）
```

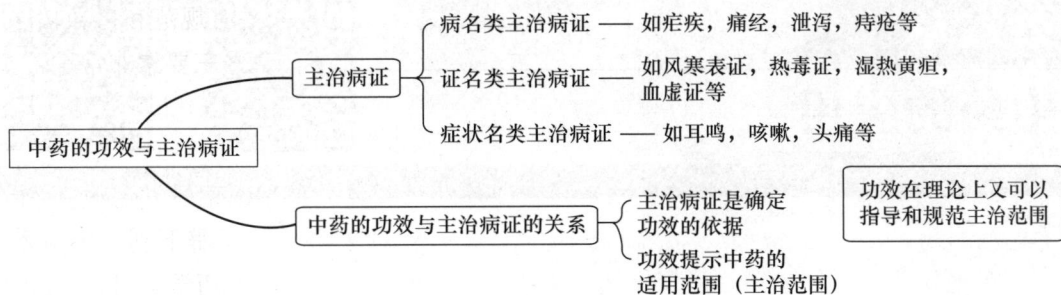

中药的功效、中药的应用自测题及答案

第六章
中药的应用

微视频：中药的应用　中药的应用PPT

中药的应用主要涉及配伍、用药禁忌、剂量和煎服法等内容，掌握中药的应用，才能保证临床安全、合理、有效地运用药物。

🞤 第一节　中药的配伍

按照病情需要和用药法度，有选择地将两种以上的中药组合应用，称为中药的配伍。

其目的是兼顾错综复杂的病情，增强疗效，扩大治疗范围，减少中药毒副作用。从中药的发展史来看，在医药萌芽时代，一般都采用单味药物的形式治疗疾病，后来由于药物品种日趋增多，不断明确中药的性能特点，对疾病的认识逐渐深化，如疾病可表现为数病相兼，或表里同病，或虚实互见，或寒热错杂，因而也就出现了由简到繁多种药物配合应用的方法，并逐步掌握了配伍用药的规律，掌握中药配伍规律对指导临床用药意义重大。

前人把单味药的应用及药物之间的配伍关系概括为七种情况，称为"七情"。"七情"的提法首见于《神农本草经》。其序例云："有单行者，有相须者，有相使者，有相畏者，有相恶者，有相反者，有相杀者，凡此七情，合和视之。"这"七情"之中除单行者外，都是谈药物配伍关系，兹分述如下：

1. 单行　就是单用一味药来治疗某种病情单一的疾病。对病情比较单纯的病证，往往选择一种针对性较强的药物即可达到治疗目的。如独参汤，即单用一味人参，治疗元气虚脱的危重病证；清金散，即单用一味黄芩，治疗肺热咳嗽；再如夏枯草膏消瘰瘤；益母草膏调经止痛；鹤草芽驱除绦虫；柴胡针剂发汗解热；丹参片剂治疗胸痹绞痛等。以上都是单行的治疗方法。

2. 相须　就是两种功效类似的药物配合应用，可以增强原有药物的功效。如麻黄配桂枝，能增强发汗解表、祛风散寒的作用；附子、干姜配合应用，以增强温中补阳，回阳救逆的功效；全蝎、蜈蚣同用能明显增强息风止痉的功效。像这类同类相须配伍应用的例证，历代文献有不少记载，它构成了中药的配伍核心，是中药配伍应用的主要形式之一。

3. 相使　即在性能功效方面有某些共性，或性能功效虽不相同，但是治疗目的一致的药物配合应用，以一种药为主，另一种药为辅，能提高主药疗效。如黄芪配茯苓治脾虚水肿，黄芪为健脾益气、利尿消肿的主药，茯苓淡渗利湿，可增强黄芪益气利尿的作用；枸杞子配菊花治目暗昏花，枸杞子为补肾益精、养肝明目的主药，菊花清肝泻火，兼能益阴明目，可以增强枸杞的补虚明目作用。这是功效相近药物相使配伍的例证。又黄连配木香治湿热泻痢、腹痛里急，黄连为清热燥湿、解毒止痢的主药，木香调中宣滞、行气止痛，两药合用具有清热燥湿、行气化滞的功效，增强黄连治疗湿热泻痢的效果。这是功效不同药物相使配伍的例证。可见相使配伍药不必同类，一主一辅，相辅相成，辅药能提高主药的疗效，即是相使的配伍。

4. 相畏 即一种药物的毒性反应或副作用，能被另一种药物减轻或消除。如半夏畏生姜，即半夏的毒副作用能被生姜抑制，生半夏可"戟人咽喉"，令人咽痛音哑，用生姜炮制后成姜半夏，其毒副作用大为缓和；甘遂畏大枣，甘遂峻烈、损伤正气的毒副作用能被大枣抑制；熟地黄畏砂仁，熟地黄滋腻碍胃、影响消化的副作用能被砂仁减轻。以上是药物相畏配伍的范例。

5. 相杀 即一种药物能够减轻或消除另一种药物的毒副作用。如生姜能减轻或消除生半夏和生南星的毒性或副作用，所以说生姜杀生半夏和生南星的毒。由此可知，相畏、相杀实际上没有质的区别，是同一配伍关系站在不同的角度而言的两种提法。

6. 相恶 即两药合用，一种药物能使另一种药物原有功效降低，甚至丧失。如人参恶莱菔子，因莱菔子能削弱人参的补气作用。相恶，只是两药的某方面或某几方面的功效减弱或丧失，并非二药的各种功效全部相恶。如生姜恶黄芩，只是生姜的温肺、温胃功效与黄芩的清肺、清胃功效互相牵制而降低疗效，但生姜还能和中开胃治不欲饮食并喜呕之证，黄芩尚可清泄少阳以除热邪，在这些方面，两药并不一定相恶。

两药是否相恶，还与所治证候有关。如用人参治元气虚脱或脾肺纯虚无实之证，而伍以消积导滞的莱菔子，则人参补气效果降低。但对脾虚食积气滞之证，如单用人参益气，则不利于积滞胀满之证。单用莱菔子消积导滞，又会加重气虚。二者合用相制相成，故《本草新编》说："人参得莱菔子，其功更神。"故相恶配伍原则上应当避免，但也有可利用的一面。由此可以解释，为什么历代本草文献中所列相恶药物达百种以上，而临床医家并不将相恶配伍通作配伍禁忌对待。

7. 相反 即两种药物合用，能产生或增强毒性反应或副作用。如甘草反甘遂，贝母反乌头等，详见用药禁忌"十八反""十九畏"中若干药物。

上述药物七情，除单行外，其余六项均是对药物基本配伍关系的论述。其中相须、相使是增效的配伍关系，临床用药要充分利用；相畏、相杀是减毒的配伍关系，应用毒烈药时须考虑选用；相恶是减效的配伍关系，用药时应加以注意；相反是产生或增强毒性反应或副作用的配伍关系，原则上应禁止使用。

中药的配伍应用是中医用药的主要形式。中医在辨证审机、确立治法的基础上，按照组方原则，通过选用合适中药、确定适当剂量、规定适宜剂型及用法等一系列过程，最后完成的中药治疗处方，即是方剂。方剂是中药配伍的发展，也是中药配伍应用更为普遍、更为高级的形式。

✚ 第二节　中药的用药禁忌

中药的用药禁忌主要包括配伍禁忌、妊娠禁忌、服药的饮食禁忌和病证用药禁忌四个方面。凡用药与证治相违均属病证药忌。如热证用寒药，寒证用热药，实证忌用补虚药，虚证忌用攻邪药等，均是一般的用药原则，故本章不作介绍，对于某类或具体药物的病证药忌，将在各论中加以介绍。

一、配伍禁忌

配伍禁忌是指某些药物合用会产生剧烈的毒副作用或降低和破坏药效，因而应该避免其配合应用，也即《神农本草经》所谓"勿用相恶、相反者"，包括"十八反"和"十九畏"。

《蜀本草》谓《神农本草经》载药365种，相反者18种，相恶者60种。《新修本草》承袭了18种反药的数目。《证类本草》载反药24种。

"十八反"歌诀最早见于金·张子和《儒门事亲》："本草明言十八反，半蒌贝蔹及攻乌，藻戟遂芫俱战草，诸参辛芍叛藜芦。"十八反是指乌头（包括川乌、草乌、附子）反浙贝母、川贝母、平贝母、伊贝母、湖北贝母、瓜蒌、瓜蒌皮、瓜蒌子、天花粉、半夏、白及、白蔹，甘草反甘遂、京大戟、红大戟、海藻、芫花，藜芦反人参、西洋参、党参、丹参、玄参、南沙参、北沙参、苦参、细辛、白芍、赤芍。

"十九畏"歌诀首见于明·刘纯《医经小学》："硫黄原是火中精，朴硝一见便相争，水银莫与砒霜见，狼毒最怕密陀僧，巴豆性烈最为上，偏与牵牛不顺情，丁香莫与郁金见，牙硝难合京三棱，川乌、草乌不顺犀，人参最怕五灵脂，官桂善能调冷气，若逢石脂便相欺，大凡修合看顺逆，炮爁炙煿莫相依。"十九畏是指硫黄畏朴硝（芒硝），水银畏砒霜、狼毒畏密陀僧、巴豆畏牵牛，丁香畏郁金，川乌、草乌畏犀角，牙硝（芒硝）畏三棱，官桂（肉桂）畏赤石脂，人参畏五灵脂。

在这里还要明白，十八反之"反"，应属于七情配伍关系的相反，而十九畏之"畏"，则与七情配伍关系的"相畏"并不一致。

对于"十八反""十九畏"作为配伍禁忌，历代医药学家诚然信者居多，但亦有持不同意见者，有人认为"十八反""十九畏"并非绝对禁忌；有的医药学家还认为，部分"相反"药同用，相反相成，产生较强的功效，若运用得当，可愈沉疾。

无论文献资料、临床观察或实验研究目前均无统一的结论，说明对十八反、十九畏的科学研究还要做长期艰苦、深入、细致的工作，去伪存真，才能得出正确的结论。中药领域的国家重点基础研究发展计划（973计划），从文献、实验及临床等方面对

"十八反"的内容展开了深入细致的研究工作，取得一定的进展，但迄今对于"十八反""十九畏"等配伍禁忌研究尚属初级阶段，目前决定其取舍为时过早。目前在尚未搞清反药是否能同用的情况下，临床用药应采取慎重的态度，临床若无充分依据和应用经验，还应遵守。

二、妊娠用药禁忌

妊娠禁忌药是指妇女妊娠期除中断妊娠、引产外，禁忌使用或须慎重使用的药物。

根据药物对胎元损害程度的不同，一般可分为慎用与禁用两大类。慎用的药物包括通经祛瘀、行气破滞及辛热滑利之品，如桃仁、红花、牛膝、大黄、枳实，附子、肉桂、干姜，木通、冬葵子、瞿麦等；而禁用的药物是指毒性较强或药性峻猛的药物，如巴豆、牵牛子、大戟、商陆、麝香、三棱、莪术、水蛭、斑蝥、雄黄、砒霜等。

在众多的妊娠禁忌药中，妊娠禁忌的理由也是多种多样的，其中，能引起堕胎是最早提出妊娠禁忌的主要理由，随着对妊娠禁忌药的认识逐渐深入，对妊娠禁忌理由的认识也逐步加深。归纳起来，主要包括：①对母体不利；②对胎儿不利；③对产程不利；④对小儿不利。今天，无论从用药安全的角度，还是从优生优育的角度来认识这几点，都是应当给予高度重视的。

总的说来，对有妊娠禁忌的中药，如无特殊必要，应尽量避免使用，以免发生事故。如孕妇患病非用不可，则应注意辨证准确，掌握好剂量与疗程，并通过恰当的炮制和配伍，尽量减轻药物对妊娠的危害，做到用药安全而有效。

三、服药时的饮食禁忌

服药时的饮食禁忌是指服药期间对某些食物的禁忌，又简称食忌，也就是通常所说的忌口。

在服药期间，一般应忌食生冷、油腻、腥膻、有刺激性的食物。此外，根据病情的不同，饮食禁忌也有区别。如热性病，应忌食辛辣、油腻、煎炸性食物；寒性病，应忌食生冷食物、清凉饮料等；胸痹患者应忌食肥肉、脂肪、动物内脏及烟、酒等；肝阳上亢头晕目眩、烦躁易怒等应忌食胡椒、辣椒、大蒜、白酒等辛热助阳之品；黄疸、胁痛应忌食动物脂肪及辛辣烟酒刺激之品；脾胃虚弱者应忌食油炸黏腻、寒冷固硬、不易消化的食物；肾病水肿应忌食盐、碱过多的和酸辣太过的刺激食品；疮疡、皮肤病患者，应忌食鱼、虾、蟹等腥膻发物及辛辣刺激性食品。此外，古代文献记载，甘草、黄连、桔梗忌猪肉；鳖甲忌苋菜；常山忌葱；地黄、何首乌忌葱、蒜、萝卜；丹参、茯苓、茯神忌醋；土茯苓、使君子忌茶；薄荷忌蟹肉以及蜜反生葱、柿反蟹等，也应作为服药禁忌的参考。

✚ 第三节　剂　量

中药的用药量称为剂量。它主要指汤剂中每味干燥中药的成人一日内服量。其次指方剂中每味药之间的比较分量，也即相对剂量。

一般来讲，确定中药的剂量，应考虑如下几方面的因素：

一、药物的性质性能

剧毒药或作用峻烈的药物，应严格控制剂量，开始时用量宜轻，逐渐加量，一旦病情好转后，应当立即减量或停服，中病即止，防止过量或蓄积中毒。此外，花、叶、皮、枝等量轻质松及性味浓厚、作用较强的药物用量宜小；矿物介壳质重沉坠及性味淡薄、作用温和的药物用量宜大；鲜品药材含水分较多用量宜大（一般为干品的4倍）；干品药材用量当小；过于苦寒的药物也不要久服过量，免伤脾胃；再如犀角、羚羊角、麝香、牛黄、猴枣、鹿茸、珍珠等贵重药材，在保证药效的前提下应尽量减少用量。

二、用药方法

在一般情况下，同样的药物入汤剂比入丸散剂的用量要大些；单味药使用比复方中应用剂量要大些；在复方配伍使用时，主要药物比辅助药物用量要大些。

三、患者情况

由于年龄、体质的不同，对药物耐受程度不同，则药物用量也就有了差别。一般老年、小儿、妇女产后及体质虚弱的病人，都要减少用量，成人及平素体质壮实的患者用量宜重。一般5岁以下的小儿用成人药量的1/4,5岁以上的儿童按成人用量减半服用。病情轻重、病势缓急、病程长短与药物剂量也有密切关系。一般病情轻、病势缓、病程长者用量宜小，病情重、病势急、病程短者用量宜大。

四、因时因地制宜

夏季发汗解表药及辛温大热药不宜多用，冬季发汗解表药及辛温大热药可以多用，夏季苦寒降火药用量宜重，冬季苦寒降火药则用量宜轻。

除了剧毒药、峻烈药、精制药及某些贵重药外，一般中药常用内服剂量约5～10g,部分常用量较大剂量为15～30g；新鲜药物常用量30～60g。

✛ 第四节　煎　服　法

本节主要讨论汤剂的煎煮方法和中药的服用方法。

一、煎煮方法

汤剂是中药最为常用的剂型之一，自商代伊尹创制汤液以来沿用至今，经久不衰。汤剂的制作对煎具、用水、火候、煮法都有一定的要求。

1. 煎药用具　以砂锅、瓦罐等陶器为好，铝锅、搪瓷罐次之，忌用铁、铜锅，以免发生化学变化，影响疗效。

2. 煎药用水　煎药用水必须无异味、洁净澄清，含矿物质及杂质少，无污染。现在多用自来水、井水、纯净水等，但总以水质洁净新鲜为好。

3. 煎药火候　有文、武火之分。文火，是指使温度上升及水液蒸发缓慢的火候；而武火，又称急火，是指使温度上升及水液蒸发迅速的火候。

4. 煎煮方法　先将药材浸泡30分钟左右，用水量以高出药面1～2厘米为度。为了充分利用药材，避免浪费，一剂药最好煎煮两次或三次，第二煎以后加水量为第一煎的1/3～1/2。药煎煮好后，应趁热滤取药汁。因久置后药液温度降低，一些有效成分会因溶解度降低而沉淀，加之药渣的吸附作用而有部分损失，因而影响疗效。几次煎液去渣滤净混合后分2～3次服用。

煎煮的火候和时间，要根据药物性能而定。一般来讲，解表药、清热药宜武火煎煮，时间宜短，煮沸后煎10～15分钟即可；补虚药需用文火慢煎，时间宜长，煮沸后再续煎30～60分钟。一般药物可以同时入煎，但部分药物因其性质、性能及临床用途不同、所需煎煮时间不同。有的还需作特殊处理，甚至同一药物因煎煮时间不同，其性能与临床应用也存在差异。所以，煎制汤剂还应注意入药方法。

先煎：即先把这种药物煎30分钟左右，再纳入其他药同煎。包括有效成分不易煎出的矿物、贝壳类药，如鳖甲、牡蛎等；须久煎去毒的药物，如附子、川乌有毒，均应先煎；治疗特殊需要，如大黄久煎泻下力缓，欲减其泻下力则应先煎。

后下：有效成分因煎煮易挥散或破坏而不耐久煎的药物，如肉桂、砂仁等应后下，待药将煎成前再投入煎沸数分钟即可；钩藤有效成分钩藤碱不耐热，煎煮15分钟则其平肝降压作用消失，故当后下。

包煎：将药物用纱布包起来煎煮的方法。花粉、细小种子及细粉类药物应包煎，因其易漂浮在水面，不利煎煮，如蒲黄、葶苈子、滑石粉等；含淀粉、黏液质较多的药物应包煎，因其易粘锅糊化、焦化，如车前子等；绒毛类药物应包煎，因其难于滤净，混入药液则刺激咽喉，如旋覆花等。

另煎：少数贵重的药物须另煎，以免煎出有效成分被其他药物的饮片吸附，如人参、西洋参等。此外，据临床治疗需要也可另煎。

烊化：即溶化或熔化。胶类药容易黏附于其他药渣及锅底，如此既浪费药材又易熬焦，故应先行烊化，再与其他药汁兑服，如阿胶、鹿角胶等。

冲服：一些入水即化的药（含配方颗粒）及原为汁液性的药，宜用煎好的其他药液或开水冲服，如芒硝、竹沥水、蜂蜜等。

煎汤代水：如灶心土、芦根。

二、服药方法

1. 服药时间　适时服药也是合理用药的重要方面，古代医家对此甚为重视。《汤液本草》说："药气与食气不欲相逢，食气消则服药，药气消则进食，所谓食前食后盖有义在其中也。"具体服药时间应根据胃肠的状况、病情需要及药物特性来确定。汤剂一般每日一剂，煎二次合并药液，分两次服，两次服药间隔时间为4～6小时。临床用药时可根据病情增减，如急性病、热性病可一日二剂。至于饭前还是饭后服则主要决定于病变部位和性质。

清晨空腹服　胃及十二指肠内均无食物，药物可避免与食物混合，能迅速入肠中，充分发挥药效。峻下逐水药、驱虫药晨起空腹时服药，不仅有利于药物迅速入肠发挥作用，且可避免频频起床影响睡眠。

饭前服　攻下药及其他治疗胃肠道疾病的药物宜饭前服用。因饭前服用，有利于药物的消化吸收，故多数药特别是补虚药宜饭前服用。

饭后服　胃中存在较多食物，药物与食物混合，可减轻其对胃肠的刺激，故对胃肠道有刺激性的药宜饭后服。消食药亦宜饭后及时服用。

一般药物，无论饭前或饭后服，服药与进食都应间隔1小时左右，以免影响药物与食物的消化吸收与药效的发挥。

睡前服　如安神药宜在睡前30分钟至1小时服药；缓下剂亦宜睡前服用，以便翌日清晨排便；涩精止遗药也应晚间服一次药。

定时服　慢性病须长期服药，每天定时服药有利于维持血药浓度，使药物持续起效；有些疾病有定时发作的特点，根据疾病特点，在特定的时间服药能使药物充分发挥作用，如截疟药应在疟疾发作前两小时服药。

不拘时服　病情急险，则当不拘时服，以挫病势。

2. 服药次数　一般疾病多采用每日一剂，每剂分二服或三服。病情急重者，可每隔四小时左右服药一次，昼夜不停，使药力持续，顿挫病势；病情缓轻者，亦可间日服或煎汤代茶饮，以图缓治。

3. 服药冷热　一般汤药多宜温服。如治寒证用热药，宜热服；特别是以辛温发表药治风寒表实证，不仅宜热服，服后还需温覆取汗。至于热病用寒药，如热在胃肠，患者欲饮冷者可凉服；如热在其他脏腑，患者不欲饮冷者仍以温服为宜。

此外，危重病人宜少量频服；呕吐患者可以浓煎药汁，少量频服；对神志不清或因其他原因不能口服者，可采用鼻饲给药法。在应用发汗、泻下、清热药时，若药力较强，要注意患者个体差异，一般得汗、泻下、热降即可停药，适可而止，不必尽剂，以免以汗、泻下、清热太过，损伤人体的正气。

学习指导与小结

1. 学习方法指导

中药在应用于临床的过程中，药物之间的配伍、用法用量是否合理规范，会影响临床的有效性和安全性，中药的配伍、用药禁忌、剂量、煎服法均是中药应用的重要内容，注意按照学习层次要求，分析记诵相关基本知识点。

2. 学习层次要求

掌握中药配伍的目的、药物"七情"及各种配伍关系的含义，配伍用药原则；掌握配伍禁忌、妊娠用药禁忌、服药时的饮食禁忌内容；掌握"十八反"内容，熟悉"十九畏"内容；熟悉用药剂量与药效之间的关系及确定剂量大小的依据；熟悉中药的煎煮时间与方法，先煎、后下、包煎、另煎、烊化等特殊的煎药方法。

3. 思维导图

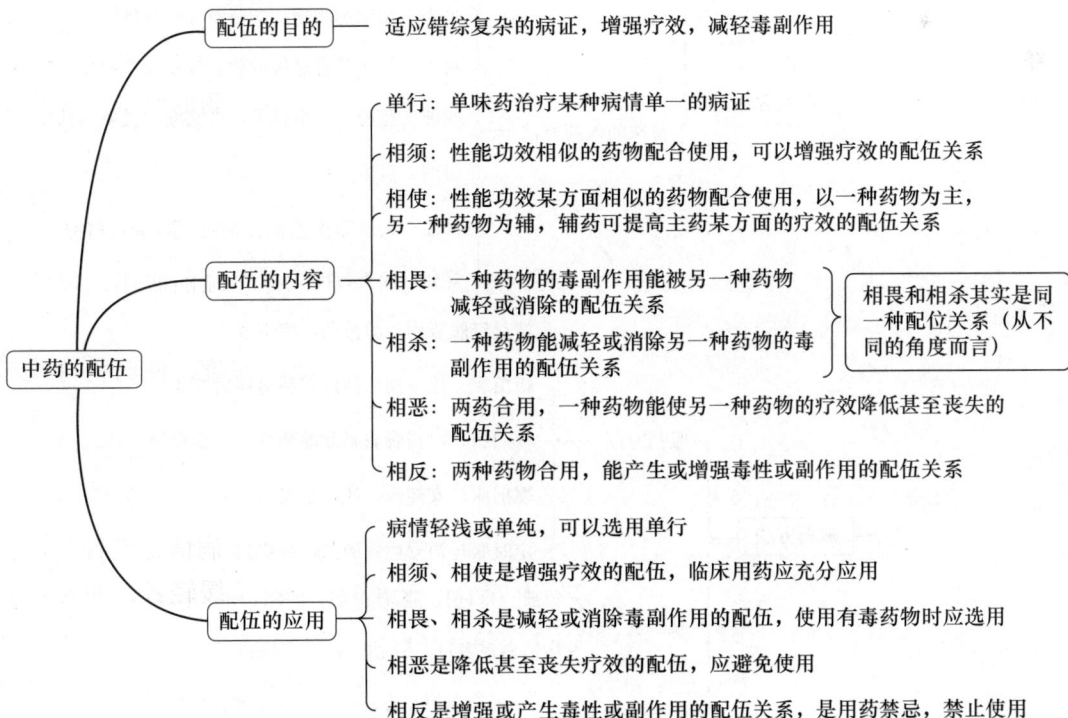

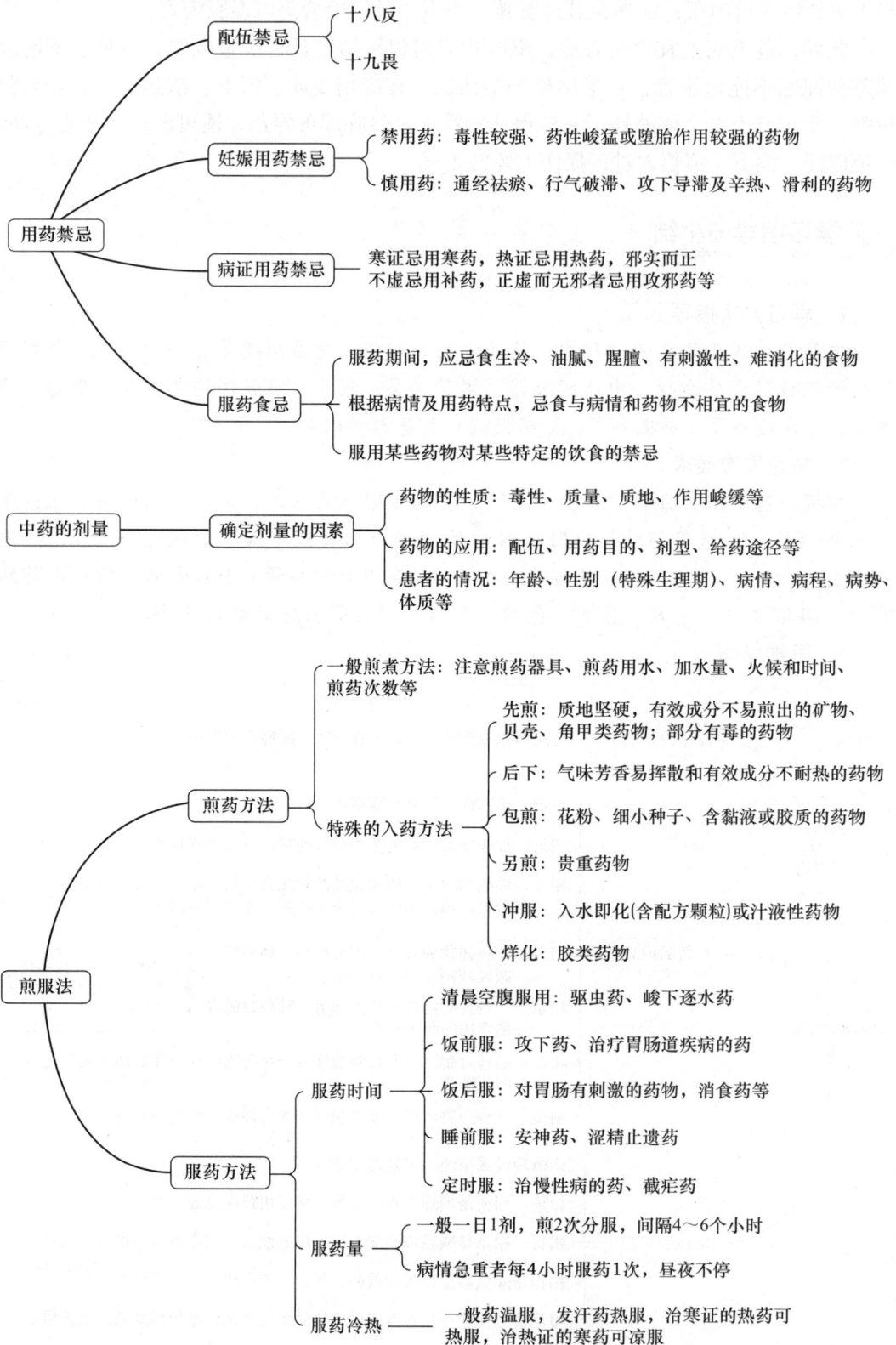

用药禁忌
├─ 配伍禁忌
│ ├─ 十八反
│ └─ 十九畏
├─ 妊娠用药禁忌
│ ├─ 禁用药：毒性较强、药性峻猛或堕胎作用较强的药物
│ └─ 慎用药：通经祛瘀、行气破滞、攻下导滞及辛热、滑利的药物
├─ 病证用药禁忌：寒证忌用寒药，热证忌用热药，邪实而正不虚忌用补药，正虚而无邪者忌用攻邪药等
└─ 服药食忌
   ├─ 服药期间，应忌食生冷、油腻、腥膻、有刺激性、难消化的食物
   ├─ 根据病情及用药特点，忌食与病情和药物不相宜的食物
   └─ 服用某些药物对某些特定的饮食的禁忌

中药的剂量 ── 确定剂量的因素
├─ 药物的性质：毒性、质量、质地、作用峻缓等
├─ 药物的应用：配伍、用药目的、剂型、给药途径等
└─ 患者的情况：年龄、性别（特殊生理期）、病情、病程、病势、体质等

煎服法
├─ 煎药方法
│ ├─ 一般煎煮方法：注意煎药器具、煎药用水、加水量、火候和时间、煎药次数等
│ └─ 特殊的入药方法
│   ├─ 先煎：质地坚硬，有效成分不易煎出的矿物、贝壳、角甲类药物；部分有毒的药物
│   ├─ 后下：气味芳香易挥散和有效成分不耐热的药物
│   ├─ 包煎：花粉、细小种子、含黏液或胶质的药物
│   ├─ 另煎：贵重药物
│   ├─ 冲服：入水即化(含配方颗粒)或汁液性药物
│   └─ 烊化：胶类药物
└─ 服药方法
   ├─ 服药时间
   │ ├─ 清晨空腹服用：驱虫药、峻下逐水药
   │ ├─ 饭前服：攻下药、治疗胃肠道疾病的药
   │ ├─ 饭后服：对胃肠有刺激的药物，消食药等
   │ ├─ 睡前服：安神药、涩精止遗药
   │ └─ 定时服：治慢性病的药、截疟药
   ├─ 服药量
   │ ├─ 一般一日1剂，煎2次分服，间隔4～6个小时
   │ └─ 病情急重者每4小时服药1次，昼夜不停
   └─ 服药冷热 ── 一般药温服，发汗药热服，治寒证的热药可热服，治热证的寒药可凉服

各　论

第七章
解 表 药

解表药图片　　　解表药PPT

以发散表邪为主要功效，常用治外感表证的药物，称为解表药。

解表药大多味辛，主入肺、膀胱经，作用大多偏于升浮。辛能发散，肺外合皮毛，故能偏行肌表，促进机体发汗，使表邪由汗出而解。

本类药物具有发散解表的功效。主要用于感受邪气所致外感表证，症见恶寒、发热、头身痛、脉浮等。有的还兼有止痛、透疹、利水消肿等功效，尚可用治风湿痹痛、麻疹不透、水肿等兼有表证者。

根据解表药的药性、功效及临床应用的不同，一般将其分为发散风寒药、发散风热药二类。

使用解表药时，应根据表证的类型，选择相应药物并作适当的配伍。依据四时气候特点恰当配伍，暑多夹湿，秋多兼燥，故常分别配祛暑、化湿、润燥药；虚人外感，正虚邪实者，宜分别配不同类补虚药以扶正祛邪。

使用发汗力较强的药物注意用量不宜过大，以免伤津耗气。表虚自汗、阴虚盗汗及疮疡日久、失血者，虽有表证，也应慎用。注意因时因地，适当灵活调整用量。本类药多辛散轻扬，入汤剂不宜久煎。

解表药一般具有不同程度的发汗解热、增强体表血液循环、抑菌、镇痛、止咳祛痰、利尿等作用。

➕ 第一节　发散风寒药

本节药物性味多辛温，入肺、膀胱经。辛能行散祛风，温通祛寒。有较好的发汗解表、祛风解表等作用，主要适用于风寒表证，症见恶寒、发热、无汗、头身痛、脉浮紧等。

麻 黄　Máhuáng　《神农本草经》

为麻黄科植物草麻黄 *Ephedra sinica* Stapf、中麻黄 *Ephedra intermedia* Schrenk et C. A. Mey. 或木贼麻黄 *Ephedra equisetina* Bge. 的干燥草质茎。主产于山西、河北、甘肃等地。秋季采收，晒干。切段，生用、捣绒或蜜炙用。

【药性】辛、微苦，温。归肺、膀胱经。

【功效】发汗解表，宣肺平喘，利水消肿。

微视频：麻黄与桂枝

【性能特点】本品辛散苦泄温通，主归肺、膀胱经，功善发汗、宣肺、利水，为发汗峻药，有"发散第一药"之称，专治外感风寒表实证；宣肺平喘，为治肺气壅遏之要药；宣肺利水作用显著，亦为治风水水肿常用药。

【临床应用】

1. 风寒感冒　治风寒表实证，恶寒发热、无汗、头身疼痛、脉浮紧，常与桂枝相须为用。

2. 胸闷喘咳　治邪气壅肺、胸闷喘咳，常与苦杏仁配用以增效，如治风寒喘咳；治寒痰停饮，咳喘痰多清稀，配伍细辛、干姜等以温化寒饮；治肺热壅盛，高热喘急者，常与石膏或黄芩等清肺热药同用。

3. 风水浮肿　治水肿、小便不利兼有表证之风水水肿者，每与甘草同用。

此外，本品辛温行散，能散寒通滞，可用于风寒痹证、阴疽、痰核等。

【用法用量】煎服，2～10g。发汗解表宜生用，止咳平喘多蜜炙用。

【使用注意】表虚自汗、阴虚盗汗及肺肾虚喘者慎用。麻黄碱有兴奋中枢的作用，高血压、心力衰竭者慎用，运动员禁用，失眠者慎用。

【现代研究】本品主要含麻黄碱、伪麻黄碱等多种生物碱及鞣质、挥发油等。现行版《中国药典》规定：含盐酸麻黄碱（$C_{10}H_{15}NO \cdot HCl$）和盐酸伪麻黄碱（$C_{10}H_{15}NO \cdot HCl$）的总量不得少于0.80%。本品有发汗、平喘、止咳、解热、镇痛、抗炎、利尿、兴奋中枢、升高血压、加快心率等药理作用。

桂　枝　Guìzhī　《名医别录》

为樟科植物肉桂 *Cinnamomum cassia* Presl 的干燥嫩枝。主产于广东、广西及云南。春、夏二季采收，切片晒干。生用。

【药性】辛、甘，温。归心、肺、膀胱经。

【功效】发汗解肌，温通经脉，助阳化气，平冲降气。

【性能特点】本品辛甘温，入肺、心、膀胱经。长于温通，发汗力弱于麻黄，能温助卫阳实表，发汗解肌，治外感风寒表实无汗、表虚汗出及阳虚受寒者皆宜；温经通脉，散寒止痛，善治寒凝血滞诸痛证；温阳助膀胱气化以行水湿，为治痰饮病蓄水证常用药；助心阳，通血脉，止悸动，用治心阳不振、心悸、脉结代及奔豚。

【临床应用】

1. 风寒感冒　治外感风寒表实无汗，常配伍麻黄。治外感风寒表虚汗出，常配伍白芍。

2. 脘腹冷痛，血寒经闭，关节痹痛　治胸阳不振、胸痹心痛者，常与枳实、薤白同用；治中焦虚寒、脘腹拘急疼痛，常与白芍、饴糖等同用；治妇女寒凝血滞、痛经经闭、产后腹痛，常与当归、吴茱萸等同用。治风寒湿痹、肩臂疼痛，常与附子同用。

3. 痰饮，水肿，心悸　治脾阳不运、水湿内停所致痰饮眩晕，常与茯苓、白术等同用；治肾阳不足、膀胱气化不利所致水肿等，常与茯苓、泽泻等同用。治心阳不振或心失温养所致的心下悸动、脉结代，常与甘草配伍。

4. 奔豚　常在方中重用本品，以治心阳不足，下焦阴寒之气上逆发为奔豚。

【用法用量】煎服，3～10g。

【使用注意】本品辛温助热，易伤阴动血，阴虚火旺、血热妄行等证当忌用。孕妇及月经过多者慎用。

【现代研究】本品主要含桂皮醛等挥发油及酚类、有机酸、多糖、苷类、香豆素等。现行版《中国药典》规定：含桂皮醛（C_9H_8O）不得少于1.0%。本品有解热、抑菌、健胃、缓解胃肠道痉挛及利尿、强心、镇痛、镇静、抗惊厥等作用。

紫苏叶　Zǐsūyè　《名医别录》

为唇形科植物紫苏 *Perilla frutescens*（L.）Britt. 的干燥叶（或带嫩枝）。全国大部分地区有产。夏季枝叶茂盛时采收，晒干，切段。生用。

【药性】辛，温。归肺、脾、胃经。

【功效】解表散寒，行气和胃。

【性能特点】本品辛温气香，主入肺、脾经，散寒解表兼行气。发汗散寒解表力较缓和，善行肺脾气滞。尤善治风寒表证兼脾胃气滞者。脾胃气滞，胸闷呕恶，轻证可以单用，重证须与其他发散风寒药合用，妊娠呕吐亦为常用。

【临床应用】

1. 风寒表证　治感冒风寒，恶寒发热，兼见咳嗽痰多，胸闷不舒者，常与苦杏仁、桔梗、前胡等同用。

2. 脾胃气滞证　治脾胃气滞、脘腹胀满、恶心呕吐等，常与陈皮、木香等同用。行气安胎，可用于妊娠气滞、恶心呕吐、胎动不安者，常与砂仁等同用。

此外，本品尚能解鱼蟹毒，用于进食鱼蟹所致腹痛吐泻者，可单用或配伍生姜、陈皮、藿香等同用。紫苏梗为紫苏的茎，性味与叶同，功能理气宽中、安胎，用于胸膈痞闷及胎动不安。

【用法用量】煎服，5～10g。不宜久煎。

【现代研究】本品主要含挥发油、精氨酸、苷类、鞣质、微量元素。现行版《中国药典》规定：含挥发油不得少于0.40%（mL/g）。本品有解热、抗炎、抗病原菌、降血脂及抗氧化、保肝等作用。

生 姜 Shēngjiāng 《名医别录》

为姜科植物姜 *Zingiber officinale* Rosc. 的新鲜根茎。全国各地均产。秋、冬二季采挖。切厚片，生用。

【药性】辛，微温。归肺、脾、胃经。

【功效】解表散寒，温中止呕，温肺止咳，解鱼蟹毒。

【性能特点】本品辛温气窜，能发汗散寒，惟其力弱，故多用于风寒感冒轻证；又能温胃散寒，和中降逆，为"呕家圣药"，尤宜于胃寒呕吐；既散肺寒又兼止咳化痰，用于寒痰咳嗽，不论有无外感或痰多痰少皆可。本品尚能解鱼蟹、药食中毒。

【临床应用】

1. 风寒表证 治风寒感冒轻证，可单煎或与红糖、葱白同煎服。若风寒感冒重证，与桂枝等辛温解表药同用以增强发汗解表之力。

2. 脾胃寒证，多种呕吐 治寒犯中焦胃脘冷痛，可与高良姜等同用。治胃寒呕吐，可单用水煎温服，或与其他温胃止呕药同用以增效。随证配伍可治多种呕吐，如治痰饮呕吐，常配伍半夏；治胃热呕吐，常与黄连、竹茹等清胃热药同用。

3. 寒痰咳嗽 凡肺寒咳嗽，无论有无外感风寒，或有痰无痰皆可应用。治风寒客肺，肺气不宣之恶寒鼻塞、咳嗽胸闷者，每与麻黄、杏仁同用。治咳嗽痰多，色白易咯者，可与陈皮、半夏、茯苓等同用。

4. 鱼蟹中毒 用姜汁冲服或煎汤内服，可解生半夏、生天南星、鱼蟹等药食之毒。

【用法用量】煎服，3～10g，或捣汁服。

【使用注意】本品易助火伤阴，故热盛及阴虚内热者忌服。

【现代研究】本品主要含挥发油，油中主要成分为姜醇、α-姜烯、β-水芹烯、柠檬醛，尚含辣味成分姜辣素。现行版《中国药典》规定：本品含挥发油不得少于0.12%（mL/g），含6-姜辣素（$C_{17}H_{26}O_4$）不得少于0.050%，8-姜酚（$C_{19}H_{30}O_4$）与10-姜酚（$C_{21}H_{34}O_4$）总量不得少于0.040%。本品有解热、镇痛、止吐、促进消化液分泌、保护胃黏膜、抗溃疡、抗氧化、镇静、抗炎、抗菌等作用。

附：生姜皮 为生姜根茎切下的外表皮。辛、凉；归脾经。功能和脾行水，消肿。用于水肿、小便不利。煎服，3～10g。

香 薷 Xiāngrú 《名医别录》

为唇形科植物石香薷 *Mosla chinensis* Maxim. 或江香薷 *Mosla chinensis* 'Jiangxiangru' 的干燥地上部分。前者习称"青香薷"，产于广西、湖北、湖南等地；后者习称"江香薷"，主产于江西宜丰县。夏季茎叶茂盛、花盛时择晴天采割，阴干，切段，生用。

【药性】辛，微温。归肺、胃经。

【功效】发汗解表，化湿和中。

【性能特点】本品辛温气香，入肺、胃经，外宣发汗散寒解表；内入脾胃，化湿浊，最宜于夏季内伤湿邪、外感风寒之阴暑证。前人称"香薷乃夏月解表之药"。辛散发汗以散肌表之水湿，又能宣肺通畅水道以利水消肿，治水肿、小便不利，有"夏月麻黄"之称。

【临床应用】

1. 暑湿感冒，恶寒发热，头痛无汗，腹痛吐泻　暑有乘凉饮冷外感于寒，内伤于湿之恶寒发热、头痛无汗、胸脘痞闷、腹痛吐泻等阴暑证，常与厚朴、扁豆同用。治暑温初起，复感于寒，症见发热恶寒、头痛无汗、口渴面赤、胸闷不舒者，可与金银花、连翘、厚朴等同用。

2. 水肿，小便不利，脚气浮肿　可单用，或与健脾利水的白术同用。

【用法用量】煎服，3～10g。用于发表，量不宜过大，且不宜久煎；用于利水消肿，量宜稍大，且须浓煎。

【使用注意】表虚有汗及暑热证者忌用。

【现代研究】本品主要含挥发油，油中主要有香荆芥酚、麝香草酚、百里香酚等成分；另含黄酮类成分。现行版《中国药典》规定：含挥发油不得少于0.60%（mL/g）；含麝香草酚（$C_{10}H_{14}O$）与香荆芥酚（$C_{10}H_{14}O$）的总量不得少于0.16%。本品有发汗解热作用，能刺激消化腺分泌及胃肠蠕动，及抗菌、抗病毒、利尿作用。

荆 芥 Jīngjiè 《神农本草经》

为唇形科植物荆芥 *Schizonepeta tenuifolia* Briq. 的干燥地上部分。产于江苏、浙江、河南等地。夏、秋二季花开到顶、穗绿时采割，晒干切段用。或只取花穗入药。生用或炒炭用。

【药性】辛，微温。归肺、肝经。

【功效】解表散风，透疹，消疮；炒炭收敛止血。

【性能特点】本品辛微温，入肺、肝经。辛而不烈，微温不燥，药性缓和，为发散风寒药中药性平和之品。外感表证，无论风寒、风热或寒热不明显者，均可应用。轻扬透散，能宣散疹毒，疏风止痒，用治麻疹不透、风疹瘙痒；能宣通壅结，用于疮疡初起兼有表证，可促使其消散。炒炭止血，用治多种出血证。

【临床应用】

1. 外感表证　治风寒表证，症见头痛发热、恶寒身痛、鼻流清涕者，常与防风、柴胡等同用。治风热表证，症见发热微恶寒，咽痛口渴者，常与银花、薄荷等同用。

2. 麻疹不透，风疹瘙痒　治麻疹初起，疹出不畅者，常与蝉蜕、牛蒡子等同用。治风疹瘙痒，常与防风、生地、当归等同用。

3. 疮疡初起兼表证　治疮疡初起，偏于风寒者，配伍羌活、白芷等发散风寒药；

偏于风热者，常与金银花、柴胡等发散风热药同用。

4. 出血　常与其他止血药同用，可用于吐血、衄血、便血、崩漏、产后血晕等多种出血。

【用法用量】煎服，5～10g。不宜久煎。发表透疹消疮多生用；止血宜炒炭用。

【现代研究】本品主要含挥发油，其主要成分为胡薄荷酮、薄荷酮等，另含荆芥苷、荆芥醇黄酮类化合物等。现行版《中国药典》规定：药材含挥发油不得少于0.60%（mL/g）；饮片不得少于0.30%（mL/g）；含胡薄荷酮（$C_{10}H_{16}O$）不得少于0.020%。本品有解热、镇痛、抗病原微生物、止血、抑制平滑肌收缩等作用。

防　风　Fángfēng　《神农本草经》

为伞形科植物防风 *Saposhnikovia divaricata*（Turcz.）Schischk. 的干燥根。产于东北、河北、四川等地。春、秋二季采挖，晒干切片，生用或炒炭用。

【药性】辛、甘，微温。归膀胱、肝、脾经。

【功效】祛风解表，胜湿止痛，止痉。

【性能特点】本品辛甘微温性升散，入肝、脾、膀胱经，微温不峻，以祛风解表见长，兼能胜湿止痛，故广泛用治外感风寒、风湿、风热诸证。且常用治风寒痹痛、风疹瘙痒、破伤风证。前人誉为"治风通用"之品。其药性平和，微温不燥，甘缓不峻，素有"风药中之润剂"之称。

【临床应用】

1. 感冒头痛　治风寒感冒、头痛、身痛者，与荆芥、羌活等配伍；治风寒挟湿感冒，恶寒发热、肢体酸痛等，可与羌活、白芷、细辛等同用；治风热感冒，头痛体困，鼻塞流涕，咽痛等，常与薄荷、荆芥、连翘等同用；治卫气不足，腠理不固易感风邪者，可与黄芪、白术等配伍。

2. 风湿痹痛　治风寒湿痹，四肢麻木，关节疼痛，常与透骨草、川芎同用。治风湿热痹，关节红肿热痛者，常与地龙、薏苡仁、乌梢蛇等同用。

3. 风疹瘙痒　治偏于风寒者，与荆芥、当归等祛风燥湿药配伍；偏于风热者，常与薄荷、蝉蜕等同用；治湿热所致者，多配土茯苓、白鲜皮同用。

4. 破伤风　治牙关紧闭，身体强直，角弓反张等破伤风，可与天麻、天南星、白附子等同用。

【用法用量】煎服，5～10g。

【使用注意】阴血亏虚、热病动风者不宜使用。

【现代研究】本品主要含5-O-甲基维斯阿米醇苷、升麻素、升麻素苷等，另含香柑内酯、酸性多糖、挥发油等。现行版《中国药典》规定：本品按干燥品计算，含升麻素苷（$C_{22}H_{28}O_{11}$）不得少于0.21%，升麻素（$C_{16}H_{18}O_6$）和3′-O-当归酰亥茅酚（$C_{20}H_{22}O_6$）的总量不得少于0.05%。本品有解热、镇痛、镇静、抗惊厥、抗过敏作用。

羌 活 Qiānghuó 《神农本草经》

为伞形科植物羌活 *Notopterygium incisum* Ting ex H. T. Chang 或宽叶羌活 *Notopterygium franchetii* H.de Boiss. 的干燥根茎和根。产于四川、甘肃、青海等地。春、秋二季采挖，晒干，切片，生用。

【药性】辛、苦，温。归膀胱、肾经。

【功效】解表散寒，祛风除湿，止痛。

【性能特点】本品辛散苦燥温通，气味雄烈升散，入膀胱、肾经。解表散寒，祛风胜湿，止痛之功较强。尤宜于外感风寒夹湿表证见头痛、身痛较重者。善入足太阳膀胱经，长于祛风湿，散寒邪，通利关节而止痛，善治上半身风寒湿痹。

【临床应用】

1. 风寒感冒，头痛项强 治风寒夹湿表证，恶寒发热，无汗，头痛项强、肢体酸楚疼痛者尤为适宜，常与防风、细辛等同用；治风湿在表，头项强痛，一身尽痛者，常配独活、藁本、防风等同用。

2. 风湿痹证，肩背酸痛 治上半身之风湿痹痛，尤以肩背肢节疼痛者为宜，常与防风、姜黄、当归等同用。

【用法用量】煎服，3～10g。

【使用注意】用量过多，易致呕吐，脾胃虚弱者不宜用。

【现代研究】本品主要含挥发油，另含羌活醇、异欧前胡素、花椒毒酚及脂肪酸、氨基酸、糖类。现行版《中国药典》规定：含挥发油不得少于 1.4%（mL/g），含羌活醇（$C_{21}H_{22}O_5$）和异欧前胡素（$C_{16}H_{14}O_4$）的总量不得少于 0.40%。本品有解热、镇痛、抗炎、抗心律失常、抑菌等作用。

白 芷 Báizhǐ 《神农本草经》

为伞形科植物白芷 *Angelica dahurica*（Fisch.ex Hoffm.）Benth.et Hook.f. 或杭白芷 *Angelica dahurica*（Fisch.ex Hoffm.）Benth. et Hook. f. var. *formosana*（Boiss.）Shan et Yuan 的干燥根。产于浙江、四川、河南等地。夏、秋间叶黄时采挖，晒干，切片，生用。

【药性】辛，温。归胃、大肠、肺经。

【功效】解表散寒，祛风止痛，宣通鼻窍，燥湿止带，消肿排脓。

【性能特点】本品辛温气香，入胃、大肠、肺经。芳香走窜上达，有较好的祛风解表散寒止痛之功，善散阳明经风寒湿邪，又宣通鼻窍止痛，尤宜于风寒感冒头痛，阳明经头额痛，眉棱骨痛及牙龈肿痛；辛温香燥，能燥湿止带，消肿排脓，用治带下、疮痈肿痛。

【临床应用】

1. 感冒头痛，眉棱骨痛　治外感风寒，恶寒发热，伴眉棱骨痛，鼻塞流涕者，常与防风、羌活、细辛等同用。治阳明头痛、眉棱骨痛、头风痛等，可单用或与川芎等同用。

2. 鼻塞流涕，鼻衄，鼻渊，牙痛　治鼻渊，鼻衄，鼻塞不通，浊涕不止，前额疼痛，常与苍耳子、辛夷等同用。治风冷牙痛，可与细辛、川芎等共为细末擦牙痛处。

3. 带下　尤宜于寒湿下注，带下清稀者，常与鹿角霜、白术、山药等同用。若治湿热下注，带下黄稠，宜与车前子、黄柏等同用。

4. 疮痈肿痛　若疮疡初起，红肿热痛者，每与金银花、当归、穿山甲等配伍可促使其消肿；疮疡脓成难溃者，常与人参、黄芪、当归等同用可促使其排脓。

【用法用量】煎服，3～10g，外用适量。

【现代研究】本品主要含挥发油、欧前胡素、异欧前胡素、别欧前胡素等。现行版《中国药典》规定：含欧前胡素（$C_{16}H_{14}O_4$）不得少于0.080%。本品有兴奋中枢神经、升压、解热、镇痛、解痉、抗炎、抗癌作用，还可提高皮肤对长波紫外线的敏感性。

细　辛　Xìxīn　《神农本草经》

为马兜铃科植物北细辛 *Asarum heterotropoides* Fr. Schmidt var. *mandshuricum* （Maxim.）Kitag.、汉城细辛 *Asarum sieboldii* Miq. var. *seoulense* Nakai 或华细辛 *Asarum sieboldii* Miq. 的干燥根和根茎。前两种习称"辽细辛"，产于东北；华细辛产于陕西、河南等地。夏季果熟期或初秋采挖，阴干，切断，生用。

【药性】辛，温。归心、肺、肾经。

【功效】解表散寒，祛风止痛，通窍，温肺化饮。

【性能特点】本品辛温，入心、肺、肾经。芳香透达，通彻表里，散寒力强。外散风寒解表，内化寒饮止咳，散寒通经止痛，宣通透达诸窍，适用于风寒感冒、阳虚外感、鼻衄鼻渊、痰饮咳喘等。尤善止痛，善治多种寒痛及少阴头痛、风寒头痛、牙痛、痹痛等证。

【临床应用】

1. 风寒感冒，阳虚外感　治外感风寒，头身疼痛较甚者，常与羌活、防风、白芷等同用。若治素体阳虚，外感风寒，恶寒发热，神疲欲寐，脉沉等，常与麻黄、附子同用。

2. 头痛牙痛，风湿痹证　治外感风邪之偏正头痛，常与川芎、白芷、羌活等同用。治牙痛，可单用，或与荜茇、高良姜、冰片等同用。治风寒湿痹，腰膝冷痛，常与独活、桑寄生、防风等同用。

3. 鼻塞流涕，鼻渊鼻衄　为治鼻渊、鼻衄、鼻塞不通、浊涕不止之良药。常与白芷、苍耳子、辛夷等同用。

4. 痰饮喘咳 治外感风寒、水饮内停之恶寒发热，喘咳、痰多清稀者，常与麻黄、桂枝、干姜等同用；治寒饮停肺，咳嗽痰稀色白，胸膈痞满，常与茯苓、干姜、五味子等同用。

【用法用量】煎服，1~3g。散剂每次服0.5~1g。

【使用注意】不宜与藜芦同用。用量过大或煎煮时间过短，易引起中毒。

【现代研究】本品主要含木脂素类成分：细辛脂素；含挥发油，油中的主要成分为甲基丁香酚、细辛醚、黄樟醚等。另含痕量马兜铃酸Ⅰ。现行版《中国药典》规定：含细辛脂素（$C_{20}H_{18}O_6$）不得少于0.050%，本品按干燥品计算，含马兜铃酸Ⅰ（$C_{17}H_{11}NO_7$）不得超过0.001%。本品有解热、镇痛、镇静、抗炎、松弛平滑肌、局部麻醉等作用。

【按语】宋代《本草别说》记载"细辛单用末，不可过钱匕，多则气闷塞而死"。实验研究和临床报道均表明它所含挥发油具有一定的肺、肝、肾毒性及致癌活性，故细辛入散剂，用量须慎重。黄樟醚为致癌物质，高温易被破坏。

藁 本 Gǎoběn 《神农本草经》

为伞形科植物藁本 *Ligusticum sinense* Oliv. 或辽藁本 *Ligusticum jeholense* Nakai et Kitag. 的干燥根茎和根。产于辽宁、四川、陕西等地。秋季茎叶枯萎或次春出苗时采挖，晒干，切片，生用。

【药性】辛，温。归膀胱经。

【功效】祛风，散寒，除湿，止痛。

【性能特点】本品辛温香燥，性味俱升。主入足太阳膀胱经，上行升散，善达巅顶。以发散太阳经之风寒湿邪见长，并擅止痛，善治巅顶头痛。又散寒除湿止痛，常用治风寒夹湿表证及风湿痹痛。

【临床应用】

1. 风寒感冒，巅顶疼痛 治风寒湿邪犯表，头身疼痛明显者，常与羌活、独活、防风等同用；风寒之邪循经上犯所致头痛，巅顶痛甚，痛连齿颊者，可与羌活、苍术、川芎等同用。

2. 风湿痹证 治风寒湿痹，常与羌活、防风、苍术等同用。

【用法用量】煎服，3~10g。

【使用注意】阴血亏虚、肝阳上亢、火热内盛之头痛者忌用。

【现代研究】本品主要含阿魏酸、3-丁基苯肽等，尚含萜类、烯丙基苯类、香豆素、挥发油等。现行版《中国药典》规定：含阿魏酸（$C_{10}H_{10}O_4$）不得少于0.050%。本品有镇痛、解热、镇静、抗炎、抑制肠和子宫平滑肌、降压、平喘等作用。

苍耳子　Cāngěrzǐ　《神农本草经》

为菊科植物苍耳 *Xanthium sibiricum* Patr. 的干燥成熟带总苞的果实。产于山东、江苏、湖北等地。秋季果实成熟时采收，干燥。炒去硬刺用。

【药性】辛、苦，温；有毒。归肺经。

【功效】散风寒，通鼻窍，祛风湿。

【性能特点】本品味辛苦性温，有毒，不可过服，主入肺经。有散寒解表，宣通鼻窍，祛风除湿之功，可用治风寒头痛、鼻衄、鼻渊、风湿痹痛，尤为治鼻渊之要药。

【临床应用】

1. 风寒头痛，鼻塞流涕，鼻渊鼻衄　治风寒感冒，头痛，鼻塞流涕明显者，可与防风、白芷、羌活等同用。因其有毒，且发汗解表力较弱，一般风寒表证少用。常与辛夷、细辛、白芷等同用于鼻塞流涕、鼻渊、鼻衄。

2. 风湿痹证　治风寒湿痹，关节疼痛，四肢拘挛等，可单用，或与羌活、独活、威灵仙等同用。

【用法用量】煎服，3～10g。或入丸散。

【使用注意】血虚头痛不宜用。过量服用易致中毒。

【现代研究】本品主要含棕榈酸、硬脂酸、油酸、亚油酸等脂肪酸类成分，还含苍耳苷、蜡醇等。现行版《中国药典》规定：含绿原酸（$C_{16}H_{18}O_9$）不得少于0.25%。本品有抗菌、扩张血管、降压、降血糖等作用。

辛　夷　Xīnyí　《神农本草经》

为木兰科植物望春花 *Magnolia biondii* Pamp.、玉兰 *Magnolia denudata* Desr. 或武当玉兰 *Magnolia sprengeri* Pamp. 的干燥花蕾。产于河南、四川、陕西等地。冬末春初花未开放时采收，阴干，生用。

【药性】辛，温。归肺、胃经。

【功效】散风寒，通鼻窍。

【性能特点】本品味辛温，主入肺、胃经。质轻气香升散，解表力弱。善宣通鼻窍，为治鼻塞流涕、鼻渊、鼻衄等多种鼻病之要药，是治疗风寒头痛、鼻塞的佳品。

【临床应用】

1. 风寒头痛，鼻塞流涕　治外感风寒，头痛鼻塞者，可与防风、白芷、细辛等同用。治外感风热鼻塞头痛，多与薄荷、金银花等同用。

2. 鼻渊、鼻衄　为治鼻塞流涕、鼻渊、鼻衄等多种鼻病之要药。可单用，或与苍耳子相须为用。

【用法用量】煎服，3～10g。宜包煎。

【使用注意】阴虚火旺者忌用。

【现代研究】本品主要含挥发油、木兰脂素、芸香苷、槲皮素-7-O-葡萄糖苷、柳叶木兰碱等。现行版《中国药典》规定：含挥发油不得少于1.0%（ml/g），含木兰脂素（$C_{23}H_{28}O_7$）不得少于0.40%。本品有收缩鼻黏膜血管、促进黏膜分泌物的吸收，减轻炎症的作用，还有抑菌、镇痛、降压、抗过敏等作用。

表7-1 需了解和参考的发散风寒药

药名	性味归经	功效	主治	用法用量	使用注意
葱白☆	辛，温。归肺、胃经	发汗解表，散寒通阳	①风寒感冒 ②阴盛格阳	煎服，3～10g	
胡荽☆	辛，温。归肺、胃经	发表透疹，开胃消食	①麻疹不透 ②饮食积滞	煎服，3～6g	热毒壅盛而疹出不畅者忌用
西河柳☆	甘，辛，平。归肺、胃、心经	发表透疹，祛风除湿	①麻疹不透，风疹瘙痒 ②风湿痹痛	煎服，3～6g	用量过大易致心烦、呕吐

注：△：为大纲要求了解的药物；☆：为大纲要求参考的药物

第二节 发散风热药

本节药物性味多辛凉，发汗作用较发散风寒药缓和，有发散风热之功，主要适用于风热表证及温病初起邪在卫分，症见发热、微恶寒、舌尖红、苔薄黄、脉浮数等。部分药物兼有清热利咽、透疹、解毒等作用，尚可用治咽喉肿痛、麻疹不透、热毒疮痈等证。

薄 荷 Bòhe 《神农本草经》

为唇形科植物薄荷 *Mentha haplocalyx* Briq. 的干燥地上部分。主产于江苏太仓及浙江、湖南等地，夏、秋二季采收。切段，生用。

【药性】辛，凉。归肺、肝经。

【功效】疏散风热，清利头目，利咽，透疹，疏肝行气。

【性能特点】本品辛凉，入肺、肝经。辛能发散，凉能清热，气香质轻上浮，善疏散上焦风热，清利头目，利咽喉，透疹。为治外感风热，风温初起发热，头痛目赤，麻疹不透，风疹瘙痒常用药；疏肝行气，芳香辟秽，治肝郁气滞，胸胁胀闷，暑湿秽浊痧胀等证。

【临床应用】

1. **风热感冒，风温初起** 常与连翘、荆芥、牛蒡子等同用治风热表证及温病初起。

2. **头痛目赤，咽痛口疮** 治风热上攻之头晕目眩，偏正头痛者，可与川芎、石膏、荆芥等同用。治风热上攻之目赤多泪者，常与桑叶、菊花等同用。

3. 麻疹不透，风疹瘙痒　治麻疹初起，疹出不畅者，常与蝉蜕、牛蒡子等同用。治风疹皮肤瘙痒者，常与荆芥、防风、僵蚕等同用。

4. 肝郁气滞，胸闷胁胀　治肝郁气滞胸胁、少腹胀痛、月经不调等，常与柴胡、白芍、当归等同用。

此外，本品气味芳香辟秽，还可用治夏令感受暑湿秽浊，脘腹胀痛，呕吐泄泻，可与藿香、金银花等同用。

【用法用量】煎服，3～6g。宜后下。薄荷叶长于发汗解表，薄荷梗偏于行气。

【使用注意】体虚多汗者慎用。

【现代研究】本品主要含挥发油：油中主要成分为薄荷脑、薄荷酮、异薄荷酮、胡薄荷酮等。现行版《中国药典》规定：含挥发油不得少于0.80%（mL/g），药材含薄荷脑（$C_{10}H_{20}O$）不得少于0.20%，饮片不得少于0.13%（ml/g）。本品有发汗、解热、镇痛、镇咳、祛痰、镇静、解痉、抗病原体、利胆、排石等作用。

牛蒡子　Niúbàngzǐ　《名医别录》

为菊科植物牛蒡 *Arctium lappa* L.的干燥成熟果实。产于河北、吉林、浙江等地，秋季采收，晒干。生用或炒用。

【药性】辛、苦，寒。归肺、胃经。

【功效】疏散风热，宣肺透疹，解毒利咽。

【性能特点】本品辛苦寒，主入肺、胃经。升散中兼清降之性，发散力不如薄荷，但长于宣肺祛痰，清利咽喉，多用治外感风热见咽喉红肿疼痛，或咯痰不利者；能透疹解毒，治麻疹不透，风疹瘙痒，痈肿疮毒等证。性偏滑利，能滑肠通便，上述诸证兼大便秘结者尤宜。

【临床应用】

1. 风热感冒，温病初起，咳嗽痰多　治风热表证或温病初起而见咽喉红肿疼痛，常与金银花、薄荷等同用；治风热咳嗽、咯痰不爽等，可与桑叶、前胡、桔梗等配伍。

2. 麻疹不透，风疹瘙痒　治麻疹初期或出疹不透，常与葛根、蝉蜕、荆芥等同用；治风疹湿疹、皮肤瘙痒者，可与防风、生地、蝉蜕等同用。

3. 咽喉肿痛，痈肿疮毒，痄腮，丹毒　治咽喉肿痛，偏风热上攻者可与薄荷、蝉蜕等同用，偏热毒壅盛者，可与板蓝根、山豆根等同用；治风热疫毒壅于上焦，见头面红肿热痛，咽喉不利者，常与黄芩、板蓝根、玄参等同用；治热毒痈肿、痄腮等，可与金银花、连翘等同用。

【用法用量】煎服，6～12g。炒用可使其苦寒及滑肠之性略减。

【使用注意】气虚便溏者慎用。

【现代研究】本品主要含牛蒡子苷、牛蒡醇、花生酸、硬脂酸、类胡萝卜素、脂肪油、维生素A等。现行版《中国药典》规定：含牛蒡苷（$C_{27}H_{34}O_{11}$）不得少于5.0%。

本品有解热、镇痛、镇静、抗病原微生物、调节免疫、降血糖等作用。

蝉 蜕 Chántuì 《名医别录》

为蝉科昆虫黑蚱蝉*Cryptotympana pustulata* Fabricius若虫羽化时脱落的皮壳。产于山东、河北、河南等地。夏、秋二季采集,晒干。生用。

【药性】甘,寒。归肺、肝经。

【功效】疏散风热,利咽开音,透疹,明目退翳,解痉。

【性能特点】本品甘寒,入肺、肝经。质轻上浮,长于疏散肺经风热以利咽,开音疗哑,宜于外感风热咽痒咽痛或声音嘶哑者;透疹止痒,用治麻疹不透,风疹瘙痒;入肝经,凉散肝经风热,明目退翳,息风解痉,用于风热上攻或肝火上炎之目赤,翳障,及小儿惊痫夜啼,破伤风证等。

【临床应用】

1. 风热感冒,咽痛音哑 治风热表证,温病初起,发热头痛者,常与薄荷、牛蒡子、前胡等同用。对风热郁肺之咳嗽,咽喉痒痛,声音嘶哑尤为适宜,常与薄荷、牛蒡子、胖大海等同用。

2. 麻疹不透,风疹瘙痒 治风热外束、麻疹不透者,可与薄荷、西河柳、牛蒡子等同用。善治风邪外郁所致的皮肤瘙痒,若证属风热者,常与薄荷、荆芥等同用;证属风寒者,可与麻黄、防风、荆芥等配用;证属风湿浸淫肌肤、血脉者,常配伍防风、苦参等同用。

3. 目赤翳障 治风热上攻或肝火上炎之目赤肿痛、翳膜遮睛,常与菊花、蒺藜、决明子等同用。

4. 惊风抽搐,破伤风 治小儿急惊风,可与牛黄、钩藤等同用;治小儿慢惊风,可与全蝎、白术、天麻等同用;治破伤风,多与天麻、僵蚕、全蝎等同用。

此外,本品尚可用治小儿惊哭夜啼。

【用法用量】煎服,3~6g。

【使用注意】孕妇慎用。

【现代研究】本品主要含甲壳质、壳聚糖、异黄质蝶呤、赤蝶呤、蛋白质、有机酸及微量元素等成分。本品有解热、镇静、抗惊厥、免疫调节、抗炎、抗过敏等作用。

桑 叶 Sāngyè 《神农本草经》

为桑科植物桑*Morus alba* L.的干燥叶。全国大部分地区均产,初霜后采收,晒干。生用或蜜炙用。

【药性】甘、苦,寒。归肺、肝经。

【功效】疏散风热,清肺润燥,清肝明目。

【性能特点】本品甘苦寒，入肺、肝经。质轻疏散清润，疏散风热之功较缓和，又清肺热，润肺燥，可用治外感风热，温病初起，肺热燥咳。能清肝明目，平抑肝阳，凉血止血，用治肝热目疾、肝阳上亢头痛眩晕、血热出血。

【临床应用】

1. 风热感冒，温病初起 风热感冒及温病初起，发热微恶风寒，头痛，咳嗽者较为适宜。常与菊花、杏仁、桔梗等同用。

2. 肺热燥咳 肺热或燥热伤肺，干咳少痰或无痰，口渴，鼻咽干燥等，皆可配用。证情轻者常与苦杏仁、沙参等同用；证情重者常与生石膏、麦冬等同用。

3. 头晕头痛，目赤昏花 用于风热上攻或肝火上炎所致的目赤肿痛、羞明多泪，常与决明子、菊花、夏枯草等同用。与枸杞子、黑芝麻等补肝肾明目药同用，也常用于肝肾精血不足、眼目昏花、视物模糊等。

此外，本品略有凉血止血作用，尚可用于咳血、吐血、衄血等血热出血。

【用法用量】煎服，5～10g。清肺润燥多蜜炙用。

【现代研究】本品主要含芦丁、芸香苷、桑苷、槲皮素、异槲皮素、挥发油、生物碱、萜类等。现行版《中国药典》规定：含芦丁（$C_{27}H_{30}O_{16}$）不得少于0.10%。本品有抗炎、抗凝血、降血糖、降血脂、降血压、抗菌、延缓衰老等作用。

菊　花　Júhuā　《神农本草经》

为菊科植物菊 *Chrysanthemum morifolium* Ramat. 的干燥头状花序。产于浙江、安徽、河南等地。9～11月花盛开时分批采收，阴干或蒸后晒干，生用。药材按产地和加工方法不同，分为"亳菊""滁菊""贡菊""杭菊""怀菊"。

【药性】甘、苦，微寒。归肺、肝经。

【功效】散风清热，平肝明目，清热解毒。

【性能特点】本品甘苦微寒，归肺、肝经。芳香疏散，苦寒泄降，有较强的清肝明目、平抑肝阳之力，为疏散风热之要药。多用治风热外感，肝热目疾及肝阳上亢头痛眩晕。能清热解毒，用治疮痈肿毒。

【临床应用】

1. 风热感冒，温病初起 治风热表证或温病初起，性能功用与桑叶相似，但疏散之力稍逊，常相须为用。

2. 肝阳上亢，头痛眩晕 常用于阴虚阳亢所致的头痛眩晕、耳鸣健忘，可与山楂、决明子、夏枯草等同用。

3. 目赤肿痛，眼目昏花 本品功用与桑叶相似，而清肝明目之力甚。常用于风热上攻或肝火上炎所致目赤肿痛，羞明多泪以及肝肾不足、眼目昏花等。前者常与蒺藜、栀子、蝉蜕等同用；后者多与枸杞子、熟地黄、山茱萸等同用。

4. 疮痈肿毒 治热毒疮疡，内服与外敷皆宜。惟清热解毒之力不及野菊花，故较少用之。黄菊花偏于疏散风热，白菊花偏于平肝，清肝明目。

【用法用量】煎服，5～10g。

【现代研究】本品主要含挥发油、木犀草苷、刺槐苷、绿原酸、3,5-O-二咖啡酰基奎宁酸等。现行版《中国药典》规定：含绿原酸（$C_{16}H_{18}O_9$）不得少于0.20%，含木犀草苷（$C_{21}H_{20}O_{11}$）不得少于0.080%，含3,5-O-二咖啡酰基奎宁酸（$C_{25}H_{24}O_{12}$）不得少于0.70%。本品有抗炎、降压、免疫调节、降血脂、扩张冠状动脉、增加冠状动脉血流量、抗氧化等作用。

蔓荆子 Mànjīngzǐ 《神农本草经》

为马鞭草科植物单叶蔓荆 *Vitex trifolia* L.var. *simplicifolia* Cham.或蔓荆 *Vitex trifolia* L. 的干燥成熟果实。前者产于山东、江西、浙江等地，后者产于广东、广西等地，秋季采收，晒干，生用或炒用。

【药性】辛、苦，微寒。归膀胱、肝、胃经。

【功效】疏散风热，清利头目。

【性能特点】本品味辛苦，性微寒，入膀胱、肝、胃经。辛散祛风，升浮上行，疏散风热，止痛，而偏于清利头目，善治头面诸疾，用治风热所致头痛目赤肿痛等证。祛风止痛，治风湿痹痛。

【临床应用】

1. 风热感冒，头昏头痛 治外感风热及风热上攻所致头痛头昏、偏头痛等，常配菊花、川芎、防风等同用。

2. 目赤肿痛，齿龈肿痛，眼目昏花 治风热上攻，目赤肿痛，羞明多泪者，常与菊花、蝉蜕等同用。若肝肾不足、目暗不明者，可与枸杞子、熟地黄等同用。

此外，本品尚能祛风止痛，可用于风湿痹痛。

【用法用量】煎服，5～10g。

【现代研究】本品主要含蔓荆子黄素、紫花牡荆素、木犀草素、棕榈酸、硬脂酸、亚麻酸、挥发油、生物碱和维生素A等。现行版《中国药典》规定：含蔓荆子黄素（$C_{19}H_{18}O_8$）不得少于0.030%。本品有解热、镇痛、镇静、抗菌、降压、平喘祛痰等作用。

柴 胡 Cháihú 《神农本草经》

为伞形科植物柴胡 *Bupleurum chinense* DC.或狭叶柴胡 *Bupleurum scorzonerifolium* Willd.的干燥根。前者产于河北、河南、辽宁等地，习称"北柴胡"；后者产于湖北、四川、安徽等地，习称"南柴胡"。春、秋二季采挖，干燥，切段，生用或醋炙用。

【药性】辛、苦，微寒。归肝、胆、肺经。

【功效】疏散退热，疏肝解郁，升举阳气。

【性能特点】本品辛苦微寒，主入肝、胆、肺经。芳香疏散退热，可散可升，长于疏散半表半里之邪，且升举清阳之气，为治少阳证要药，用于外感表证发热，属风热、风寒皆可。辛行善疏肝解郁，为治肝气郁结证之要药。升举阳气，可配伍同用于气虚下陷脏器脱垂证，此外，有退热解疟功效，治疟疾寒热，有良好的疏散退热的功效，常用于外感发热之症。

【临床应用】

1. 感冒发热，寒热往来 外感发热，无论风热、风寒所致皆宜。可单用或随证配用。治伤寒邪在少阳，寒热往来，胸胁苦满，口苦咽干，目眩等，每与黄芩为伍，共奏和解少阳之功。

2. 肝郁气滞，胸胁胀满，月经不调 治肝失疏泄，气机郁滞所致胸胁胀痛、情志抑郁及月经不调等，常配香附、川芎、白芍等同用。治肝郁血虚，脾失健运，胁肋作痛，神疲食少，月经不调者，常与当归、白芍、白术等同用。

3. 脾虚气陷证 中气不足、气虚下陷所致的久泻脱肛、子宫脱垂等内脏下垂的病症，常与黄芪、人参、升麻等同用。

【用法用量】煎服，3～10g。疏散退热宜生用，疏肝解郁宜醋炙，升举阳气可生用或者酒炙。

【使用注意】阴虚火旺、肝阳上亢及气机上逆之证忌用。

【现代研究】本品主要含柴胡皂苷a、b、d、f及柴胡皂苷元E、F、G和龙吉苷元等，及挥发油、多糖、有机酸、植物甾醇及黄酮类等。现行版《中国药典》规定：北柴胡含柴胡皂苷a（$C_{42}H_{68}O_{13}$）和柴胡皂苷d（$C_{42}H_{68}O_{13}$）的总量不得少于0.30%。本品有解热、镇痛、镇静、抗炎、保肝、利胆、抑制胃酸分泌、抗溃疡、调节免疫等作用。

升　麻　Shēngmá　《神农本草经》

为毛茛科植物大三叶升麻 *Cimicifuga heracleifolia* Kom.、兴安升麻 *Cimicifuga dahurica*（Turcz.）Maxim. 或升麻 *Cimicifuga foetida* L. 的干燥根茎。产于辽宁、吉林、黑龙江等地，秋季采挖，晒干，切片，生用或蜜炙用。

【药性】辛、微甘，微寒。归肺、脾、胃、大肠经。

【功效】发表透疹，清热解毒，升举阳气。

【性能特点】本品辛、微甘，微寒，主入肺、脾、胃、大肠经。既轻浮上行升散，又能清泄，具发表透疹、清热解毒之力，且善解阳明热毒，治风热头痛，麻疹不透，胃火齿痛咽痛，阳毒发斑；尤善于清阳明热毒，且善引清阳之气上升，升阳举陷力强，治气虚下陷、久泻脱肛、子宫脱垂等脏器下垂证。

【临床应用】

1. 外感发热 治风热表证、发热、头痛等，常与葛根、柴胡等同用。对外感表证，无论风寒、风热皆宜，因发表力弱，多作辅助使用。

2. 麻疹不透，阳毒发斑　治麻疹初起、疹出不畅者，常与葛根、白芍、甘草同用。治阳毒发斑，可与大青叶、紫草等同用。

3. 热毒证　治胃火亢盛、循经上攻之头痛、牙龈肿痛，或唇腮颊肿痛者，常与黄连、生地、丹皮等同用。治风热疫毒上攻之大头瘟、头面红肿、咽喉肿痛者，常与黄芩、黄连、板蓝根等同用。

4. 脾虚气陷证　用于中气不足、气虚下陷所致的久泻脱肛、子宫脱垂等，常与柴胡相须为用，并配伍黄芪、人参等药。

【用法用量】煎服，3～10g。发表透疹、清热解毒宜生用，升阳举陷宜炙用。

【使用注意】阴虚火旺、麻疹已透者忌用。

【现代研究】本品主要含异阿魏酸、升麻酸、水杨酸、咖啡酸及升麻苦味素、升麻醇、升麻醇木糖苷、北升麻醇、齿阿米素、皂苷等。现行版《中国药典》规定：含异阿魏酸（$C_{10}H_{10}O_4$）不得少于0.10%。本品有解热、镇痛、抗菌、抗过敏、减慢心率、降低血压、保肝、利胆、抑制肠肌等作用。

葛　根　Gěgēn　《神农本草经》

为豆科植物野葛 *Pueraria lobata*（Willd.）Ohwi 或干燥的根。产于湖南、河南、广东等地。秋、冬二季采挖，切片，干燥，生用或煨用。

【药性】甘、辛，凉。归脾、胃、肺经。

【功效】解肌退热，生津止渴，透疹，升阳止泻，通经活络，解酒毒。

【性能特点】本品甘辛凉，主入脾、胃、肺经。轻扬升散，善解肌退热，透发麻疹，用于外感表证发热，风热、风寒皆可；透邪升清以缓筋急，善治外感表证兼项背强痛；鼓舞脾胃清阳之气上升，甘凉生津止渴，升阳止泻，亦为热病伤津口渴、内热消渴及湿热泻痢常用药；尚能通经活络、解酒毒，用于眩晕头痛、中风偏瘫及酒毒伤中。

【临床应用】

1. 外感发热，项背强痛　本品治外感表证兼有项背强痛者尤为适宜，常与麻黄、桂枝等同用。

2. 口渴，消渴　常用于热病津伤口渴及内热消渴，前者常与天花粉、知母等同用，后者常伍黄芪、麦冬等药。

3. 麻疹不透　治麻疹初起、疹发不出或出而不畅者，常与升麻相须为用。

4. 泻痢　治湿热泻痢，常与黄连、黄芩等同用。若脾虚清阳下陷之泄泻，常配伍白术、人参、木香等药。

5. 中风偏瘫，胸痹心痛　中风偏瘫，胸痹心痛，可单用或与丹参、川芎等活血化瘀药同用。

6. 酒毒伤中　治饮酒过度、头痛头昏、烦渴、呕吐者，以葛根粉与葛花、砂仁等同用。

【用法用量】煎服，10～15g。解肌退热、生津止渴、透疹、通经活络、解酒等，生津宜生用，升阳止泻宜煨用。

【现代研究】本品主要含葛根素、大豆苷、大豆苷元、大豆素-4,7-二葡萄糖苷等，及香豆素及三萜皂苷等成分。现行版《中国药典》规定：含葛根素（$C_{21}H_{20}O_9$）不得少于2.4%。本品有解热、扩张冠状动脉、抗心肌缺血、改善心功能、改善脑循环、降血压、抑制血小板凝集、降血糖、降血脂、抗氧化等作用。

附：葛花　为葛的未开放花蕾。性味甘，平；归胃经。功能解酒毒，醒脾和胃。用于饮酒过度，头痛头昏、烦渴、呕吐、胸膈饱胀等症。煎服，3～15g。

表7-2　需了解和参考的发散风热药

药名	性味归经	功效	主治	用法用量	使用注意
淡豆豉△	苦、辛，凉。归肺、胃经	解表除烦，宣发郁热	①感冒，头痛 ②烦躁胸闷，虚烦不眠	煎服，6～12g	
浮萍☆	辛，寒。归肺、膀胱经	宣散风热，透疹，利尿	①麻疹不透，风疹瘙痒 ②水肿尿少	煎服，3～9g	
木贼☆	苦、甘，平。归肺、肝经	疏散风热，明目退翳	①风热目赤，迎风流泪 ②目生云翳	煎服，3～9g	

注：△：为大纲要求了解的药物　　☆：为大纲要求参考的药物

学习指导与小结

1. 学习方法指导

本章应以解表功效为主线，结合本章药物的性能特点与主治病证，理解药物的分类依据及归属；各节药物以功效为核心，归纳比较各药功用异同，记诵相似功效共性，分析区别各自药性、功效、临床应用特点，以掌握本章药物的基本知识和技能。关注细辛、辛夷的用量用法；麻黄与桂枝，桂枝与白芍，麻黄与苦杏仁，荆芥与防风，桑叶与菊花，柴胡与黄芩的配伍意义。

2. 学习层次要求

（1）明确药性、性能特点、功效、主治病证、用法、使用注意的药物：麻黄、桂枝、紫苏叶、荆芥、防风、羌活、白芷、薄荷、牛蒡子、桑叶、菊花、柴胡、葛根；

（2）明确药性、功效、主治病证、用法、使用注意的药物：生姜、香薷、细辛、藁本、苍耳子、辛夷、蝉蜕、蔓荆子、升麻；

（3）明确药性、功效、用法及使用注意的药物：淡豆豉；

（4）供课外拓展的药物：葱白、胡荽、西河柳、浮萍、木贼。

3. 思维导图

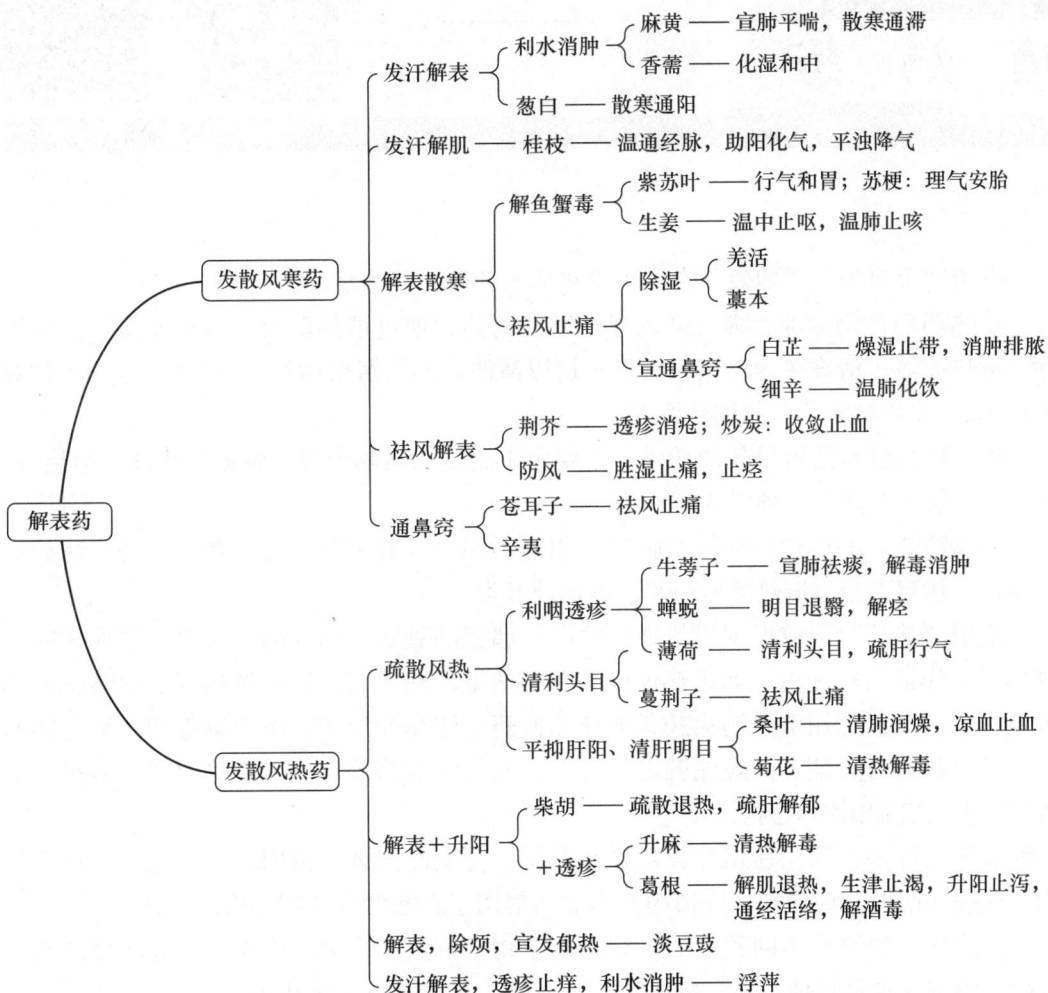

4. 术语解释

[解表] 又称发表、疏表等，是指解表药以其辛散之性，外散表邪以解除表证的治疗作用。

[祛风解表] 是指药性较平和，且发汗作用不明显，长于辛散风邪，以治疗表证的作用。

[发汗解表] 是指辛散的解表药，通过发汗使表邪随汗而解，以治疗表证的作用。

解表药用药鉴别　　解表药自测题
　　　　　　　　　及答案

第八章

清 热 药

清热药图片　　　清热药PPT

以清解里热为主要功效，常用于里热证的药物，称为清热药。

清热药药性均寒凉，多沉降入里。寒能清热，通过清热泻火、清热燥湿、清热解毒、清热凉血、清虚热等作用，使里热得以清泄，即《黄帝内经》"热者寒之"、《神农本草经》"疗热以寒药"的用药原则。

本类药物具有清解里热的功效。主要用于温热病高热烦渴、脏腑实热证、湿热证、热毒证、阴虚发热等各种里热证。

根据清热药的药性、功效及临床应用的不同，一般将其分为清热泻火药、清热燥湿药、清热解毒药、清热凉血药和清虚热药五类。

使用清热药时，应根据里热证的阶段、邪犯的脏腑、病证的虚实等，选择相应的清热药并作适当的配伍。如里热证中气分实热证、热入营血证、湿热证、热毒证、阴虚发热等，分别选用清热泻火药、清热凉血药、清热燥湿药、清热解毒药、清虚热药等。若里热兼有表证者，应先解表后清里，或与解表药同用，以表里双解。若里热兼有积滞者，宜配伍泻下药。

清热药性多寒凉，易伤脾胃，脾胃虚弱、食少便溏者应慎用。苦寒之品易化燥伤阴，热病伤阴及阴虚津亏者应慎用。本类药禁用于真寒假热或阴盛格阳之证。

清热药一般具有不同程度的抗病原微生物、解热、抗炎等作用，部分药物还有抗肿瘤、镇静、增强机体免疫、降血压、降血脂、抗变态反应等作用。

第一节　清热泻火药

本节药物性味多苦寒或甘寒，以清泄气分热邪为主要作用，主要适用于温热病邪入气分，高热，口渴，汗出，烦躁，甚则神昏谵语，脉洪大等气分实热证。部分清热泻火药又能清泻脏腑火热，用治肺热、胃热、心火、肝火等脏腑火热证。

石　膏　Shígāo　《神农本草经》

为硫酸盐类矿物石膏族石膏，主含含水硫酸钙（$CaSO_4 \cdot 2H_2O$）。主产于湖北、山东、安徽等地。全年可采，采挖后，除去泥沙和杂石。打碎生用或煅用。

【药性】生石膏：甘、辛，大寒。归肺、胃经。煅石膏：甘、辛、涩、寒。归肺、胃经。

【功效】生用：清热泻火，除烦止渴；煅用：收湿，生肌，敛疮，止血。

【性能特点】本品性寒，辛散解肌透达，大寒清泄里热，主入肺、胃经，善清肺胃气分实热，为治气分实热证、肺热咳喘、胃火亢盛之牙痛、头痛的要药。煅用后收涩之性增强，有收湿、生肌、敛疮、止血之功，用治溃疡不敛、湿疹瘙痒、水火烫伤、外伤出血等。

【临床应用】

1. 外感热病，高热烦渴 治温热病邪在气分之壮热、烦渴、汗出、脉洪大者，常与知母相须为用，以清热泻火、生津止渴。治温邪渐入血分，气血两燔见高热、发斑发疹者，常配知母、玄参、水牛角，以清气凉血。

2. 肺热咳喘 治邪热壅肺、咳逆喘促、发热口渴者，常配麻黄、苦杏仁、甘草，以清泻肺热、止咳平喘。

3. 胃火亢盛之头痛、牙痛 治胃火亢盛之头痛，常与川芎同用。治胃火上攻之牙龈肿痛，常配黄连、升麻，以清泻胃热。

4. 溃疡不敛，湿疹瘙痒，水火烫伤，外伤出血 治溃疡不敛，常配红粉共为末，撒于患处。治湿疹瘙痒，常配黄柏研末外用。治水火烫伤，常与青黛同用。治外伤出血，可单用煅石膏研末外撒。

【用法用量】生石膏：煎服，15～60g，打碎先煎。煅石膏：外用适量，研末撒敷患处。

【使用注意】阴虚内热及脾胃虚寒者忌用。

【现代研究】本品主要含含水硫酸钙（$CaSO_4 \cdot 2H_2O$）、有机物、硫化物及铝、硅等微量元素。现行版《中国药典》规定：生石膏含含水硫酸钙（$CaSO_4 \cdot 2H_2O$）不得少于95.0%，煅石膏含硫酸钙（$CaSO_4$）不得少于92.0%。本品有解热、抗炎、镇痛、抗病毒、增强免疫、利尿、降血糖等多种药理作用。

知识链接：石膏-热病金丹

知 母 Zhīmǔ 《神农本草经》

为百合科植物知母 *Anemarrhena asphodeloides* Bge. 的干燥根茎。主产于河北、山西、陕西等地。春、秋二季采挖，除去须根及泥沙，晒干，习称"毛知母"；或除去外皮，晒干，习称"知母肉"。切片，生用或盐水炙用。

微视频：石膏与知母

【药性】苦、甘，寒。归肺、胃、肾经。

【功效】清热泻火，滋阴润燥。

【性能特点】本品味苦、甘，性寒，苦寒清泄，能清热泻火除烦，甘寒质润，能滋阴润燥止渴。主入肺、肾、胃经，为治外感热病、高热烦渴之常用药。入肺经，善清

肺热，养肺阴，润肺燥，用治肺热咳嗽、阴虚燥咳。入胃经，清胃热，生津液，为治阴虚消渴之佳品。入肾经，能泻肾火，滋肾阴，退骨蒸，用治阴虚火旺之骨蒸潮热。泻火之中长于清润，故火热内盛而津伤者尤为适宜，为治温热病气分实热证之要药。尚有润肠通便之功，可用治肠燥便秘。

【临床应用】

1. 外感热病，高热烦渴　治温热病邪在气分之壮热、烦渴、汗出、脉洪大者，常配石膏相须为用，以清热泻火，除烦生津。

2. 肺热燥咳　治肺热咳嗽，痰黄质稠，常配黄芩、栀子、瓜蒌，以清肺热化痰。治阴虚燥咳，干咳少痰，常配川贝母、麦冬、天冬，以养阴润燥化痰。

3. 骨蒸潮热　治肾阴亏虚、阴虚火旺之骨蒸潮热、遗精、盗汗，常配黄柏、熟地黄，以滋阴泻火，退虚热。

4. 内热消渴　治阴虚内热之消渴证，常配天花粉、葛根、黄芪，以益气养阴、生津止渴。

5. 肠燥便秘　治阴虚肠燥便秘，常配生地黄、玄参、麦冬，以养阴润肠通便。

【用法用量】煎服，6～12g。清热泻火宜生用，滋阴降火宜盐水炙用。

【使用注意】本品性寒质润，有滑肠之弊，脾虚便溏者慎用。

【现代研究】本品主要含知母皂苷 B II、菝葜皂苷、薯蓣皂苷等皂苷类成分和芒果苷、异芒果苷等黄酮类成分以及多糖、生物碱、有机酸等。现行版《中国药典》规定：药材和饮片含新芒果苷（$C_{25}H_{28}O_{16}$）和芒果苷（$C_{19}H_{18}O_{11}$）不得少于1.20%；含知母皂苷 B II（$C_{45}H_{76}O_{19}$）不得少于2.0%，饮片不得少于3.0%。本品有抗病原微生物、解热、抗炎、镇痛、抗溃疡、降血糖、抗血小板聚集、利尿、祛痰、抗癌、改善学习记忆能力等多种药理作用。

芦　根　Lúgēn　《名医别录》

为禾本科植物芦苇 *Phragmites communis* Trin. 的新鲜或干燥根茎。全国大部分地区均产。全年均可采挖，除去芽、须根和膜状叶，除去杂质，洗净。切段，鲜用或晒干用。

【药性】甘，寒。归肺、胃经。

【功效】清热泻火，生津止渴，除烦，止呕，利尿。

【性能特点】本品味甘性寒，主归肺、胃经，其性不滋腻，生津不恋邪，善清透肺胃气分实热，并能生津止渴，除烦，常用治热病伤津、烦热口渴、内热消渴。入肺经，既善清泻肺热，又能祛痰排脓，用治肺热咳嗽、肺痈吐脓。入胃经，善清胃热而止呕逆，为治胃热呕哕之要药。兼能清热利尿，用治热淋涩痛，凡温热病见津伤口渴者用之皆宜。

【临床应用】

1. 热病烦渴 治热病伤津、烦热口渴，常配麦冬、天花粉，以清热生津止渴；或以芦根鲜汁配麦冬汁、梨汁、荸荠汁、藕汁服用。

2. 肺热咳嗽，肺痈吐脓 治肺热咳嗽，常配黄芩、浙贝母、瓜蒌，以清泻肺热，化痰止咳；治肺痈咳吐腥臭脓痰，常配薏苡仁、冬瓜仁、桃仁，以清肺化痰排脓。

3. 胃热呕哕 治胃热呕哕，可单用本品浓煎频服；或配竹茹、生姜、黄连，以清胃热止呕。

4. 热淋涩痛 治热淋涩痛，小便短赤，常配白茅根、车前子、木通，以清热利尿通淋。

【用法用量】煎服，15～30g；鲜品用量加倍，或捣汁用。

【使用注意】脾胃虚寒者慎用。

【现代研究】本品主要含咖啡酸、龙胆酸等酚酸类及维生素B_1、B_2、C等维生素类和蛋白质、脂肪、多糖等成分。本品有解热、镇静、镇痛、抗炎、抗菌、抗氧化、降血脂、保肝、抗结石、改善脂质代谢等多种药理作用。

【按语】芦根为芦苇的根茎，苇茎为芦苇的嫩茎，二者来源相同，但入药部位不同，功效相近，略有偏重不同，芦根长于生津止渴，苇茎长于清肺热。目前药市中多无苇茎供应，可以芦根取代。

天花粉 Tiānhuāfěn 《神农本草经》

为葫芦科植物栝楼 *Trichosanthes kirilowii* Maxim. 或双边栝楼 *Trichosanthes rosthornii* Harms 的干燥根。主产于山东、安徽、河南等地。秋、冬二季采挖，除去外皮，干燥。切片，生用。

【药性】甘、微苦，微寒。归肺、胃经。

【功效】清热泻火，生津止渴，消肿排脓。

【性能特点】本品味甘微苦，性微寒，苦寒能清热泻火，甘寒能润燥生津，主归肺、胃经，既善清肺胃二经实热，又能润肺燥止咳，生津液止渴，善治肺热、肺燥咳嗽，热病伤津口渴及内热消渴之良药，为治肺热、肺燥咳嗽之常品。又能消肿排脓，亦善治疮疡肿毒，脓未成者或脓成未溃者皆可使用。

【临床应用】

1. 热病烦渴，内热消渴 治热病烦渴，常配芦根、竹叶，以清热生津。治燥伤肺胃，津液亏损，咽干口渴，干咳少痰，常配北沙参、麦冬、玉竹，以养阴润肺止渴。治内热消渴，口渴引饮，常配知母、葛根、黄芪，以益气滋阴止渴。

2. 肺热燥咳 治肺热咳嗽、咳痰黄稠，常配黄芩、射干、马兜铃，以清泻肺热止咳。治燥邪伤肺、干咳少痰、痰中带血，常配麦冬、北沙参、阿胶，以清肺润燥养阴。

3. 疮疡肿毒 治疮疡初起、红肿热痛，常配金银花、白芷、穿山甲，以清热解毒，消肿散结。

【用法用量】煎服，10～15g。

【使用注意】本品寒凉，脾胃虚寒、大便溏薄者慎用。孕妇慎用。不宜与川乌、制川乌、草乌、制草乌、附子同用。

【现代研究】本品主要含天花粉蛋白等蛋白质类，氨基酸及其肽类，木糖、核糖等糖类，甾醇类，脂肪酸类等成分。本品有抗病毒、抗肿瘤、降血糖、抗早孕、引产等药理作用。

【按语】由天花粉中提取的天花粉蛋白制成的注射剂，临床曾用于中期妊娠引产，治疗恶性葡萄胎及绒毛膜上皮细胞癌等。因天花粉蛋白具有较强的抗原性，注射给药时可引起较为严重的过敏反应，由于临床已有更好的引产方法，现已几乎停用。妊娠期间口服含有天花粉的汤剂是安全的，因煎煮时，加热可使蛋白质成分失去抗原性。

栀　子　Zhīzǐ 《神农本草经》

为茜草科植物栀子 *Gardenia jasminoides* Ellis 的干燥成熟果实。主产于长江以南各省。9～11月果实成熟呈红黄色时采收，除去果梗和杂质，干燥。碾碎，生用、炒用或炒焦用。

【药性】苦，寒。归心、肺、三焦经。

【功效】泻火除烦，清热利湿，凉血解毒；外用消肿止痛。

【性能特点】本品味苦性寒，入心、肺、三焦经，能清泻三焦火邪，尤善泻心火而除烦，为治热病心烦、躁扰不宁之要药。苦寒清降，能清热利湿，导三焦之邪从小便而出。性寒，入气分而泻火解毒；入血分，既能清热凉血，治血淋、热淋涩痛，又能凉血以止血，用治血热出血证。还能泻火解毒，清肝胆火以明目，用治火毒疮疡，目赤肿痛。外用有消肿止痛之功，用治扭挫伤痛。

【临床应用】

1. 热病心烦　治热病心烦、躁扰不宁，常与淡豆豉同用，以宣散热邪，清心除烦。治火毒炽盛，三焦俱热而见高热烦躁、神昏谵语者，常配黄芩、黄连、黄柏，以泻火解毒，苦寒直折。

2. 湿热黄疸，淋证涩痛　治湿热黄疸，常配茵陈、大黄，以清热利湿退黄。治热淋、血淋涩痛，常配滑石、车前子、木通，以清热泻火，利水通淋。

3. 血热出血证　治血热妄行之吐血、衄血，常配白茅根、大黄、侧柏叶，以清热凉血止血。

4. 目赤肿痛　治肝火上炎之目赤肿痛，常配黄连、龙胆草、夏枯草，以清泻肝火明目。

5. 热毒疮疡　治热毒疮疡，红肿热痛，常配金银花、连翘、蒲公英，以清热解毒，消肿散结。

6. 扭挫伤痛 治扭挫伤痛，可用生栀子粉以黄酒调糊，外敷患处。

【用法用量】煎服，6～10g。外用生品适量，研末调敷。生用长于清热泻火，炒用缓和其苦寒之性，炒焦用长于凉血止血。

【使用注意】本品苦寒伤胃，阴血亏虚，脾虚便溏者慎用。

【现代研究】本品主要含栀子苷、羟异栀子苷等环烯醚萜类，栀子素等黄酮类，西红花素、西红花酸等类胡萝卜素，绿原酸、栀子花甲酸等有机酸类，挥发油，多糖，胆碱，多种微量元素等成分。现行版《中国药典》规定：药材和饮片含栀子苷（$C_{17}H_{24}O_{10}$）不得少于1.8%，炒栀子不得少于1.5%，焦栀子不得少于1.0%。本品有抗病毒、抗菌、解热、抗炎、镇痛、镇静、催眠、保肝、利胆、抗胃黏膜损伤、降血糖、降血压、抗痛风、抗胰腺炎等药理作用。

夏枯草 Xiàkūcǎo 《神农本草经》

为唇形科植物夏枯草 *Prunella vulgaris* L. 的干燥果穗。主产于江苏、浙江、安徽等地。夏季果穗呈棕红色时采收，除去杂质，晒干。切段，生用。

【药性】辛、苦，寒。归肝、胆经。

【功效】清肝泻火，明目，散结消肿。

【性能特点】本品味辛苦性寒，主入肝、胆经，辛可散结，苦寒泄热，善清泻肝火而明目，消散郁结。为治肝郁化火、痰火凝聚之瘰疬、瘿瘤的要药。也常用治肝火上炎目赤肿痛或肝阳上亢头痛眩晕，为治肝火目赤，目珠疼痛之要药。

【临床应用】

1. 目赤肿痛，目珠疼痛，头痛眩晕 治肝火上炎之目赤肿痛，常配桑叶、菊花、决明子，以清肝明目。治肝阴不足，目珠疼痛，至夜加剧者，常配生地黄、当归、白芍，以补血养肝明目。治肝火上攻或肝阳上亢之头痛眩晕，常配钩藤、决明子、菊花，以清肝平肝。

2. 瘰疬，瘿瘤 治肝郁化火，痰火郁结之瘰疬、瘿瘤，常配海藻、浙贝母、玄参，以清热化痰，软坚散结。

3. 乳痈，乳癖，乳房胀痛 治肝郁不舒，痰火郁结所致之乳痈、乳癖、乳房胀痛等，常配蒲公英、浙贝母、柴胡，以清热解毒，消肿散结。

【用法用量】煎服，9～15g。

【使用注意】本品苦寒，脾胃虚弱者慎用。

【现代研究】本品主要含迷迭香酸等有机酸类，齐墩果酸、熊果酸等三萜类，芦丁、木犀草素等黄酮类，甾类，香豆素类，挥发油等成分。现行版《中国药典》规定：含迷迭香酸（$C_{18}H_{16}O_8$）不得少于0.20%。本品有降血压、降血糖、抗病原微生物、抗肿瘤、抗炎、抗心肌梗死、抗凝血、抑制结石形成等药理作用。

决明子 Juémíngzǐ 《神农本草经》

为豆科植物钝叶决明 *Cassia obtusifolia* L. 或决明（小决明）*Cassia tora* L. 的干燥成熟种子。主产于安徽、四川、广西等地。秋季果实成熟时采收，晒干，打下种子，除去杂质。生用或炒用。用时捣碎。

【药性】甘、苦、咸，微寒。归肝、大肠经。

【功效】清热明目，润肠通便。

【性能特点】本品味甘苦而性微寒，甘咸益阴，主入肝经，既善清肝火，平肝阳，又兼益肝阴，为明目之佳品，用治目疾，无论虚实均为常用之品，也常用治肝火上炎或肝阳上亢之头痛眩晕。质润滑利，味苦通泄，入大肠经，善清热润肠通便，用治内热或津亏肠燥便秘。

【临床应用】

1. 目赤涩痛，羞明多泪，目暗不明 治肝火上炎之目赤肿痛，羞明多泪，常配黄芩、赤芍、木贼，以清肝火明目。治风热上攻头痛目赤，常配桑叶、菊花、青葙子，以疏风清热，明目止痛。治肝肾阴亏，视物昏花、目暗不明者，常配山茱萸、沙苑子、枸杞子，以滋阴补肾，养肝明目。

2. 头痛眩晕 治肝火上扰或肝阳上亢之头痛眩晕，常配菊花、夏枯草、钩藤，以清肝平肝。

3. 大便秘结 治内热肠燥或津枯肠燥，大便秘结，常配瓜蒌仁、火麻仁、郁李仁，以润肠通便。

【用法用量】煎服，9～15g，用于润肠通便，不宜久煎。

【使用注意】气虚便溏者慎用。

【现代研究】本品主要含大黄酚、大黄酸、大黄素等蒽醌类，甾醇类，决明苷，油酸、亚油酸、棕榈酸等成分。现行版《中国药典》规定：药材和饮片含大黄酚（$C_{15}H_{10}O_4$）不得少于0.20%，含橙黄决明素（$C_{17}H_{14}O_7$）不得少于0.080%；炒决明子含大黄酚不得少于0.12%，含橙黄决明素不得少于0.080%。本品有泻下、镇痛、抗炎、保肝、松弛胃肠道平滑肌、抗菌、降脂、抗动脉粥样硬化、抗血小板聚集、降压等药理作用。

表8-1 需了解和参考的清热泻火药

药名	性味归经	功效	主治	用法用量	使用注意
寒水石☆	辛、咸，寒。归心、胃、肾经	清热泻火	①热病烦渴，口干舌燥 ②口舌生疮，热毒疮疡，丹毒，烧烫伤	煎服，9～15g；打碎先煎。外用适量，研细末调敷患处	脾胃虚寒者慎服
鸭跖草☆	甘、淡，寒。归肺、胃、小肠经	清热泻火，解毒，利水消肿	①风热感冒，热病烦渴 ②咽喉肿痛，痈肿疔毒 ③水肿尿少，热淋涩痛	煎服，15～30g。外用适量	脾胃虚弱者慎用

续表

药名	性味归经	功效	主治	用法用量	使用注意
竹叶☆	甘、辛、淡，寒。归心、胃、小肠经	清热泻火，除烦生津，利尿	①热病烦渴 ②口舌生疮，小便短赤	煎服，6～15g；鲜品15～30g	阴虚火旺、骨蒸潮热者不宜使用
淡竹叶☆	甘、淡，寒。归心、胃、小肠经	清热泻火，除烦止渴，利尿通淋	①热病烦渴 ②小便短赤涩痛，口舌生疮	煎服，6～10g	阴虚火旺、骨蒸潮热者不宜使用
密蒙花☆	甘，微寒。归肝经	清热泻火，养肝明目，退翳	①目赤肿痛，多泪羞明，目生翳膜 ②肝虚目暗，视物昏花	煎服，3～9g	
谷精草☆	辛，甘，平。归肝、肺经	疏散风热，明目退翳	①风热目赤，肿痛羞明，眼生翳膜 ②风热头痛	煎服，5～10g	阴虚血亏之眼疾不宜用
青葙子☆	苦，微寒。归肝经	清肝泻火，明目退翳	①肝热目赤，目生翳膜，视物昏花 ②肝火眩晕	煎服，9～15g	本品有扩散瞳孔作用，青光眼患者禁用

注：△：为大纲要求了解的药物；☆：为大纲要求参考的药物

✚ 第二节 清热燥湿药

本节药物味苦性寒，苦能燥湿，寒能清热。有较好的清热燥湿功效，主要适用于各种湿热证。此外，本类药物多兼有清热泻火、解毒等作用，也常用治脏腑火热证及热毒证。

黄 芩 Huángqín 《神农本草经》

为唇形科植物黄芩 *Scutellaria baicalensis* Georgi 的干燥根。主产于河北、内蒙古、山西等地。春、秋二季采挖，除去须根和泥沙，晒后撞去粗皮，晒干。切片，生用、炒用或酒炙用。

【药性】苦，寒。归肺、胆、脾、大肠、小肠经。

【功效】清热燥湿，泻火解毒，止血，安胎。

【性能特点】本品苦燥寒清，性趋沉降，入肺、胆、脾、大肠、小肠经，清热燥湿力强，善治各种湿热证，尤善清中上焦湿热，为治暑湿、湿温、胸脘痞闷之要药。主归肺经，清热泻火中尤善清肺热及上焦实火，为治肺热咳嗽之要药。清热解毒之功，用治多种热毒证。苦寒清热以凉血止血，清热安胎，用治血热出血证，胎热胎动不安。

【临床应用】

1. 湿温、暑湿，胸闷呕恶，湿热痞满，泻痢，黄疸　治湿温病，头身疼痛，口不渴，或渴不多饮，舌苔黄腻等；常配滑石、茯苓、通草，以清热利湿。治湿热中阻，寒热互结之痞满呕吐，常配黄连、半夏、干姜，以平调寒热，散结除痞。治湿热蕴结大肠之泻痢，常配黄连、大黄、木香，以清热燥湿，解毒止痢。治湿热黄疸，常配茵陈、栀子、大黄，以清利湿热，利胆退黄。

2. 肺热咳嗽，高热烦渴，寒热往来　治肺热咳嗽痰稠，常配瓜蒌、胆南星、生姜，以清热化痰。治上中二焦火热，烦躁口渴，小便热赤，常配连翘、大黄、栀子，以泻火通便。治伤寒少阳证寒热往来，常与柴胡同用，以和解少阳。

3. 痈肿疮毒，咽喉肿痛　治热毒壅盛之痈肿疮毒，常配黄连、黄柏、栀子，以泻火解毒。治热毒炽盛咽喉肿痛，常配银花、连翘、板蓝根，以清热解毒，利咽止痛。

4. 血热吐衄　治血热妄行之吐血、衄血，常与大黄同用，以清热凉血止血。治血热便血，常配地榆、槐花等，以清肠凉血止血。

5. 胎热胎动不安　治胎热胎动不安，常配当归、白术等，以清热养血安胎。

【用法用量】煎服，3～10g。外用适量。

【使用注意】本品苦寒伤胃，脾胃虚寒者不宜用。

【现代研究】本品主要含黄芩苷、黄芩素、汉黄芩苷、汉黄芩素、黄芩新素、去甲黄芩素等黄酮类及挥发油等成分。现行版《中国药典》规定：含黄芩苷（$C_{21}H_{18}O_{11}$）不得少于9.0%，饮片不得少于8.0%，酒黄芩不得少于8.0%。本品有抗病原微生物、抗内毒素、抗炎、解热、抗过敏、抗肿瘤、抗氧化、解毒、保肝、利胆、降血糖、降血脂、抗放射等药理作用。

黄　连　Huánglián　《神农本草经》

为毛茛科植物黄连 *Coptis chinensis* Franch.、三角叶黄连 *Coptis deltoidea* C. Y. Cheng et Hsiao 或云连 *Coptis teeta* Wall. 的干燥根茎。以上三种分别习称"味连""雅连""云连"。味连、雅连主产于重庆、四川、湖北等地。云连主产于云南。秋季采挖，除去须根和泥沙，晒干。切片，生用、清炒、姜汁炙、酒炙或吴茱萸水炙。

【药性】苦，寒。归心、脾、胃、肝、胆、大肠经。

【功效】清热燥湿，泻火解毒。

【性能特点】本品大苦大寒，苦燥寒清，为清热燥湿之要药，尤善清泻中焦脾胃、大肠湿热，为治湿热泻痢之要药。清热泻火力亦强，主入心、胃经，尤善清心火，泻胃热，主治心火亢盛、胃热呕吐诸症。入肝经，兼清肝火，用于肝郁化火犯胃之呕吐吞酸。并善泻火解毒，长于治疗痈肿疔疮。

【临床应用】

1. 湿热痞满，呕吐吞酸，泻痢，黄疸　治湿热痢疾，腹痛下痢脓血，里急后重，常配木香、槟榔、白芍，以清热燥湿，行气止痢。治热毒痢，常配白头翁、秦皮、黄柏，以清热解毒，凉血止痢。治湿热蕴结中焦，胸腹痞满、呕吐，常配黄芩、半夏、干姜，以泄热开痞。治痰热互结，胸脘痞闷，常配半夏、瓜蒌，以清热化痰，宽胸散结。治肝火犯胃，呕吐吞酸，常与吴茱萸同用，以清泻肝火，降逆止呕。治湿热黄疸，常配栀子、大黄、茵陈，以清热利湿退黄。

2. 高热神昏，心火亢盛，心烦不寐，心悸不宁 治热病扰心，大热烦躁，甚至神昏谵语，常配牛黄、连翘，以清心解毒。治肾阴亏虚，心火亢盛之心烦失眠，心悸怔忡，常配阿胶、白芍、朱砂，以清心滋阴，养血安神。治心肾不交之怔忡不寐，常配肉桂，以交通心肾。

3. 血热吐衄 治火邪内炽，迫血妄行之吐血、衄血，常配大黄、黄芩，以清热泻火，凉血止血。

4. 痈肿疔疮，目赤肿痛，胃火牙痛 治痈肿疔毒，常配黄芩、黄柏、栀子，以清热解毒。治目赤肿痛，赤脉胬肉，常配决明子、青葙子，以清肝火明目。治胃中积热，牙龈肿痛，常配生地黄、牡丹皮、升麻，以清胃凉血。

5. 湿疹湿疮，耳道流脓 治湿疹湿疮，可用本品制为软膏外敷。治耳道流脓，可用本品浸汁涂患处。治眼目红肿，可用本品煎汁滴眼。

【用法用量】 煎服，2～5g。外用适量。酒黄连善清上焦火热，姜黄连长于清胃和胃止呕，萸黄连长于舒肝和胃止呕，黄连生用清热燥湿、泻火解毒力强。

【使用注意】 本品大苦大寒，易伤脾胃，脾胃虚寒者忌用。苦燥易伤阴津，阴虚津伤者慎用。

【现代研究】 本品主要含小檗碱、表小檗碱、黄连碱、巴马汀、药根碱等生物碱类成分。现行版《中国药典》规定：味连以盐酸小檗碱（$C_{20}H_{18}ClNO_4$）计，含小檗碱（$C_{20}H_{17}NO_4$）不得少于5.5%，表小檗碱（$C_{20}H_{17}NO_4$）不得少于0.80%，黄连碱（$C_{19}H_{13}NO_4$）不得少于1.6%，巴马汀（$C_{21}H_{21}NO_4$）不得少于1.5%；饮片、酒黄连、姜黄连和萸黄连以盐酸小檗碱（$C_{20}H_{18}ClNO_4$）计，含小檗碱（$C_{20}H_{17}NO_4$）不得少于5.0%，含表小檗碱（$C_{20}H_{17}NO_4$）、黄连碱（$C_{19}H_{13}NO_4$）和巴马汀（$C_{21}H_{21}NO_4$）的总量不得少于3.3%。雅连以盐酸小檗碱（$C_{20}H_{18}ClNO_4$）计，含小檗碱（$C_{20}H_{17}NO_4$）不得少于4.5%。云连以盐酸小檗碱（$C_{20}H_{18}ClNO_4$）计，含小檗碱（$C_{20}H_{17}NO_4$）不得少于7.0%。本品有抗炎、抗病原微生物、解热、止泻、抗胃溃疡、抗肿瘤、抗血小板聚集、抗脑缺血、降血糖、降血脂、抗心律失常、抗动脉粥样硬化、降压、抗痴呆等药理作用。

黄 柏 Huángbò 《神农本草经》

为芸香科植物黄皮树 *Phellodendron chinense* Schneid. 的干燥树皮。主产于四川、贵州、湖北等地。清明之后剥取树皮，除去粗皮，晒干。切丝，生用、盐水炙用或炒炭用。

【药性】 苦，寒。归肾、膀胱经。

【功效】清热燥湿，泻火除蒸，解毒疗疮。

【性能特点】本品苦寒，苦能燥湿，寒能清热，清热燥湿力强，沉降偏走下焦，尤善清下焦湿热，主治下焦湿热证。主入肾经，长于泻相火、除骨蒸，善治阴虚发热，骨蒸潮热。又能泻火解毒疗疮，用治疮疡肿毒，湿疹湿疮，内用外服均可取效，为治实热、虚热两清之品。

【临床应用】

1. 湿热泻痢，黄疸尿赤，带下阴痒，热淋涩痛，脚气痿躄 治湿热泻痢，常配白头翁、黄连、秦皮，以清热燥湿，凉血止痢。治湿热黄疸尿赤，常与栀子同用，以清利湿热。治肾虚湿热之带下阴痒，常配山药、芡实、车前子，以清热祛湿，益肾止带。治湿热下注之脚气肿痛、痿软无力，常配苍术、牛膝，以清热燥湿。

2. 骨蒸劳热，盗汗，遗精 治阴虚火旺，骨蒸潮热、盗汗遗精等，常配知母、熟地、山药，以滋阴清热，退骨蒸。

3. 疮疡肿毒，湿疹湿疮 治疮疡肿毒，内用外服均可，内服常配黄芩、黄连、栀子，以清热解毒；外用常配大黄、黄连为末，醋调外搽。治湿疹瘙痒，常配白鲜皮、苦参，以清热燥湿止痒。

【用法用量】煎服，3～12g。外用适量。

【使用注意】本品苦寒伤胃，脾胃虚寒者忌用。

【现代研究】本品主要含小檗碱、巴马汀、药根碱、黄柏碱等生物碱类成分。现行版《中国药典》规定：含小檗碱以盐酸小檗碱（$C_{20}H_{17}NO_4 \cdot HCl$）计，不得少于3.0%；含黄柏碱以盐酸黄柏碱（$C_{20}H_{23}NO_4 \cdot HCl$）计，不得少于0.34%。本品有抗病原微生物、抗炎、抗变态反应、抗溃疡、利胆、降压、抗氧化、抗痛风、降血糖、镇静等多种药理作用。

【按语】关黄柏为芸香科植物黄檗*Phellodendron amurense* Rupr.的干燥树皮。2005版《中国药典》将黄柏的正品来源确定为黄皮树的树皮，关黄柏作为新增品种单列。关黄柏和黄柏的性能、功效和临床应用均相似。

龙　胆　Lóngdǎn　《神农本草经》

为龙胆科植物条叶龙胆*Gentiana manshurica* Kitag.、龙胆*Gentiana scabra* Bge.、三花龙胆*Gentiana triflora* Pall.或坚龙胆*Gentiana rigescens* Franch.的干燥根和根茎。前三种习称"龙胆"，主产于吉林、辽宁、黑龙江等地；后一种习称"坚龙胆"，主产于云南。春、秋二季采挖，洗净，晒干。切段。生用。

【药性】苦，寒。归肝、胆经。

【功效】清热燥湿，泻肝胆火。

【性能特点】本品味苦燥湿，性寒清热，沉降下行，清热燥湿、泻火力强，主入肝胆经，尤长于清燥下焦湿热和肝胆湿热，清泻肝胆实火。善治肝胆及下焦湿热证，肝胆实火上炎证。故治肝火头痛，目赤耳聋，胁痛口苦，肝经实热之高热抽搐尤为适宜。

【临床应用】

1. 湿热黄疸，阴肿阴痒，带下，湿疹瘙痒 治湿热黄疸，常配苦参、茵陈、栀子，以清热利湿退黄。治湿热下注之阴肿阴痒，带下黄臭，湿疹瘙痒，常配木通、车前子、泽泻，以清利肝经湿热。

2. 肝火目赤，耳鸣耳聋，胁痛口苦，强中，惊风抽搐 治肝胆实火上炎之目赤头痛，耳鸣耳聋，胁痛口苦，常配黄芩、柴胡、栀子，以清泻肝胆实火。治肝经热盛，热极生风所致高热惊风抽搐，常配牛黄、黄连、青黛，以凉肝息风止痉。

【用法用量】煎服，3～6g。

【使用注意】本品苦寒，脾胃虚寒者忌用，阴虚津伤者慎用。

【现代研究】本品主要含龙胆苦苷、当药苷等环烯醚萜苷类，龙胆碱、龙胆黄碱等生物碱类，龙胆三糖，β-谷甾醇等成分。现行版《中国药典》规定：龙胆含龙胆苦苷（$C_{16}H_{20}O_9$）不得少于3.0%，饮片不得少于2.0%；坚龙胆含龙胆苦苷（$C_{16}H_{20}O_9$）不得少于1.5%，饮片不得少于1.0%。本品有抗病原微生物、抗炎、镇静、保肝、利胆、降压、抗变态反应、促进胃酸分泌等多种药理作用。

苦 参 Kǔshēn 《神农本草经》

为豆科植物苦参Sophora flavescens Ait.的干燥根。全国大部分地区均产。春、秋二季采挖，除去根头和小支根，干燥。切片，生用。

【药性】苦，寒。归心、肝、胃、大肠、膀胱经。

【功效】清热燥湿，杀虫止痒，利尿。

【性能特点】本品苦寒之性较强，善清热燥湿，性善下行，清热燥湿之中尤善除下焦湿热，又能通利小便，导湿热外出，善治多种湿热证。又能杀虫止痒，为治皮肤病之要药，外用内服均可。

【临床应用】

1. 热痢，便血，黄疸尿赤，赤白带下，阴肿阴痒 治湿热蕴结胃肠，腹痛泄泻或下痢脓血，可单用，也可与木香配伍，以清热燥湿止痢。治便血、痔漏出血，常配地榆、生地黄，以清热凉血。治湿热黄疸，常配龙胆、栀子，以清利湿热。治湿热带下、阴肿阴痒，常配蛇床子、鹤虱，以清热燥湿，止带止痒。

2. 湿疹，湿疮，皮肤瘙痒，疥癣麻风，滴虫性阴道炎 治湿疹、湿疮，可单用煎水外洗，或与黄柏、蛇床子煎水外洗。治皮肤瘙痒，可与皂角、荆芥等同用。治风疹湿疹，皮肤瘙痒，常配防风、蝉蜕、荆芥，以清热燥湿，祛风止痒。治疥癣瘙痒，常配黄柏、蛇床子、地肤子；或与硫黄、枯矾制成软膏外涂。治滴虫性阴道炎，多煎水灌洗或作栓剂外用。

【用法用量】煎服，4.5～9g；外用适量，煎汤洗患处。

【使用注意】脾胃虚寒及阴虚津伤者忌用或慎用。不宜与藜芦同用。

【现代研究】本品主要含苦参碱、氧化苦参碱等生物碱类，苦参素等黄酮类成分等。现行版《中国药典》规定：含苦参碱（$C_{15}H_{24}N_2O$）和氧化苦参碱（$C_{15}H_{24}N_2O_2$）的总量不得少于1.2%，饮片不得少于1.0%。本品有抗病原微生物、抗炎、解热、抗变态反应、抗肿瘤、抗心律失常、镇痛、抗胃溃疡等药理作用。

表8-2　需了解和参考的清热燥湿药

药名	性味归经	功效	主治	用法用量	使用注意
秦皮△	苦、涩，寒。归肝、胆、大肠经	清热燥湿，收涩止痢，止带，明目	①湿热泻痢，赤白带下 ②目赤肿痛，目生翳膜	煎服，6~12g。外用适量，煎洗患处	脾胃虚寒者忌用
白鲜皮△	苦，寒。归脾、胃、膀胱经	清热燥湿，祛风解毒	①湿热疮毒，黄水淋漓，湿疹，风疹，疥癣疮疡 ②黄疸尿赤，风湿热痹	煎服，5~10g。外用适量，煎汤洗或研粉敷	脾胃虚寒者慎用

注：△为大纲要求了解的药物；☆为大纲要求参考的药物

✚ 第三节　清热解毒药

本节药物性味多苦寒，清热力中长于解毒，善清解热毒火邪，主要适用于痈肿疮毒、丹毒、痄腮、瘟毒发斑、咽喉肿痛、热毒下痢、蛇虫咬伤、水火烫伤等各种热毒证。部分药物还兼有泻火、凉血之力，可用治其他热证。

金银花　*Jīnyínhuā*　《新修本草》

为忍冬科植物忍冬 *Lonicera japonica* Thunb.的干燥花蕾或带初开的花。主产于山东、河南等地。夏初花开放前采收，干燥。生用或炒炭用。

【药性】甘，寒。归肺、心、胃经。

【功效】清热解毒，疏散风热。

【性能特点】本品味甘性寒，气清香，入肺、心、胃经，长于清热解毒，散痈消肿，为治热毒疮痈之要药，外痈内痈均可使用。性芳香疏透，清热解毒中兼能疏散风热，透热达表，适用于外感风热及温热病。炒炭能凉血、止痢，善治热毒血痢、下痢脓血，为治热毒所致痈疮疔疖之要药。

【临床应用】

1. 痈肿疔疮，喉痹，丹毒，热毒血痢　治疮痈初起，红肿热痛，可单用内服并外敷，或常配当归尾、白芷、皂角刺，以清热解毒，活血消肿。若疔疮疮形如粟，坚硬根深，常配紫花地丁、蒲公英，以清热解毒，消肿溃坚。治肠痈腹痛，常配薏苡仁、大血藤。治肺痈咳吐脓血，常配天花粉、桔梗。治喉痹，咽喉肿痛，常配板蓝根、山豆根、马勃。治血热毒盛，丹毒红肿，常配大青叶、板蓝根。治热毒痢疾，便下脓血，可单用本品浓煎服，或配黄连、白头翁，以清热止痢。

2. 风热感冒，温病发热 治风热表证或温病初起，常配连翘、薄荷、牛蒡子，以辛凉透表，清热解毒。治温病热入气分，壮热烦渴，常配石膏、知母，以清热泻火。治温病热入营分，身热夜甚，神烦少寐，常配连翘、生地黄、玄参，以清营解毒，透热养阴。治热入血分，斑疹吐衄，常配连翘、生地黄、水牛角，以清热凉血解毒。

此外，本品尚能清解暑热，治外感暑热，可煎汤代茶饮，或用经蒸馏制成的金银花露，或用鲜品配与鲜扁豆花、鲜荷叶等，以解暑止渴。

【用法用量】煎服，6～15g。外用适量。

【使用注意】脾胃虚寒或气虚疮疡脓清者忌用。

【现代研究】本品主要含绿原酸、咖啡酸等有机酸类，木犀草苷、金丝桃苷、槲皮素等黄酮类，挥发油，三萜皂苷等成分。现行版《中国药典》规定：含绿原酸（$C_{16}H_{18}O_9$）不得少于1.5%；含酚酸类以绿原酸（$C_{16}H_{18}O_9$）、3,5-O-二咖啡酰奎宁酸C（$C_{25}H_{24}O_{12}$）和4,5-二-O-咖啡酰奎宁酸（$C_{25}H_{24}O_{12}$）的总量计，不得少于3.8%；含木犀草苷（$C_{21}H_{20}O_{11}$）不得少于0.050%。本品有抗病毒、抗细菌、解热、抗炎、抗氧化、降血糖、降血脂、抗过敏、保肝等药理作用。

连 翘 Liánqiào 《神农本草经》

为木犀科植物连翘 *Forsythia suspensa*（Thunb.）Vahl 的干燥果实。主产于山西、陕西、河南等地。秋季果实初熟尚带绿色时采收，除去杂质，蒸熟，晒干，习称"青翘"；果实熟透时采收，晒干，除去杂质，习称"老翘"。生用。

【药性】苦，微寒。归肺、心、小肠经。

【功效】清热解毒，消肿散结，疏散风热。

【性能特点】本品味苦性微寒，清降之性较强，兼能升浮宣散，长于清解热毒，疏散风热，用治外感风热及温热病。主入心经，既善清心火，解疮毒，又能消散痈肿，素有"疮家圣药"之称，善治痈疽、瘰疬、乳痈、丹毒等。苦寒泄降，兼能利尿通淋，用治热淋涩痛，亦为热毒和风热袭肺所致咽喉肿痛常用药。

【临床应用】

1. 痈疽，瘰疬，乳痈，丹毒 治疮痈初起，红肿热痛，常配金银花、蒲公英，以清热解毒。治疮痈溃烂，脓出不畅，常配天花粉、皂角刺、穿山甲，以清热解毒，消肿溃坚。治痰火郁结，瘰疬痰核，常配夏枯草、玄参、浙贝母，以化痰软坚散结。治乳痈肿痛，常配蒲公英、漏芦，以消痈散结，通经下乳。治血热毒盛，丹毒红肿者，常配大青叶、板蓝根、紫花地丁，以清热解毒。

2. 风热感冒，温病初起，温热入营，高热烦渴，神昏发斑 治风热表证或温病初起，常配金银花、薄荷、牛蒡子，以辛凉透表，清热解毒。治温病热入气分，壮热烦渴，常配金银花、石膏、知母，以清热泻火。治温病热入营分，身热夜甚，神烦少寐，常配金银花、生地黄、玄参，以清营解毒。治热入血分，斑疹吐衄，常配金银花、生地黄、水牛角，以清营开窍，凉血解毒。治热陷心包，高热神昏谵语，常配黄连、莲子心，以清心解毒，养阴生津。

3. 热淋涩痛　治热淋涩痛，常配车前子、白茅根、竹叶，以清热利水通淋。

【**用法用量**】煎服，6～15g。外用适量。

【**使用注意**】脾胃虚寒或气虚疮疡脓清者不宜用。

【**现代研究**】本品主要含挥发油，连翘苷、连翘苷元等木脂素类，连翘酯苷A、芸香苷等黄酮类，齐墩果酸、熊果酸、白桦脂酸等三萜类等成分。现行版《中国药典》规定：青翘含挥发油不得少于2.0%，含连翘苷（$C_{27}H_{34}O_{11}$）不得少于0.15%，含连翘酯苷A（$C_{29}H_{36}O_{15}$）不得少于3.5%；老翘含连翘酯苷A（$C_{29}H_{36}O_{15}$）不得少于0.25%。本品有抗病原微生物、抗内毒素、抗炎、解热、抗氧化、镇吐、抗癌、保肝、改善学习记忆障碍等药理作用。

穿心莲　Chuānxīnlián　《岭南采药录》

为爵床科植物穿心莲*Andrographis paniculata*（Burm. f.）Nees的干燥地上部分。主产于广东、广西等地。秋初茎叶茂盛时采割，晒干。切段。生用。

【**药性**】苦，寒。归心、肺、大肠、膀胱经。

【**功效**】清热解毒，凉血，消肿。

【**性能特点**】本品苦寒清解，主归心、肺、大肠、膀胱经，善清上焦火邪热毒，尤长于清肺热，清热解毒、凉血消肿之力强，常用治感冒发热、咽喉肿痛、口舌生疮、肺热咳嗽、热毒疮痈等。苦燥寒清，清热解毒中兼能燥湿止痢，用治湿热泻痢，热毒疮痈，毒蛇咬伤。归膀胱经，又能清泄膀胱湿热，用治热淋涩痛。

【**临床应用**】

1. 感冒发热，温病初起　治风热感冒或温病初起，发热头痛，可单用，或配金银花、连翘、薄荷，以疏散风热，利咽止痛。

2. 咽喉肿痛，口舌生疮　治热毒上攻，咽喉肿痛、口舌生疮，可单用，或配射干、牛蒡子、板蓝根，以清热解毒利咽。

3. 顿咳劳嗽，肺痈吐脓　治痰热壅肺，喘促气急，顿咳劳嗽，常配黄芩、桑白皮、地骨皮，以泻肺平喘。治肺痈咳吐脓血，常与鱼腥草、桔梗、冬瓜仁等同用，以清热解毒，祛痰排脓。

4. 痈肿疮毒，蛇虫咬伤　治痈肿疮毒，可单用内服外敷，或配金银花、野菊花、重楼。治蛇虫咬伤，常配重楼、半边莲、白花蛇舌草，以清热解毒。

5. 湿热泻痢，热淋涩痛、湿疹瘙痒　治湿热泻痢，下痢脓血，可单用，或配苦参、木香，以清热燥湿止痢。治膀胱湿热，小便淋沥涩痛，常配车前子、白茅根、黄柏，以清热利湿通淋。治湿疹瘙痒，可单用研末，以甘油调涂患处。亦可用于湿热黄疸，湿热带下等证。

【用法用量】煎服，6～9g。煎剂易致呕吐，多作丸、散、片剂用。外用适量。

【使用注意】本品苦寒，不宜多服久服。脾胃虚寒者不宜使用。

【现代研究】本品主要含穿心莲内酯、新穿心莲内酯等内酯类，黄酮类，甾醇类，皂苷类，糖类，鞣质类等成分。现行版《中国药典》规定：含穿心莲内酯（$C_{20}H_{30}O_5$）、新穿心莲内酯（$C_{20}H_{30}O_5$）、14-去氧穿心莲内酯（$C_{20}H_{30}O_4$）和脱水穿心莲内酯（$C_{20}H_{28}O_4$）的总量不得少于1.5%；饮片不得少于1.2%。本品有抗病原微生物、抗炎、解热、保肝、利胆、抗癌、抗蛇毒、抗氧化、抗心脑缺血、降血糖等多种药理作用。

大青叶　Dàqīngyè　《名医别录》

为十字花科植物菘蓝 *Isatis indigotica* Fort. 的干燥叶。主产于江苏、安徽、河北等地。夏、秋二季分2～3次采收，除去杂质，晒干。切碎，生用。

【药性】苦，寒。归心、胃经。

【功效】清热解毒，凉血消斑。

【性能特点】本品苦泄寒清，主归心、肺、胃经，善清解心胃实火，又入血分，解血分热毒，长于凉血消斑，为治外感风热或温热病的常用药。善清热解毒利咽，善治热毒壅盛之喉痹、痄腮、咽喉肿痛、口舌生疮。清热凉血消肿力强，善治血热壅盛之疮痈、丹毒。故常用于温热病卫气营血各个阶段。

【临床应用】

1. 温病高热，神昏，发斑发疹　治外感风热或温病初起，发热头痛，咽喉肿痛，常配金银花、连翘、牛蒡子，以辛凉解表，解毒利咽。治温热病热入营血，或气血两燔，高热神昏，发斑发疹，常配玄参、生地黄、水牛角，以泻火解毒，凉血止血。

2. 痄腮，喉痹，丹毒，痈肿　治痄腮肿痛，常配金银花、大黄、板蓝根，以清热解毒消痈。治喉痹咽痛，常配牛蒡子、薄荷、板蓝根，以清热解毒，利咽消肿。治丹毒、疮痈，常配蒲公英、紫花地丁、野菊花，以清热解毒；或以鲜品捣烂外敷。

【用法用量】煎服，9～15g。外用适量。

【使用注意】本品苦寒，脾胃虚寒者忌用。

【现代研究】本品主要含靛蓝、靛玉红、扶桑甾醇等。现行版《中国药典》规定：本品按干燥品计算，含靛蓝（$C_{16}H_{10}N_2O_2$）和靛玉红（$C_{16}H_{10}N_2O_2$）的总量不得少于0.050%。本品有抗病原微生物、抗内毒素、抗炎、解热、抗癌等药理作用。

板蓝根　Bǎnlángēn　《新修本草》

为十字花科植物菘蓝 *Isatis indigotica* Fort. 的干燥根。主产于河北、江苏等地。秋季采挖，除去泥沙，晒干。切片，生用。

【药性】苦，寒。归心、胃经。

【功效】清热解毒，凉血利咽。

【性能特点】本品苦寒清泄，主入心、胃经，善清热解毒，凉血消斑，利咽消肿，用于温疫时毒，发热咽痛，温毒发斑，也善治多种热毒壅盛证，丹毒，痄腮。

【临床应用】

1. 温疫时毒，发热咽痛，温毒发斑 治外感风热或时行温病，发热咽痛，可单独使用，或配大青叶、连翘、金银花，以清热利咽解毒。治温毒发斑，舌绛紫暗，常配金银花、生地黄、水牛角，以清营凉血解毒。

2. 痄腮，烂喉丹痧，大头瘟疫，丹毒，痈肿 治痄腮肿痛，疮疖痈疡，常配蒲公英、紫花地丁，以清热解毒消痈。治大头瘟疫，头面红肿、咽喉不利，丹毒、烂喉丹痧，常配连翘、牛蒡子、黄连，以清热解毒，疏风散热。

【用法用量】煎服，9～15g。

【使用注意】本品苦寒，脾胃虚寒者慎用。体虚而无实火热毒者忌用。

【现代研究】本品主要含告依春、表告依春等生物碱类，精氨酸、谷氨酸、脯氨酸等氨基酸类，靛玉红，靛蓝，谷甾醇，丁香苷等成分。现行版《中国药典》规定：含（R，S）-告依春（C_5H_7NOS）不得少于0.020%，饮片不得少于0.030%。本品有抗病原微生物、抗内毒素、解热、抗炎、抗癌、调节免疫等药理作用。

青　黛　Qīngdài　《药性论》

为爵床科植物马蓝 *Baphicacanthus cusia*（Nees）Bremek.、蓼科植物蓼蓝 *Polygonum tinctorium* Ait. 或十字花科植物菘蓝 *Isatis indigotica* Fort. 的叶或茎叶经加工制得的干燥粉末、团块或颗粒。主产于福建、广东、江苏等地。

【药性】咸，寒。归肝经。

【功效】清热解毒，凉血消斑，泻火定惊。

【性能特点】本品性寒清热，味咸入血，功能清热解毒、凉血消斑，咸寒凉血以止血，多用于温毒发斑、血热吐衄、疮痈肿毒等多种热毒证。主归肝经，善清肝火，有清肝息风定惊之功，用治小儿惊风抽搐，为治热毒发斑之要药。

【临床应用】

1. 温毒发斑，血热吐衄 治温毒发斑，常配生石膏、生地黄、升麻，以泻火解毒，凉血消斑。治血热妄行的吐血衄血，常配生地黄、白茅根，以清热凉血止血。

2. 喉痹，口疮，痄腮，疮痈 治热毒炽盛，喉痹咽痛，常配板蓝根、玄参、甘草，以清热解毒，利咽消肿。治口舌生疮，多与冰片同用，撒敷患处，以清热消肿止痛。治热毒疮疡，痄腮肿痛，常配蒲公英、紫花地丁，以清热解毒。

3. **胸痛咳血**　善治肝火犯肺，咳嗽胸痛，痰中带血，常与海蛤壳同用，以清肝泻火，化痰止咳。亦治肺热咳嗽，痰黄而稠，常配瓜蒌、浙贝母，以清肺化痰止咳。

4. **小儿惊痫**　治小儿肝热生风，惊痫抽搐，常配钩藤、牛黄，凉肝息风止痉。治暑热惊痫，常配滑石、甘草，以清暑利湿，凉肝解毒。

【用法用量】1～3g，宜入丸散用。外用适量。

【使用注意】本品性寒，脾胃寒者慎用。

【现代研究】本品主要含靛蓝、靛玉红、靛玉蓝、青黛酮等。现行版《中国药典》规定：含靛蓝（$C_{16}H_{10}N_2O_2$）不得少于3.0%，含靛玉红（$C_{16}H_{10}N_2O_2$）不得少于0.20%。本品有抗病原微生物、抗炎、抗肿瘤、镇痛、保肝、抗溃疡性结肠炎等药理作用。

贯　众　Guànzhòng　《神农本草经》

为鳞毛蕨科植物粗茎鳞毛蕨 *Dryopteris crassirhizoma* Nakai 的干燥根茎和叶柄残基。习称"东北贯众"或"绵马贯众"。《中国药典》载本品为绵马贯众，主产于辽宁、黑龙江、吉林等地。秋季采挖，削去叶柄、须根，除去泥沙，晒干。切片，生用或炒炭用。

【药性】苦，微寒；有小毒。归肝、胃经。

【功效】清热解毒，驱虫，止血。

【性能特点】本品味苦，性微寒，归肝、脾经，既能清气分实热，又能解血分热毒，有较好的清热解毒、凉血之功，用治温热火邪所致诸证。炒炭能止血，用治血热出血证。尚有驱虫作用，可用于驱杀蛔虫、绦虫、钩虫等多种肠道寄生虫，用治虫积腹痛。唯有小毒，用时宜慎。

【临床应用】

1. **疮疡肿毒，痄腮**　治热毒疮痈肿毒、痄腮，常配连翘、牛蒡子、大青叶，以清热解毒。

2. **虫积腹痛**　治蛔虫、蛲虫、钩虫等肠道寄生虫病，常配槟榔、使君子，以杀虫消积。

3. **崩漏下血**　本品炒炭能收涩止血。治血热吐血衄血，常配侧柏叶、黄连，以凉血止血。治崩漏下血，常配茜草、蒲黄，以化瘀止血。治痔血、便血，常配地榆、槐花、枳壳，以清肠止血。

【用法用量】煎服，4.5～9g。杀虫及清热解毒宜生用，止血宜炒炭用，外用适量。

【使用注意】本品有小毒，用量不宜过大。脾胃虚寒者慎用，孕妇慎用。

【现代研究】本品主要含绵马酸、黄绵马酸、白绵马素等间苯三酚衍生物类，挥发油，黄酮类，多种微量元素等成分。本品有抗病原微生物、驱虫、抗癌、止血、抗氧化、抗早孕等药理作用。

蒲公英 Púgōngyīng 《新修本草》

为菊科植物蒲公英 *Taraxacum mongolicum* Hand. - Mazz.、碱地蒲公英 *Taraxacum borealisinense* Kitam. 或同属数种植物的干燥全草。全国大部分地区均产。春至秋季花初开时采挖，除去杂质，晒干。切段，生用。

【药性】苦、甘，寒。归肝、胃经。

【功效】清热解毒，消肿散结，利尿通淋。

【性能特点】本品苦以降泄，寒能清热，兼散滞气，长于清热解毒，消痈散结，主治内外热毒疮痈诸证。主归肝、胃经，兼能通乳，为治乳痈之要药。又能清利下焦湿热，利尿通淋，用治湿热黄疸、热淋涩痛。此外，尚有清肝明目的功效，用治肝火上炎目赤肿痛。

【临床应用】

1. 疔疮肿毒，乳痈，瘰疬，肺痈，肠痈 治乳痈肿痛，可单用内服外敷，或配连翘、金银花，以清泻肝火，解毒消痈。治痈肿疔毒，常配野菊花、紫花地丁，以清热解毒。治肠痈腹痛，常配大黄、牡丹皮、桃仁，以泻热逐瘀，散结消肿。治肺痈吐脓，常配鱼腥草、芦根、天花粉，以清热化痰，消痈排脓。治瘰疬痰核，常配夏枯草、浙贝母，以化痰软坚散结。

2. 湿热黄疸，热淋涩痛 治湿热黄疸，常配金钱草、茵陈、栀子，以清热利湿退黄。治热淋涩痛，常配白茅根、车前子、滑石，以清热解毒，利水通淋。

此外，本品尚能清肝明目，用于肝火上炎之目赤肿痛，可单用取汁点眼，或浓煎内服，或配菊花、决明子，以清肝明目。

【用法用量】煎服，10～15g，外用鲜品适量，捣敷。

【使用注意】用量过大可致缓泻，脾虚便溏者慎用。

【现代研究】本品主要含咖啡酸、绿原酸等有机酸类，正己醇、樟脑、正辛醇等挥发油，槲皮素、木犀草素、芹菜素等黄酮类等成分。现行版《中国药典》规定：含菊苣酸（$C_{22}H_{18}O_{12}$）不得少于0.45%，饮片不得少于0.30%。本品有抗病原微生物、抗炎、抗肿瘤、抗溃疡、保肝、降糖、抗氧化等药理作用。

野菊花 Yějúhuā 《本草正》

为菊科植物野菊 *Chrysanthemum indicum* L. 的干燥头状花序。主产于广西、湖南、江苏等地。秋、冬二季花初开放时采摘，晒干。生用。

【药性】苦、辛，微寒。归肝、心经。

【功效】清热解毒，泻火平肝。

【性能特点】本品辛散苦泄，性寒清热，功善清热解毒，消痈止痛，为治外科疔痈之要药，常用治痈疽疔疮、丹毒、咽喉肿痛等热毒炽盛证。入心、肝经，又能清肝热、平肝阳，兼散风热，用治风热上攻或肝火上炎目赤肿痛，肝阳上亢头痛眩晕。清热解毒之力强于菊花，为治热毒疮痈之要药。

【临床应用】

1. 疔疮痈肿 治热毒蕴结，疔疖丹毒，痈疽疮疡，常配蒲公英、紫花地丁、金银花，以清热解毒，消痈散结。

2. 目赤肿痛，头痛眩晕 治风热上攻或肝火上炎之目赤肿痛，常配金银花、密蒙花、夏枯草，以疏风清肝明目。治肝阳上亢，头痛眩晕，常配夏枯草、决明子、钩藤，以凉肝平肝。

【用法用量】煎服，9～15g。外用适量，煎汤外洗或制膏外涂。

【使用注意】虚寒者忌服。

【现代研究】本品主要含蒙花苷、矢车菊等黄酮类，菊花内酯、野菊花三醇、樟脑、龙脑等挥发油等成分。现行版《中国药典》规定：含蒙花苷（$C_{28}H_{32}O_{14}$）不得少于0.80%。本品有抗病原微生物、抗炎、镇痛、保肝、降血脂、抗氧化、抗癌等药理作用。

土茯苓 Tǔfúlíng 《本草纲目》

为百合科植物光叶菝葜 *Smilax glabra* Roxb. 的干燥根茎。主产于广东、湖南、湖北等地。夏、秋二季采挖，除去须根。晒干。切片，生用。

【药性】甘、淡，平。归肝、胃经。

【功效】解毒，除湿，通利关节。

【性能特点】本品甘淡渗利，入肝、胃经，长于解毒利湿，又通利关节，兼解汞毒，可用于梅毒或因梅毒服用汞剂中毒而致肢体拘挛、筋骨疼痛，为治梅毒之要药。也可用于湿热淋浊带下，皮肤疥癣，痈肿、瘰疬。

【临床应用】

1. 梅毒及汞中毒所致的肢体拘挛，筋骨疼痛 治梅毒，可单用本品大量水煎服，或常配金银花、威灵仙。若因服汞剂中毒而致肢体拘挛疼痛，常配薏苡仁、木瓜，以解毒除湿，通络止痛。

2. 湿热淋浊，带下，疥癣 治热淋涩痛，常配萹蓄、车前子，以清热利湿通淋。治湿热带下，常配苍术、黄柏、苦参，以清热燥湿止带。治湿热皮肤瘙痒，常配地肤子、白鲜皮，以清热除湿，祛风止痒。

3. 痈肿，瘰疬 治疮痈肿毒，可单用研细末，醋调敷，或配金银花、连翘，以清热解毒。治瘰疬溃烂，可单用本品水煎服，或配苍术、夏枯草、苦参，以清热燥湿，散结消肿。

【用法用量】煎服，15～60g。

【使用注意】肝肾阴虚者慎用。服药时忌饮茶。

【现代研究】本品主要含落新妇苷、异落新妇苷等黄酮类，阿魏酸等酚酸类，甾体皂苷，薯蓣皂苷等成分。现行版《中国药典》规定：含落新妇苷（$C_{21}H_{22}O_{11}$）不得少于0.45%，饮片不得少于10.0%。本品有抗病原微生物、抗炎、降低血尿酸、降血糖、抗心肌缺血、解毒、抗肿瘤等药理作用。

鱼腥草　Yúxīngcǎo　《名医别录》

为三白草科植物蕺菜 *Houttuynia cordata* Thunb. 的新鲜全草或干燥地上部分。主产于江苏、浙江、安徽等地。鲜品全年均可采割；干品夏季茎叶茂盛花穗多时采割，除去杂质，晒干。切段，鲜用或生用。

【药性】辛，微寒。归肺经。

【功效】清热解毒，消痈排脓，利尿通淋。

【性能特点】本品性寒清泄，辛以散结，专入肺经，以清肺热见长，有清热解毒、消痈排脓之效，为治肺痈，肺热咳嗽之要药，也常用于痰热咳喘。为治热毒疮痈之常用品，清热除湿，利尿通淋之功，可用于热痢及热淋。

【临床应用】

1. 肺痈吐脓，痰热喘咳　治肺痈咳吐脓血，常配桔梗、芦根、薏苡仁，以清热解毒，消痈排脓。治肺热喘咳，痰黄黏稠，常配桑白皮、浙贝母、瓜蒌，以泻肺平喘。

2. 痈肿疮毒　治热毒疮痈，红肿热痛，常配蒲公英、野菊花、连翘，以清热解毒，消肿散结；亦可用鲜品捣烂外敷。

3. 热痢，热淋　治热痢脓血，常配黄连、白头翁，以清热解毒，燥湿止痢。治热淋涩痛，常配车前子、海金沙、金钱草，以清热解毒，利尿通淋。

【用法用量】煎服，15～25g，不宜久煎；鲜品用量加倍，水煎或捣汁服。外用适量，捣敷或煎汤熏洗患处。

【使用注意】虚寒证及阴性疮疡忌服。

【现代研究】本品主要含挥发油，黄酮类，有机酸，蛋白质，氨基酸等成分。本品有抗病原微生物、抗炎、解热、抗内毒素、抗过敏、抗糖尿病、抗氧化等多种药理作用。

射　干　Shègān　《神农本草经》

为鸢尾科植物射干 *Belamcanda chinensis* (L.) DC. 的干燥根茎。主产于湖北、江苏、安徽等地。春初刚发芽或秋季茎叶枯萎时采挖，除去须根和泥沙，干燥。切片，生用。

【药性】苦，寒。归肺经。

【功效】清热解毒，消痰，利咽。

【性能特点】本品苦寒清泄，专入肺经，长于清肺解毒，祛痰，利咽，为治热毒痰火郁结所致咽喉肿痛之要药。善清泻肺火，降气消痰以止咳平喘，常用治痰涎壅盛，咳嗽气喘。

【临床应用】

1. 热毒痰火郁结，咽喉肿痛　治热毒痰火郁结之咽喉肿痛，可单用，或配升麻、马勃、山豆根，以清热解毒，利咽散结。治外感风热，咽痛音哑，常配牛蒡子、蝉蜕，以疏散风热，清利咽喉。

2. 痰涎壅盛，咳嗽气喘　治肺热咳嗽，痰稠色黄，常配桑白皮、马兜铃、桔梗，以清肺祛痰，宣肺止咳。

【用法用量】煎服，3～10g。

【使用注意】脾虚便溏者不宜使用。孕妇慎用。

【现代研究】本品主要含次野鸢尾黄素、鸢尾苷、野鸢尾苷、野鸢尾苷元等黄酮类成分。现行版《中国药典》规定：含次野鸢尾黄素（$C_{20}H_{18}O_8$）不得少于0.10%。本品有抗病原微生物、抗炎、解热、镇咳、祛痰、平喘、抗胃溃疡、利胆等药理作用。

山豆根　Shāndòugēn　《开宝本草》

为豆科植物越南槐 *Sophora tonkinensis* Gapnep. 的干燥根和根茎。主产于广西。秋季采挖，除去杂质，晒干。切片，生用。

【药性】苦，寒；有毒。归肺、胃经。

【功效】清热解毒，消肿利咽。

【性能特点】本品性味苦寒，有毒，降泄清肃，主归肺经，功善清肺火，解热毒，利咽消肿，为治火毒蕴结所致乳蛾喉痹、咽喉肿痛的要药。入胃经，也善清胃火，用治肺胃郁热或胃火上攻所致的牙龈肿痛、口舌生疮，肺热咳嗽。

【临床应用】

1. 火毒蕴结，乳蛾喉痹，咽喉肿痛　治火毒蕴结所致乳蛾喉痹、咽喉肿痛，轻者可单味煎服或含漱，重者常配连翘、板蓝根、牛蒡子，以清热解毒，利咽消肿。

2. 齿龈肿痛，口舌生疮　治胃火上攻所致的牙龈肿痛、口舌生疮，可单用本品煎汤漱口，或配黄连、生石膏、升麻，以清热泻火，消肿止痛。

【用法用量】煎服，3～6g。

【使用注意】本苦寒有毒，过量服用易引起恶心呕吐、腹痛腹泻、胸闷心悸、头晕头痛等副作用，故用量不宜过大。脾胃虚寒者慎用。

【现代研究】本品主要含苦参碱、氧化苦参碱、槐果碱等生物碱类，山豆根酮、山豆根查耳酮等黄酮类，山豆根皂苷、大豆皂苷等皂苷类，咖啡酸，多糖等成分。现行版《中国药典》规定：含苦参碱（$C_{15}H_{24}N_2O$）和氧化苦参碱（$C_{15}H_{24}N_2O_2$）的总量不得少于0.70%，饮片不得少于0.60%。本品有抗炎、镇痛、解热、抗肿瘤、保肝、抗菌、抗病毒、抗溃疡等药理作用。

白头翁　Báitóuwēng　《神农本草经》

为毛茛科植物白头翁*Pulsatilla chinensis*（Bge.）Regel 的干燥根。全国大部分地区均产。春、秋二季采挖，除去泥沙，晒干。切片，生用。

【药性】苦，寒。归胃、大肠经。

【功效】清热解毒，凉血止痢。

【性能特点】本品苦寒清泄，主入胃、大肠经，善清热解毒，清燥湿热，凉血止痢，尤善清胃肠湿热及血分热毒，善治热毒血痢，对湿热痢疾也有较好疗效，为治痢之要药。清热燥湿之功，可用治下焦湿热之阴痒、带下。

【临床应用】

1. 热毒血痢　治热毒血痢，发热腹痛、里急后重，可单用，或配黄连、黄柏、秦皮，以清热解毒，凉血止痢。

2. 阴痒带下　治湿热下注之阴痒带下，常配苦参、白鲜皮、白花蛇舌草等煎汤外洗，以清热燥湿，止痒止带。

【用法用量】煎服，9～15g。

【使用注意】本品苦寒，虚寒泻痢者忌用。

【现代研究】本品主要含白头翁皂苷、白桦脂酸、白头翁素等三萜及其苷类成分。现行版《中国药典》规定：含白头翁皂苷 B_4（$C_{59}H_{96}O_{26}$）不得少于4.6%。本品有抗病原微生物、抗炎、平喘、止咳、抗肿瘤等药理作用。

白花蛇舌草　Báihuāshéshécǎo　《广西中药志》

为茜草科植物白花蛇舌草*Hedyotis diffusa* Willd. 的干燥全草。主产于云南、广西、广东等地。夏、秋二季采收，除去杂质，晒干。切段，生用。

【药性】微苦、甘，寒。归胃、大肠、小肠经。

【功效】清热解毒，散结消肿，利湿通淋。

【性能特点】本品味苦、甘，性凉，入胃、大肠、小肠经，清热解毒力强，善治痈疮肿毒，喉痹咽痛；又能解蛇虫毒，用治毒蛇咬伤，内服外用均可。兼有清热利湿通淋之功，用治湿热黄疸，小便淋漓涩痛。可广泛用于各种恶性肿瘤而见热毒内盛者。

【临床应用】

1. 痈疮肿毒，咽喉肿痛，毒蛇咬伤　治痈肿疮毒，可单用鲜品捣烂外敷，或配金银花、连翘、野菊花，以清热解毒，消痈散结。治咽喉肿痛，常配玄参、板蓝根、大青叶，以清解热毒，利咽止痛。治毒蛇咬伤，可单用鲜品捣烂绞汁内服或水煎服，药渣敷伤口，或配半边莲、紫花地丁、重楼等清热解毒之品。其清热解毒消肿之功，亦常用治多种癌症。

2. 热淋涩痛，湿热黄疸 治热淋，小便涩痛，常配泽泻、车前子，以清热利湿通淋。治湿热黄疸，常配茵陈、大黄、虎杖，以清热解毒，利胆退黄。

【用法用量】煎服，5～60g。外用鲜品适量，捣烂敷患处。

【使用注意】阴疽及脾胃虚寒者忌用。

【现代研究】本品主要含环烯醚萜苷类，三萜类，甾醇，蒽醌，黄酮苷等成分。本品有抗病原微生物、抗炎、抗肿瘤、增强免疫等药理作用。

熊胆粉 Xióngdǎnfěn 《新修本草》

为熊科动物棕熊 *Ursus arctos* Linnaeus 、黑熊 *Selenarctos thibetanus* Cuvier 的干燥胆汁。主产于东北、云南、福建等地。以人工养殖熊无管造瘘引流取胆汁干燥后入药。

【药性】苦，寒。归肝、胆、心经。

【功效】清热解毒，息风止痉，清肝明目。

【性能特点】本品味苦性寒，善清热解毒，善治热毒蕴结所致疮疡痈疽、痔疮、咽喉肿痛等。主入肝、胆、心经，有清心凉肝、息风止痉、明目退翳之功，多用治肝热生风、肝热目赤之证。

【临床应用】

1. 肝热目赤，目生翳膜 治肝热目赤肿痛、目生翳膜，可与冰片同用化水，外用点眼，或配夏枯草、菊花、决明子等，以清泻肝热、明目退翳。

2. 热毒疮痈，痔疮，咽喉肿痛 治疮痈，可单用，以水调化或加入少许冰片，涂于患部，或与牛黄、芦荟、麝香等制成软膏外用。治痔疮肿痛，可用水调化后涂于患部。治热毒咽喉肿痛，常配牛黄、冰片、珍珠，多作丸剂，内服或含化，以清热解毒、利咽止痛。

3. 热极生风，惊痫抽搐 治热极生风所致的高热惊风、癫痫及小儿痰热惊痫，可单用本品，或常配羚羊角、钩藤等，以凉肝息风止痉。

【用法用量】入丸、散剂，0.25～0.5g。外用适量，研末或用水调涂患处。

【使用注意】脾胃虚寒者忌用。

【现代研究】本品主要含胆汁酸、蛋白质、胆色素、胆固醇、脂肪等。本品有抗心律失常、降低心肌耗氧量、促进胆汁分泌、降血脂、降血糖、抗菌、抗炎、抗过敏、解毒、镇咳、祛痰、降压等药理作用。

【按语】熊胆首载于《药性论》，入药已有上千年的历史。古代主要采用"猎熊取胆"的方式获得。1988年《中华人民共和国野生动物保护法》颁布实施。棕熊、黑熊被列为"国家二级保护动物"及《濒危野生动植物种国际贸易公约》物种，由于数量稀少，禁止猎杀。目前，我国熊胆粉的来源主要依靠人工养殖，通过活体无管引流胆汁的方式获取，再经过滤、干燥等方式处理取得熊胆粉。

表8-3 需了解和参考的清热解毒药

药名	性味归经	功效	主治	用法用量	使用注意
紫花地丁△	苦、辛,寒。归心、肝经	清热解毒,凉血消肿	① 疔疮肿毒,痈疽发背,丹毒 ② 毒蛇咬伤	煎服,15～30g。外用适量	体质虚寒者忌用
重楼△	苦,微寒;有小毒。归肝经	清热解毒,消肿止痛,凉肝定惊	① 疔疮肿毒,咽喉肿痛 ② 蛇虫咬伤,跌扑伤痛 ③ 惊风抽搐	煎服,3～9g。外用适量,研末调敷	体虚、无实火热毒者和孕妇及患阴证疮疡者均不宜服用
大血藤△	辛,平。归大肠、肝经	清热解毒,活血,祛风止痛	① 肠痈腹痛,热毒疮疡 ② 经闭,痛经,跌仆肿痛 ③ 风湿痹痛	煎服,9～15g。外用适量	孕妇慎用
败酱草△	辛、苦,微寒。归胃、大肠、肝经	清热解毒,消痈排脓,祛瘀止痛	① 肠痈,肺痈,痈肿疮毒 ② 产后瘀阻腹痛	煎服,6～15g。外用适量	脾胃虚弱、食少泄泻者不宜服用
墓回头	辛、苦,微寒。归胃、大肠、肝经	清热解毒,消痈排脓,祛瘀止痛,止血,止带	① 肠痈,肺痈,痈肿疮毒 ② 产后瘀阻腹痛 ③ 崩漏下血,赤白带下	煎服,6～15g。外用适量	脾胃虚弱、食少泄泻者不宜服用
马齿苋△	酸,寒。归肝、大肠经	清热解毒,凉血止血,止痢	① 痈肿疔疮,湿疹,丹毒、蛇虫咬伤 ② 血热出血证 ③ 热毒血痢	煎服,9～15g。外用适量,捣敷患处	脾胃虚寒、肠滑泄泻者忌服
马勃☆	辛,平。归肺经	清肺利咽,止血	① 风热郁肺咽喉肿痛,音哑,咳嗽 ② 出血证	煎服,2～6g。外用适量,敷患处	风寒袭肺之咳嗽,失音者不宜使用
青果☆	甘、酸,平。归肺、胃经	清热解毒,利咽,生津	① 咽喉肿痛,咳嗽痰黏 ② 烦热口渴 ③ 鱼蟹中毒	煎服,5～10g。外用适量	
西青果	苦、酸、涩,平。归肺、大肠经	清热生津,解毒	① 阴虚白喉	煎服,1.5～3g。外用适量	
木蝴蝶☆	苦、甘,凉。归肺、肝、胃经	清肺利咽,疏肝和胃	① 肺热咳嗽,咽喉肿痛,喉痹,音哑 ② 肝胃气痛	煎服,1～3g	
漏芦☆	苦,寒。归胃经	清热解毒,消痈,下乳,舒筋通脉	① 乳痈肿痛,痈疽发背,瘰疬疮毒 ② 乳汁不通 ③ 湿痹拘挛	煎服,5～9g	孕妇慎用

续表

药名	性味归经	功效	主治	用法用量	使用注意
鸦胆子☆	苦，寒；有小毒。归大肠、肝经	清热解毒，截疟，止痢；外用腐蚀赘疣	①热毒血痢 ②疟疾 ③赘疣，鸡眼	内服，0.5～2g，用龙眼肉包裹或装入胶囊吞服。外用适量，不宜入煎剂	有小毒，不宜多服久服，内服需严格控制剂量。外用时应注意用胶布保护好正常皮肤。孕妇及小儿慎用。胃肠出血及肝、肾病患者不宜使用
白蔹☆	苦，微寒。归心、胃经	清热解毒，消痈散结，敛疮生肌	①痈疽发背，疔疮，瘰疬 ②烧烫伤，手足皲裂	煎服，5～10g。外用适量，煎汤洗或研成极细粉敷患处	不宜与川乌、制川乌、草乌、制草乌、附子同用
地锦草☆	辛，平。归肝、大肠经	清热解毒，凉血止血，利湿退黄	①痢疾，泄泻，疮疖痈肿 ②咯血，尿血，便血，崩漏 ③湿热黄疸	煎服，9～20g。外用适量，鲜品30～60g	
半边莲☆	辛，平。归心、小肠、肺经	清热解毒，利尿消肿	①疮痈肿毒，蛇虫咬伤 ②臌胀水肿，湿热黄疸，湿疹，湿疮	煎服，9～15g；鲜品30～60g。外用适量	虚证水肿者忌用
半枝莲	辛、苦，寒。归肺、肝、肾经	清热解毒，化瘀利尿	①疮痈肿毒，咽喉肿痛，蛇虫咬伤 ②跌仆伤痛 ③水肿，黄疸	煎服，15～30g。外用适量	
拳参☆	苦、涩，微寒。归肺、肝、大肠经	清热解毒，消肿，止血，息风定惊	①疮痈肿毒，瘰疬，口舌生疮，毒蛇咬伤 ②湿热泻痢，肺热咳嗽 ③血热出血证	煎服，5～10g。外用适量	无实火热毒者不宜使用
山慈菇☆	甘、微辛，凉。归肝、脾经	清热解毒，化痰散结	①痈肿疔毒，瘰疬痰核，蛇虫咬伤 ②癥瘕痞块	煎服，3～9g。外用适量	体虚者慎用
四季青☆	苦、涩，凉。归肺、大肠、膀胱经	清热解毒，消肿祛瘀，凉血止血	①肺热咳嗽，咽喉肿痛 ②热淋，痢疾，胁痛 ③烧烫伤，湿疹，皮肤溃疡	煎服，15～60g。外用适量，水煎外涂	
绿豆☆	甘，寒。归心、胃经	清热解毒，消暑，利尿	①疮痈肿毒，药物中毒，食物中毒 ②暑热烦渴， ③水肿，小便短赤	煎服，15～30g。外用适量	脾胃虚寒、肠滑泄泻者不宜使用

续表

药名	性味归经	功效	主治	用法用量	使用注意
绿豆衣	甘，寒。归心、胃经	清热解毒，消暑，利尿，退翳	① 疮痈肿毒，药物中毒，食物中毒 ② 暑热烦渴 ③ 水肿，小便短赤 ④ 斑痘目翳	煎服，6～12g。外用适量	
金荞麦☆	微辛、涩，凉。归肺经	清热解毒，排脓祛瘀	① 肺痈吐脓 ② 肺热咳喘 ③ 乳蛾肿痛	煎服，15～45g，加水或黄酒隔水密闭炖服。外用适量	
千里光☆	苦，寒。归肺、肝经	清热解毒，明目，利湿	① 热毒疮疡，感冒发热 ② 肝热目赤肿痛 ③ 泄泻，痢疾，湿疹	煎服，15～30g。外用适量，煎水熏洗	脾胃虚寒者慎服

注：△：为大纲要求了解的药物；☆：为大纲要求参考的药物

✚ 第四节　清热凉血药

本节药物味多苦或咸，性寒，主入心、肝经。善清解营分、血分热邪，主要适用于热入营血证。热入营分，症见身热夜甚、心烦不寐、舌绛、脉细数；热入血分，症见吐血衄血、尿血便血、斑疹紫黯、躁扰不安或昏狂、舌深绛等。部分药物还有养阴生津、活血化瘀功效，用治热病伤阴、津伤口渴及血瘀证。

地黄　Dìhuáng　《神农本草经》

为玄参科植物地黄 *Rehmannia glutinosa* Libosch. 的干燥块根。主产于河南。秋季采挖，烘焙至八成干。切片，生用。

【药性】甘，寒。归心、肝、肾经。

【功效】清热凉血，养阴生津。

【性能特点】本品味甘性寒，质润，入心肝血分，为清热凉血要药，善清解营分、血分之热，有凉血、止血之功，善治热入营血证、血热出血证。甘寒滋润，能养阴生津止渴，善治津伤口渴、内热消渴、肠燥便秘。入肾经，能滋肾阴、降虚火，用治阴虚发热，或温病后期，夜热早凉。

【临床应用】

1. 热入营血，温毒发斑　治温病热入营分、夜寐不安、烦渴舌赤者，常配玄参、水牛角、麦冬，以清营凉血养阴。治热入血分，身热发斑、神昏谵语、舌深绛者，常配水牛角、赤芍、牡丹皮，以清热解毒、凉血散瘀。

2. 吐血衄血 治血热妄行之吐血、衄血，常配生侧柏叶、生艾叶、生荷叶，以凉血、止血。治肠风便血、大肠积热、脉络受伤、先血后便，常配槐角、黄连、黄柏，以清肠燥湿止血。

3. 热病伤阴，舌绛烦渴，津伤便秘 治热病伤阴、热病后胃阴未复、口燥咽干，常配沙参、麦冬、玉竹，以益胃养阴生津。治热病伤阴、肠燥便秘者，常配玄参、麦冬，以养阴滋液。

4. 阴虚发热，骨蒸劳热，内热消渴 治阴虚内热，常与百合同用，以滋阴清热。治骨蒸劳热、阴虚火旺，常配麦冬、白芍、女贞子，以补肝肾、清虚热。治温病后期、余热未尽、阴津已伤、邪伏阴分、夜热早凉、舌红脉数者，常配青蒿、鳖甲、知母，以清退虚热、养阴生津。治阴虚内热之消渴证，常配山药、黄芪、山茱萸，以益气滋阴、生津止渴。

【用法用量】煎服，10～15g。外用适量。

【使用注意】脾虚湿滞、腹满便溏者不宜使用。

【现代研究】本品主要含梓醇、桃叶珊瑚苷等环烯醚萜苷类，毛蕊花糖苷等苯乙醇苷类，D-葡萄糖、D-半乳糖、D-果糖等糖类，葡萄糖胺，腺苷，氨基酸等成分。现行版《中国药典》规定：含梓醇（$C_{15}H_{22}O_{10}$）不得少于0.20%，含地黄苷D（$C_{27}H_{42}O_{20}$）不得少于0.10%。本品有增强免疫、止血、促进造血、降血糖、降血压、抗肿瘤等药理作用。

【附药】鲜地黄

本品为玄参科植物地黄 *Rehmannia glutinosa* Libosch. 的新鲜块根。性味甘、苦，寒。归心、肝、肾经。功清热生津，凉血，止血。用于热病伤阴，舌绛烦渴，温毒发斑，吐血，衄血，咽喉肿痛。煎服，12～30g。

玄 参 Xuánshēn 《神农本草经》

为玄参科植物玄参 *Scrophularia ningpoensis* Hemsl. 的干燥根。主产于浙江。冬季茎叶枯萎时采挖，除去根茎、幼芽、须根及泥沙，晒干。切片，生用。

【药性】甘、苦、咸，微寒。归肺、胃、肾经。

【功效】清热凉血，滋阴降火，解毒散结。

【性能特点】本品苦寒清泄，咸入血分，善清热凉血、泻火解毒，用治温热病热入营血证。甘寒质润，善清热生津、滋阴润燥，用治热病伤阴、肠燥便秘。咸寒又能解毒散结，用治热毒壅盛所致之咽喉肿痛、目赤肿痛、痈肿疮毒、瘰疬等。

【临床应用】

1. 热入营血，温毒发斑 治温病热入营分，身热夜甚，神烦少寐，烦渴舌赤，常配生地黄、连翘、黄连，以清营解毒、透热养阴。治热入心包，神昏谵语，常配连翘心、麦冬、莲子心，以清心解毒、养阴生津。治温热病气血两燔，发斑发疹，常配石膏、知母、升麻，以气血两清。

2. 热病伤阴，舌绛烦渴，津伤便秘，骨蒸劳嗽 治热病伤阴、肠燥便秘，常配生地黄、麦冬，以增液润燥。治肺肾阴虚、虚火上炎，常配生地黄、百合、麦冬，以滋养肺肾、止咳化痰。

3. 目赤，咽痛，白喉，瘰疬，痈肿疮毒 治肝经热盛、目赤肿痛，常配羚羊角、栀子、大黄，以清肝明目。治肺肾阴虚所致之咽喉肿痛、白喉，常配生地黄、甘草、牡丹皮，以养阴清肺、解毒利咽。治瘰疬，常配牡蛎、贝母，以清热滋阴、化痰散结。治痈肿疮毒，常配金银花、当归、甘草，以清热解毒、活血止痛。

【用法用量】煎服，9～15g。

【使用注意】不宜与藜芦同用。脾胃虚寒、食少便溏者不宜服用。

【现代研究】本品主要含哈巴苷、哈巴俄苷、玄参苷等环烯醚萜类及苯丙素苷等苯丙素类等成分。现行版《中国药典》规定：含哈巴苷（$C_{15}H_{24}O_{10}$）和哈巴俄苷（$C_{24}H_{30}O_{11}$）的总量不得少于0.45%。本品有解热、抗炎、抗血小板聚集、镇痛、保肝、止痒、抗病原微生物等药理作用。

牡丹皮　Mǔdānpí 《神农本草经》

为毛茛科植物牡丹 *Paeonia suffruticosa* Andr. 的干燥根皮。主产于安徽、四川、湖北等地。秋季采挖根部，除去细根和泥沙，剥取根皮，晒干。切片，生用。

【药性】苦、辛，微寒。归心、肝、肾经。

【功效】清热凉血，活血化瘀。

【性能特点】本品苦寒清热，入心肝血分，善清解营血分实热，有清热凉血之功，用治热入营血证。味苦、辛，性微寒，善于清透阴分伏热，"除热退无汗之骨蒸"，用治温病后期、邪伏阴分、夜热早凉。辛行苦泄，能活血化瘀，用治血瘀证，有凉血而不留瘀的特点。其清热凉血、散瘀消痈之功，可用于热毒疮痈。

【临床应用】

1. 热入营血，温毒发斑，吐血、衄血 治热入营血，斑色紫黑，热伤血络证吐血、衄血等，常配水牛角、生地黄、赤芍，以清热解毒、凉血散瘀。治血热吐血，常配大蓟、大黄、侧柏叶，以凉血止血。

2. 夜热早凉，无汗骨蒸 治温病后期、余热未尽、夜热早凉、邪不出表、热退无汗者，常配青蒿、鳖甲、生地黄，以养阴透热。治阴虚内热、无汗骨蒸，常配生地黄、麦冬，以清热滋阴。

3. 经闭痛经，跌扑伤痛 治血滞闭经、痛经，常配桂枝、茯苓、桃仁，以活血化瘀。治跌扑伤痛，常配红花、没药、乳香，以活血散瘀、消肿止痛。

4. 痈肿疮毒 治热毒痈肿疮毒，常配大黄、白芷、甘草，以清热解毒、消肿排脓。治肠痈初起、湿热瘀滞，常配大黄、桃仁、芒硝，以泻热破瘀、散结消肿。

【用法用量】煎服，6～12g。

【使用注意】血虚有寒、月经过多者不宜使用，孕妇慎用。

【现代研究】本品主要含丹皮酚等酚类和芍药苷、氧化芍药苷等单萜类及没食子酸等成分。现行版《中国药典》规定：含丹皮酚（$C_9H_{10}O_3$）不得少于1.2%。本品有抗炎、镇痛、抗心律失常、抗心肌梗死、抗高血压、降血脂、降血糖、保肝、抗动脉粥样硬化、改善微循环、抗肿瘤、镇静、催眠、抗惊厥、解热等多种药理作用。

赤　芍　Chìsháo　《开宝本草》

为毛茛科植物芍药 *Paeonia lactiflora* Pall. 或川赤芍 *Paeonia veitchii* Lynch 的干燥根。主产于内蒙古、辽宁、河北等地。春、秋二季采挖，除去根茎、须根及泥沙，晒干。切片，生用。

【药性】苦，微寒。归肝经。

【功效】清热凉血，散瘀止痛。

【性能特点】本品味苦，性微寒，主入肝经血分，有清热凉血、活血散瘀之功，用治温热病热入营血证、血瘀证。苦降寒清，入肝经又能清肝火，用治肝火目赤肿痛、肝经瘀热。其清热凉血、散瘀止痛之功，还可用于热毒疮痈，且能清肝明目，治肝火目赤。

【临床应用】

1. 热入营血，温毒发斑，吐血衄血　治温热病热入营血之吐血衄血，斑疹紫暗，常配水牛角、生地黄、牡丹皮，以清热解毒、凉血祛瘀。治温毒发斑，血热毒盛，斑疹紫黑，常配紫草、甘草、蝉蜕，以清热凉血、化瘀消斑。治血热吐血，常配生地黄、大黄、白茅根，以清热、凉血、止血。

2. 目赤肿痛，痈肿疮疡　治肝经风热目赤肿痛，常配薄荷、荆芥、菊花，以疏散风热、明目止痛。治痈肿疮疡，常配金银花、天花粉、浙贝母，以清热解毒、活血消肿。

3. 肝郁胁痛，经闭痛经，癥瘕腹痛，跌仆损伤　治肝郁胁痛，常配柴胡、牡丹皮、郁金，以疏肝解郁、活血止痛。治少腹积块、血滞痛经、癥瘕腹痛，常配当归、川芎、蒲黄，以活血、逐瘀、止痛。治跌打损伤、瘀肿疼痛，常配虎杖、刘寄奴，以活血祛瘀、消肿止痛。

【用法用量】煎服，6～12g。

【使用注意】血寒经闭者不宜使用，孕妇慎用。不宜与藜芦同用。

【现代研究】本品主要含芍药苷、氧化芍药苷、白芍苷等单萜苷类及丹皮酚、醇类、酚类等成分。现行版《中国药典》规定：含芍药苷（$C_{23}H_{28}O_{11}$）不得少于1.8%，饮片不得少于1.5%。本品有抗病原微生物、抗内毒素、抗血小板聚集、抗血栓形成、抗凝血、抗心肌缺血、抗动脉粥样硬化、降血脂、抗脑缺血、保肝、抗胃溃疡、解痉、抗炎、抗肿瘤等多种药理作用。

紫　草　Zǐcǎo　《神农本草经》

为紫草科植物新疆紫草*Arnebia euchroma*（Royle）Johnst. 或内蒙紫草*Arnebia guttata* Bunge 的干燥根。主产于新疆、内蒙古等地。春、秋二季采挖，除去泥沙，干燥。切片或切段，生用。

【药性】甘、咸，寒。归心、肝经。

【功效】清热凉血，活血解毒，透疹消斑。

【性能特点】本品甘寒清热，入心、肝经，具有清热凉血活血、解毒透疹之功，用治温毒发斑、血热毒盛、斑疹紫黑。其清热解毒、凉血之效，为治疮疡肿毒、湿疹、水火烫伤的常用药。

【临床应用】

1. 血热毒盛，斑疹紫黑，麻疹不透　治温毒发斑、血热毒盛、斑疹紫黑者，常配赤芍、蝉蜕、木通，以清热、凉血、透斑。治麻疹不透、疹色紫暗兼咽喉肿痛者，常配牛蒡子、连翘、山豆根，以清热解毒、宣肺利咽。

2. 疮疡，湿疹，水火烫伤　治痈疽疮疡、溃烂流脓，常配当归、白芷、血竭，以清热解毒、生肌止痛。治湿疹，常配黄连、黄柏，以清热燥湿。治水火烫伤，常配黄连、大黄，以清热凉血、化瘀解毒。

【用法用量】煎汤，5～10g。外用适量，熬膏或用植物油浸泡涂擦。

【使用注意】本品性寒而滑利，有轻泻作用，故脾虚便溏者忌服。

【现代研究】本品主要含β,β'-二甲基丙烯酰阿卡宁、乙酰紫草素、紫草素等羟基萘醌类化合物及苯酚类、生物碱类、酚酸类等成分。现行版《中国药典》规定：含羟基萘醌总色素以左旋紫草素（$C_{16}H_{16}O_5$）计，不得少于0.80%；含β,β'-二甲基丙烯酰阿卡宁（$C_{21}H_{22}O_6$）不得少于0.30%。本品有抗血栓、降血压、抗肿瘤、抗病原微生物、抗炎、增强免疫、保肝、抗氧化等药理作用。

水牛角　Shuǐníujiǎo　《名医别录》

为牛科动物水牛*Bubalus bubalis* Linnaeus 的角。主产于华南、华东地区。取角后，水煮，除去角塞，干燥。镑片或锉成粗粉，生用。

【药性】苦，寒。归心、肝经。

【功效】清热凉血，解毒，定惊。

【性能特点】本品苦寒，主入心肝血分，善清心肝血分邪热，有清热凉血、解毒、定惊之功，多用于温热病热入营血、高热神昏、惊风、癫狂。还可用于血热妄行之斑疹吐衄。具泻火解毒之功，可用治热毒壅盛所致咽喉肿痛、痈肿疮疡。

【临床应用】

1. 温病高热，神昏谵语，惊风，癫狂　治温热病热入营血、高热神昏谵语、躁扰不宁，常配石膏、玄参、羚羊角，以清热凉血、解毒开窍。治癫狂，常配石菖蒲、郁金、玄参，以清热定惊、化痰安神。

2. 发斑发疹，吐血衄血　治血热毒盛、发斑发疹、吐血、衄血，常配地黄、牡丹皮、赤芍，以清热解毒、凉血、止血。

【用法用量】煎服，15～30g，宜先煎3小时以上；研末吞服，每次1.5～3g，一日2次。

【使用注意】本品苦寒，脾胃虚寒者忌服。

【现代研究】本品主要含胆甾醇、肽类、角纤维及丝氨酸、丙氨酸、甘氨酸等多种氨基酸等成分。本品有解热、抗内毒素、抗炎、抗感染、镇静、降压等药理作用。

【按语】水牛角功用与犀角相似，但药力较弱。1993年中国政府颁发禁令，禁止使用犀牛角。目前临床上以水牛角作为犀牛角的代用品。

⊕ 第五节　清 虚 热 药

本节药物性多寒凉，主入阴分，有较好的清虚热、退骨蒸作用，主要适用于肝肾阴虚、虚火内扰所致的骨蒸潮热、五心烦热、盗汗遗精，及温病后期、邪热未尽、损伤阴液所致夜热早凉、舌质绛红、脉虚数等虚热证。部分药物还兼有清热、泻火、凉血、解毒等作用，可用治里热证。

青　蒿　Qīnghāo　《神农本草经》

为菊科植物黄花蒿 *Artemisia annua* L. 的干燥地上部分。全国大部分地区均产。秋季花盛开时采割，除去老茎，阴干。切段，生用。

【药性】苦、辛，寒。归肝、胆经。

【功效】清虚热，除骨蒸，解暑热，截疟，退黄。

【性能特点】本品苦寒清热，辛香透散，入肝、胆经，善清透阴分伏热，尤宜于温病后期、余热未清、邪伏阴分、虚热内生之夜热早凉，也可用治肝肾阴虚、虚火内扰之阴虚发热。味辛，气芳香，外能解暑热，用治外感暑邪发热口渴、头痛等。辛寒芳香，主入肝、胆经，长于截疟，为治疟疾寒热之要药。还能利胆退黄，用治湿热黄疸。

【临床应用】

1. 温邪伤阴，夜热早凉　治温病后期，余热未清，邪伏阴分，夜热早凉，热退无汗，舌红苔少，脉细数，常配鳖甲、生地黄、牡丹皮，以养阴透热。

2. 阴虚发热，骨蒸劳热　治阴虚发热，骨蒸潮热，五心烦热，常配知母、胡黄连、银柴胡，以清虚热，退骨蒸。

3. 暑邪发热　治外感暑热，发热头痛，烦渴脉数，常配滑石、白扁豆、西瓜翠衣，以清暑利湿泄热。

4. 疟疾寒热　治疟疾寒热，可单用大剂量鲜青蒿绞汁服用。治湿热郁遏少阳，寒热如疟，膈痞，吐酸苦水，常配黄芩、半夏、陈皮，以清胆利湿，化痰和胃。

5. 湿热黄疸　治湿热黄疸，常配茵陈、栀子、大黄，以清热利湿退黄。

【用法用量】煎服，6～12g，后下；或鲜用绞汁服。

【使用注意】脾胃虚弱、肠滑泄泻者忌服。

【现代研究】本品主要含青蒿素、青蒿酸等萜类及青蒿醇、蒿酮等挥发油类成分。本品有显著抗疟作用，对血吸虫成虫有杀灭作用，还有抗菌、抗病毒、抗内毒素、利胆、解热、镇痛、抗炎、抗肿瘤、降压、抗心律失常、镇咳、祛痰、平喘等药理作用。

【按语】青蒿截疟的主要有效成分是青蒿素。中国药学家屠呦呦及其团队因青蒿素的研发，于2015年获得诺贝尔生理学或医学奖，屠呦呦成为中国首位获得此奖项的本土科学家，这一奖项充分肯定了中医药在现代医学领域的价值。在研究过程中，屠呦呦受到东晋·葛洪《肘后备急方》中"青蒿一握，以水二升渍，绞取汁，尽服之"的启发，发现了青蒿素的提取方法。青蒿素的研发为人类对抗疟疾开辟了新的途径，对全球公共卫生事业产生了巨大的影响，也体现了传统中医药对现代医药学研究的重要价值。

地骨皮　Dìgǔpí　《神农本草经》

为茄科植物枸杞 *Lycium chinense* Mill. 或宁夏枸杞 *Lycium barbarum* L. 的干燥根皮。全国大部分地区均产。春初或秋后采挖根部，洗净，剥取根皮，晒干。生用。

【药性】甘，寒。归肺、肝、肾经。

【功效】凉血除蒸，清肺降火。

【性能特点】本品甘寒清润，入肺、肝、肾经，长于清虚热、除骨蒸，善治肝肾阴虚发热、骨蒸潮热、盗汗。性寒，入肺经，善清泄肺热，常用治肺火郁结、气逆不降之咳嗽气喘。入肝经血分，有清热凉血、止血之功，用治血热妄行出血证。此外，还能泄热而生津止渴，用治阴虚内热消渴。

【临床应用】

1. 阴虚潮热，骨蒸盗汗　治阴虚发热，骨蒸潮热，心烦盗汗，常配银柴胡、胡黄连，以清虚热、退骨蒸。

2. 肺热咳嗽　治肺火郁结、气逆不降、咳嗽气喘，常配桑白皮、甘草，以清泻肺热、止咳平喘。

3. 咯血，衄血　治血热妄行之吐血、衄血、尿血等，常配白茅根、侧柏叶，以凉血、止血。

4. 内热消渴 治阴虚内热消渴，常配生地黄、天花粉、知母，以清热养阴、生津止渴。

【用法用量】煎服，9～15g。

【使用注意】外感风寒发热及脾虚便溏者不宜用。

【现代研究】本品主要含甜菜碱、莨菪汀、苦可胺A等生物碱类及有机酸、酚类、甾醇等成分。本品有抗病原微生物、解热、降血糖、降压等药理作用。

表8-4 需了解和参考的清虚热药

药名	性味归经	功效	主治	用法用量	使用注意
白薇△	苦、咸、寒。归胃、肝、肾经	清热凉血，利尿通淋，解毒疗疮	① 温邪伤营发热，阴虚发热，骨蒸劳热，产后血虚发热 ② 热淋，血淋 ③ 痈疽肿毒	煎服，5～10g	脾胃虚寒、食少便溏者不宜服用
银柴胡△	甘，微寒。归肝、胃经	清虚热，除疳热	① 阴虚发热，骨蒸劳热 ② 小儿疳热	煎服，3～10g	外感风寒、血虚无热者不宜使用
胡黄连△	苦，寒。归肝、胃、大肠经	退虚热，除疳热，清湿热	① 骨蒸潮热 ② 小儿疳热 ③ 湿热泻痢，黄疸尿赤，痔疮肿痛	煎服，3～10g	脾胃虚寒者慎服

注：△：为大纲要求了解的药物；☆：为大纲要求参考的药物

学习指导与小结

1. 学习方法指导

以清热功效为主线，结合本章药物的性能特点与主治病证，理解药物的分类依据及归属；各节药物以功效为核心，归纳比较各药功用异同，记诵相似功效、共性，分析区别各自药性、功效、临床应用特点，以掌握本章药物的基本知识和技能。关注青黛、山豆根、熊胆粉、水牛角、鸦胆子的用法、用量；石膏与知母，知母与黄柏，知母与川贝母，栀子与淡豆豉，栀子与茵陈，栀子与黄柏，黄连与木香，黄连与吴茱萸，黄柏与苍术，黄连与半夏、瓜蒌，青蒿与鳖甲，青蒿与白薇，地骨皮与桑白皮，白薇与玉竹的配伍意义。

2. 学习层次要求

（1）明确药性、性能特点、功效、主治病证、用法、使用注意的药物：石膏、知母、栀子、夏枯草、黄芩、黄连、黄柏、龙胆、金银花、连翘、板蓝根、蒲公英、鱼腥草、白头翁、生地黄、玄参、牡丹皮、赤芍、青蒿；

（2）明确药性、功效、主治病证、用法、使用注意的药物：芦根、天花粉、决明子、苦参、穿心莲、大青叶、青黛、贯众、野菊花、土茯苓、射干、山豆根、白花蛇舌草、熊胆粉、紫草、水牛角、地骨皮；

（3）明确药性、功效、用法及使用注意的药物：秦皮、白鲜皮、紫花地丁、重楼、大血藤、败酱草（附药：墓回头）、马齿苋、白蔹、银柴胡、胡黄连；

（4）供课外拓展的药物：寒水石、鸭跖草、竹叶、淡竹叶、密蒙花、谷精草、青葙子、马勃、青果（附药：西青果）、木蝴蝶、漏芦、鸦胆子、白蔹、地锦草、半边莲（附药：半枝莲）、拳参、山慈菇、四季青、绿豆（附药：绿豆衣）、金荞麦、千里光。

3. 思维导图

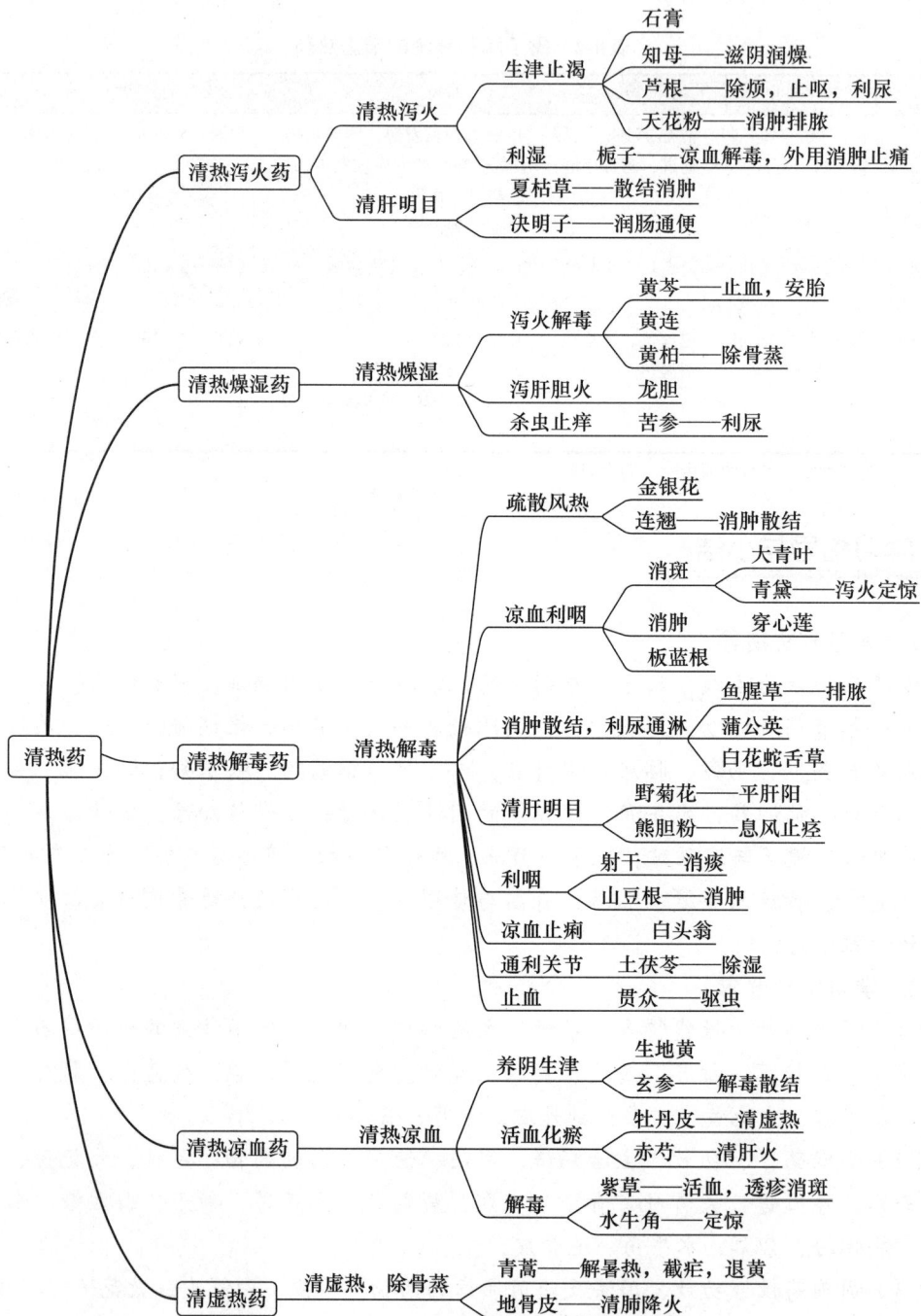

4. 术语解释

[泻相火] 清泻肾火，解除肾中虚火妄动的治疗作用。

[除疳热] 清除疳积发热，解除小儿疳积所致发热的治疗作用。

[苦寒败胃] 又称苦寒伐胃、败坏胃气、克伐胃气。指药物的苦寒偏性较甚，易损伤脾胃之气或脾胃之阳，大量或久服，易导致脾胃功能受损，运化乏力，出现食欲不振、食少便溏等症。

清热药用药鉴别　　清热药自测题及答案

第九章
泻 下 药

以泻下通便为主要功效，用于治疗里实积滞证的药物，称为泻下药。

泻下药为沉降之品，促进排便，主归大肠经。本类药物主要功效为泻下通便，或清热泻火，或逐水退肿。主要适用于大便秘结，胃肠积滞，实热内盛及水饮停蓄等里实证。通过泻下大便，以排除胃肠积滞和有害物质等。正如《素问·灵兰秘典论》所云："大肠者，传导之官，变化出焉。"也可通过泻下大便而导热，使热毒火邪通过泻下而清解，起到"上病下治""釜底抽薪"的作用；或通过逐水退肿，使水湿停饮随大小便排除，达到祛除停饮、消退水肿的目的。部分药还兼有解毒、活血祛瘀等作用，可用于疮痈肿毒及瘀血证。

泻下药根据作用特点及适应证的不同，分为攻下药、润下药及峻下逐水药三类。

使用本类药应根据里实证的兼证及病人的体质，选择作用程度不同的泻下药。使用本类药亦常配伍行气药，因里实积滞，容易壅塞气机，故常需配伍行气药，以消除气滞胀满，增强泻下通便作用。若属热积便秘，应配伍清热药；若属寒积便秘，应配伍温里药；若属里实兼表邪者，宜与解表药配伍，或先解表后攻里，或表里同治；若属里实而正虚者，应配伍补益药，攻补兼施。

使用泻下作用较强的攻下药和峻下逐水药时，因其作用峻猛，易伤正气及脾胃，故年老体虚、脾胃虚弱者当慎用；妇女胎前产后及月经期应当忌用。应用作用较强的泻下药时，当奏效即止，切勿过剂，以免损伤胃气。对有毒性的泻下药，一定要严格炮制法度，控制剂量，避免中毒，确保用药安全。

泻下药主要通过不同的作用机理刺激肠道黏膜使蠕动增加而致泻。另外大多数泻下药还具有利胆、抗菌、抗炎、抗肿瘤作用及增强机体免疫功能。

🔂 第一节　攻 下 药

本节药物多具苦寒沉降之性，主入胃、大肠经，具有较强的泻下通便作用，并具有清热泻火之功。主要用于肠胃积滞、里热炽盛、大便秘结、燥屎坚结、腹满急痛等里实证。

攻下药的清热泻火作用，还可用于外感热病高热神昏、谵语发狂；或火热上炎之头痛目赤、咽喉肿痛、牙龈疼痛及火毒疮痈、血热吐衄等。

此外，对湿热下痢，里急后重，或饮食积滞，泻而不畅，也可适当选用本类药，以通因通用，清除积滞，消除病因。对肠道寄生虫病，使用驱虫药的同时，适当选用本类药，可促进虫体排出。

根据"六腑以通为用""不通则痛""通则不痛"的理论，以攻下药为主，配伍清热解毒药、活血化瘀药等，用于治疗胆石症、胆道蛔虫症、胆囊炎、急性胰腺炎、肠梗阻等急腹症，能取得较好的疗效。

大　黄　Dàhuáng　《神农本草经》

为蓼科植物掌叶大黄 *Rheum palmatum* L.、唐古特大黄 *Rheum tanguticum* Maxim. ex Balf. 或药用大黄 *Rheum officinale* Baill. 的干燥根和根茎。掌叶大黄和唐古特大黄药材称为"北大黄"，主产于青海、甘肃等地；药用大黄药材称为"南大黄"，主产于四川。秋末茎叶枯萎或次春发芽前采挖，除去细根，刮去外皮，切瓣或段，绳穿成串干燥或直接干燥。生用、酒炒、酒蒸或炒炭用。

微视频：大黄与芒硝

【性味归经】苦，寒。归脾、胃、大肠、肝、心包经。

【功效】泻下攻积，清热泻火，凉血解毒，逐瘀通经，利湿退黄。

【性能特点】本品有较强的泻下作用，能荡涤肠胃，推陈致新，为治疗积滞便秘之要药。又因其苦寒沉降，善能泄热，故实热便秘尤为适宜。其性苦降，能使上炎之火下泄，又具清热泻火、凉血止血之功，对目赤咽肿、血热吐衄、热痈肿疮每有良效；并善逐瘀通经，其既可下瘀血，又清瘀热，为治疗瘀血证的常用药物。此外，尚可利湿退黄，常用治湿热黄疸、淋证等。

【临床应用】

1. 实热积滞便秘，湿热痢疾　治温热病热结便秘、高热不退、神昏谵语，或杂病热结便秘者，与芒硝、厚朴、枳实配伍，以清热泻下攻积；治里实热结而兼气血虚者，与人参、当归等配伍，以补气养血，通下积滞；治热结津伤便秘，配麦冬、生地、玄参等以养阴增液；治脾阳不足、冷积便秘，与附子、干姜等配伍，以温里泻下；治湿热痢疾初起腹痛里急后重者，与黄连、木香配伍，以清热燥湿、行气导滞，通因通用；治食积泻痢大便不爽，配伍青皮、槟榔等，以行气消滞攻下。

2. 血热吐衄　治血热妄行之吐血、衄血、咯血，与黄连、黄芩等配伍，以清热泻火、凉血止血；治上消化道出血，可单味使用大黄粉内服或配伍三七、白及增强止血。

3. 目赤咽肿，牙龈肿痛　治目赤咽肿、口舌生疮、牙龈肿痛，配伍黄芩、栀子、连翘等，以清热泻火、解毒消肿。治胃火炽盛之大便燥结、消谷善饥、齿龈肿痛者，可与芒硝、槟榔、黄芩等配伍，以清热通便。

4. 痈肿疔毒，肠痈腹痛　治疮痈、丹毒初起、红肿疼痛，与连翘、白芷、紫花地丁等配伍，以解毒消疮；治瘀热壅滞之肠痈，与丹皮、桃仁等活血消痈之品配伍；治水火烫伤，可外用大黄粉、蜂蜜或鸡蛋清调敷，或配地榆粉，用麻油调敷。

5. 瘀血经闭，产后瘀阻，跌打损伤 治蓄血症，与桃仁、芒硝等活血散结药配伍；治妇女闭经、月经不调及产后瘀滞腹痛，与当归、芍药、益母草等活血调经药同用；治跌打损伤、瘀肿疼痛，与当归、红花、穿山甲等配伍，以活血消肿。

6. 黄疸尿赤，淋证 治湿热黄疸，与清热利湿退黄之茵陈、栀子等配伍；治湿热淋证，配伍木通、车前子等利尿通淋药。

【用法用量】煎服，3～15g；外用适量，研末敷于患处。生大黄泻下力强，欲攻下者宜生用，入汤剂宜后下，或用开水泡服；久煎则泻下力减弱，熟大黄泻下力较缓，泻火解毒，用于热毒疮肿；酒大黄泻下力较弱，善清上焦血分热毒，用于目赤咽肿、齿龈肿痛；大黄炭凉血化瘀止血，用于血热有瘀出血证。

【使用注意】脾胃虚弱者慎用；孕妇及月经期、哺乳期妇女慎用。

【现代研究】本品主要含蒽醌衍生物，主要包括蒽醌苷和双蒽醌苷。双蒽醌苷中有番泻苷A、B、C、D、E、F；游离型的苷元有大黄酸、大黄酚、大黄素、芦荟大黄素、大黄素甲醚等。另含鞣质类物质、有机酸和雌激素样物质等。现行版《中国药典》规定：本品含芦荟大黄素（$C_{15}H_{10}O_5$）、大黄酸（$C_{15}H_8O_6$）、大黄素（$C_{15}H_{10}O_5$）、大黄酚（$C_{15}H_{10}O_4$）和大黄素甲醚（$C_{16}H_{12}O_5$）的总量不得少于1.5%。大黄能增加肠蠕动，抑制肠内水分吸收，促进排便；大黄有抗感染作用，对多种革兰氏阳性和阴性细菌均有抑制作用，其中最敏感的是葡萄球菌和链球菌，其次是白喉杆菌、伤寒和副伤寒杆菌、肺炎双球菌、痢疾杆菌等；对流感病毒也有抑制作用；由于鞣质所致，故泻后又有便秘现象；有利胆和健胃作用。此外，还有止血、保肝、降压、降低血清胆固醇等作用。

知识链接：养生延年话大黄

芒 硝　Mángxiāo　《名医别录》

为硫酸盐类矿物芒硝族芒硝经加工精制而成的结晶体。主含含水硫酸钠（$Na_2SO_4 \cdot 10H_2O$）。主产于沿海各产盐区及内陆盐湖。将天然产品用热水溶解，滤过，冷却后析出结晶，通称"皮硝"。再取萝卜洗净切片，置锅内，加水与皮硝共煮，取上层液，冷却后析出结晶，即芒硝。芒硝经风化失去结晶水而成白色粉末称玄明粉（元明粉）。

【性味归经】咸、苦，寒。归胃、大肠经。

【功效】泻下通便，润燥软坚，清火消肿。

【性能特点】本品苦寒泄热，入胃与大肠经，味咸，润燥软坚而除燥屎，为治疗实热积滞、大便燥结之要药，每与大黄相须为用，协同增效。外用有良好的清火消肿作用，为外科、五官科常用之品。

【临床应用】

1. 实热积滞便秘 治腹满胀痛、大便燥结等证，与大黄相须为用；治邪热与水饮互结致心下至少腹硬满而痛，配伍大黄、甘遂，以泻热逐水。

2. 口疮，咽痛，目赤，疮痈肿痛，乳痈，痔疮肿痛 治咽喉肿痛、口舌生疮，可与冰片、硼砂等解毒疗疮药共研末吹患处，亦可置西瓜中制成西瓜霜外用；治目赤肿痛，可用玄明粉化水滴眼；治乳痈初起、肠痈、丹毒、皮肤疮痈等，可用本品配冰片外敷。单用本品，煎汤外洗，可治痔疮肿痛。

此外，本品外敷尚可回乳。

【用法用量】冲入药汁内或用开水溶化后服，6～12g。外用适量。

【使用注意】孕妇、哺乳期妇女慎用；不宜与硫磺、三棱同用。

【现代研究】本品主要含硫酸钠，尚含少量氯化钠、硫酸镁、硫酸钙等无机盐。现行版《中国药典》规定：本品按干燥品计算，含硫酸钠（Na_2SO_4）不得少于99.0%。芒硝的主要成分为硫酸钠，其硫酸根离子不易被肠壁吸收，存留肠内形成高渗溶液，阻止肠内水分的吸收，使肠内容积增大，引起机械刺激，促进肠蠕动而致泻。

【按语】本品因加工方法不同有朴硝、芒硝、玄明粉之分，三者基本功效相同，但朴硝为粗制品，杂质较多，因此临床以外用为主，治疗疮痈肿毒、乳痈初起等证；芒硝质地较纯，泻下较强，主要用于实热积滞、大便燥结、谵语发狂之证；玄明粉质地最纯，泻下作用最强，但临床多用治口腔、眼部疾患。

表9-1 需了解和参考的攻下药

药名	性味归经	功效	主治	用法用量	使用注意
番泻叶△	甘、苦，寒。归大肠经	泻热行滞，通便，利水	①热结积滞，便秘腹胀 ②水肿胀满	煎服，2～6g，后下，或用开水泡服	孕妇，哺乳期，月经期慎用
芦荟△	苦，寒。归肝、胃、大肠经	泻下通便，清肝泻火，杀虫疗疳	①热结便秘 ②惊痫抽搐 ③小儿疳积 ④外治癣疮	2～5g，宜入丸散服。外用适量，研末敷患处	孕妇，哺乳期及脾胃虚弱，食少便溏者慎用

注：△为大纲要求了解的药物；☆为大纲要求参考的药物

⊕ 第二节 润 下 药

本类药多为植物种子或种仁，富含油脂，味甘质润，多入脾、大肠经，具有润燥滑肠功效，使大便易于排出，作用和缓。适用于年老、体弱、久病、产后所致津枯、阴虚、血虚之便秘。除本节药物外，具有润肠作用的药物散在于其他章节，如杏仁、桃仁、紫苏子、瓜蒌仁、柏子仁、生首乌、核桃仁、蜂蜜、肉苁蓉、当归、决明子等。

表9-2　需了解和参考的润下药

药名	性味归经	功效	主治	用法用量	使用注意
火麻仁△	甘、平。归脾、胃、大肠经	润肠通便	① 血虚精亏，肠燥便秘	煎服，10~15g。打碎入煎	
郁李仁△	辛、苦、甘、平。归脾、大肠、小肠经	润肠通便，下气利水	① 津枯肠燥，食积气滞，腹痛便秘 ② 水肿，脚气浮肿，小便不利	煎服，6~10g。打碎入煎	孕妇慎用
松子仁☆	甘，温。归大肠、肺经	润肠通便，润肺止咳	① 肠燥便秘 ② 肺燥干咳	煎服，5~10g	脾虚便溏，痰湿壅滞者不宜使用

注：△：为大纲要求了解的药物；☆：为大纲要求参考的药物

✚ 第三节　峻下逐水药

本类药物大多苦寒有毒，药力峻猛，服药后能引起剧烈腹泻，部分药物兼能利尿，使体内潴留的水液从二便排出，从而消除肿胀。适用于全身水肿、胸腹积水及痰饮积聚、喘满壅实等正气未衰之证。

甘　遂　Gānsuí　《神农本草经》

为大戟科植物甘遂 *Euphorbia kansui* T.N.Liou ex T.P.Wang 的干燥块根。主产于陕西、山西、河南等地。春季开花前或秋末茎叶枯萎后采挖，撞去外皮，晒干。内服醋炙后用，外用生用。

【性味归经】苦，寒；有毒。归肺、肾、大肠经。

【功效】泻水逐饮，消肿散结。

【性能特点】本品苦寒降泄，有毒，为泻水逐饮之峻剂，善行经隧之水湿，使体内潴留之水饮从二便排出，主治水肿胀满、胸胁停饮及风痰癫痫；外用能消肿散结，治疗疮痈肿毒。

【临床应用】

1. 水肿胀满，胸腹积水，二便不利　治大腹肿满、胸胁停饮、正气未衰者，可单用本药，研末服，或与牵牛子等同用；或与大戟、芫花共研为末，用枣汤送服。治水饮与热邪结聚所致的结胸证，可配伍大黄、芒硝等。

2. 痰饮积聚，气逆咳喘，风痰癫痫　治风痰癫痫，可用甘遂为末，入猪心煨后，与朱砂末做成丸，服用。

3. 痈肿疮毒　治痈肿疮毒，可用甘遂末水调外敷。

【用法用量】多入丸散用，0.5~1.5g，内服醋炙以减轻毒性。外用适量，生用。

【使用注意】孕妇及虚弱者禁用；不宜与甘草同用。有效成分不溶于水，多入丸散剂。

【现代研究】本品主要含四环三萜类化合物α-和γ-大戟醇、甘遂醇、大戟二烯醇；此外，尚含棕榈酸、柠檬酸、鞣质、树脂等。现行版《中国药典》规定本品含大戟二烯醇（$C_{30}H_{50}O$）不得少于0.12%。甘遂能刺激肠管，增加肠蠕动，造成峻泻。生甘遂作用较强，毒性亦较大，醋炙后其泻下作用和毒性均有减轻。甘遂萜酯A、B有镇痛作用。给妊娠豚鼠腹腔或肌肉注射甘遂的乙醇提取物，均有引产作用。甘遂的粗制剂对小鼠免疫系统的功能有明显的抑制作用。其所含甘遂素A、B有抗白血病的作用。

【按语】甘遂的毒性作用较强，连续静脉给药7天，可见心、肝、肾的中毒性组织学改变。甘遂注射液有很强的溶血作用。本品内服过量，其中毒反应为腹痛，剧烈腹泻水样便，呈里急后重感；如服量较多，可出现霍乱样米汤状大便，并有恶心、呕吐、头晕、头痛、心悸、血压下降、脱水、呼吸困难、脉搏细弱、体温下降、谵语、发绀等症状；可因呼吸循环衰竭致死。

巴豆霜 Bādòushuāng 《神农本草经》

为大戟科植物巴豆 Croton tiglium L. 的干燥净仁的炮制加工品。主产于四川、广西、云南，秋季果实成熟时采收，堆置2～3天，摊开，干燥。去皮取净仁，按制霜法制霜，或取仁研细后，测定脂肪油含量，加适量的淀粉，使脂肪油含量符合规定（应为18.0%～20.0%），混匀，即得巴豆霜。

【性味归经】辛，热；有大毒。归胃、大肠经。

【功效】峻下冷积，逐水退肿，豁痰利咽；外用蚀疮。

【性能特点】本品辛热大毒，入胃、大肠经，峻下寒积，主治寒邪食积阻结肠道的寒积便秘急症。其能峻泻，具有很强的逐水退肿作用，对大腹水肿，臌胀且二便不通有良效。本品祛痰利咽以利呼吸，对喉痹痰阻及寒实结胸证亦常用之。小儿痰壅咽喉、气逆喘促、乳食停积甚则惊痫者，可"峻药轻投"，以祛痰消积。本品外用又可疗疮毒，蚀腐肉，用于痈肿脓成未溃及疥癣恶疮的治疗。

【临床应用】

1. 寒积便秘 治腹满胀痛，大便不通，气急口噤，属寒邪食积阻滞肠道，气血未衰者，可单用巴豆霜装胶囊，或配大黄、干姜做成丸，服用，以峻下冷积、开通肠道。

2. 小儿乳食停滞 治小儿痰壅、乳食停积甚则惊悸，可少用巴豆霜，峻药轻投，配伍胆南星、朱砂、神曲等，以祛痰消积。

3. 腹水臌胀，二便不通 治腹水臌胀，可配杏仁为丸服。近代治晚期血吸虫病肝硬化腹水，配伍降矾、神曲为丸。

4. 喉风，喉痹 治喉痹痰阻，呼吸急促，甚至窒息欲死者，可用巴豆霜灌服或鼻饲，引吐痰涎，开通气道；现代用巴豆霜吹喉，治白喉及急性喉炎引起的急性喉梗阻；治寒实结胸及肺痈脓痰不出，可与桔梗、贝母同用，以排痰外出。

5. 痈肿成脓未溃，疥癣恶疮，疣痣 治痈肿成脓未溃者，常与乳香、没药、木鳖子等熬膏外贴；若痈肿溃后，腐肉不脱，可用本品炒至烟尽研末外敷。治疥癣，用巴豆仁捣泥加雄黄和匀外擦局部。治恶疮，单用本品榨油，用油调雄黄、轻粉，外搽疮面即可。

【**用法用量**】0.1～0.3g，多入丸散用，外用适量。

【**使用注意**】孕妇及虚弱者禁用；不宜与牵牛子同用。传统认为巴豆得热则助泻，得冷则泻止，故服巴豆时不宜食热粥、饮开水等热物。

【**现代研究**】本品主要含脂肪酸类成分：巴豆油酸、巴豆酸、棕榈酸、月桂酸、巴豆醇；毒蛋白类成分：巴豆毒素Ⅰ、Ⅱ。本品还含巴豆苷、生物碱、β-谷甾醇等。现行版《中国药典》规定本品含脂肪油18.0%～20.0%，含巴豆苷（$C_{10}H_{13}N_5O_5$）不得少于0.80%。巴豆油外用，对皮肤有强烈刺激作用。口服半滴至1滴，即能产生口腔、咽及胃黏膜的烧灼感及呕吐，短时期内可有多次大量水泻，伴有剧烈腹痛和里急后重；巴豆煎剂对金黄色葡萄球菌、白喉杆菌、流感杆菌、绿脓杆菌均有不同程度的抑制作用；巴豆油有镇痛及促血小板凝集作用。巴豆提取物对小鼠腹水型与艾氏腹水癌有明显抑制作用；巴豆油、巴豆树脂和巴豆醇脂类有弱致癌活性。

【**按语**】本品具有强烈的毒性，它含巴豆毒蛋白及巴豆油。巴豆毒蛋白是一种细胞原浆毒，能溶解红细胞，并使局部细胞坏死。巴豆油是一种峻泻剂，对胃肠道黏膜具有强烈的刺激和腐蚀作用，可引起恶心、呕吐与腹痛，重则发生出血性胃肠炎、大便带血和黏膜受损，对肾亦有刺激作用。皮肤接触巴豆油后，能引起急性皮炎。中毒表现：症状为咽喉肿痛、呕吐、肠绞痛、腹泻，甚则腐蚀肠壁，出现霍乱样米汤样大便，头痛，眩晕，皮肤冷湿，脱水，呼吸或循环衰竭而死亡。外用巴豆霜可产生接触性皮炎、局部烧灼成脓疱状红疹、水疱等症状。

表9-3 需了解和参考的峻下逐水药

药名	性味归经	功效	主治	用法用量	使用注意
京大戟△	苦，寒；有毒。归肺、脾、肾经	泻水逐饮，消肿散结	① 水肿胀满，胸腹积水，痰饮积聚，气逆咳喘，二便不利 ② 痈肿疮毒，瘰疬痰核	1.5～3g。入丸散服，每次1g；内服醋制用。外用适量，生用	孕妇及虚弱者禁用；不宜与甘草同用
芫花△	苦、辛，温；有毒。归肺、脾、肾经	泻水逐饮，祛痰止咳；外用杀虫疗疮	① 水肿胀满，胸腹积水，痰饮积聚，气逆咳喘，二便不利 ② 外治疥癣秃疮，痈肿，冻疮	1.5～3g。醋炙芫花研末吞服，1次0.6～0.9g，1日1次。外用适量	孕妇及虚弱者禁用；不宜与甘草同用

续表

药名	性味归经	功效	主治	用法用量	使用注意
牵牛子△	苦，寒；有毒。归肺、肾、大肠经	泻水通便，消痰涤饮，杀虫攻积	① 水肿胀满，二便不通 ② 痰饮积聚，气逆喘咳 ② 虫积腹痛	3～6g。入丸散服，每次1.5～3g，本品炒用，药性减缓	孕妇禁用；不宜与巴豆、巴豆霜同用
红大戟☆	苦，寒；有小毒。归肺、脾、肾经	泻水逐饮，消肿散结	① 水肿胀满，胸腹积水，痰饮积聚，气逆咳喘，二便不利 ② 痈肿疮毒，瘰疬痰核	1.5～3g。入丸散服，每次1g；内服醋制用。外用适量，生用。	孕妇及虚弱者禁用；不宜与甘草同用
商陆☆	苦，寒；有毒。归肺、脾、肾、大肠经	逐水消肿，通利二便；外用解毒散结	① 水肿胀满，二便不通 ② 外治痈肿疮毒	3～9g。外用适量，煎汤熏洗	孕妇禁用
千金子☆	辛，温；有毒。归肝、肾、大肠经	泻下逐水，破血消癥；外用疗癣蚀疣	① 二便不通，水肿，痰饮，积滞胀满 ② 血瘀经闭 ③ 外治顽癣，赘疣	1～2g，去壳，去油用，多入丸散服。外用适量，捣烂敷患处	孕妇及虚弱者禁用。生用毒性大，宜外用；内服宜制霜用

注：△：为大纲要求了解的药物；☆：为大纲要求参考的药物

🌐 学习指导与小结

1. 学习方法指导

以泻下通便功效为主线，结合该类药物的性能特点与主治证，理解药物的分类依据及各药的归属；泻下功效有攻下、润下和峻下之分，其主治病证除便秘证外，还常用于多种里实积滞；以其泻下通腑之效，用于多种急腹症，可收到较好疗效。攻下药清导实热，又常用于温热病里热炽盛之高热、烦躁等症；以及火热上炎之头昏头痛、咽痛目赤、牙龈肿痛、血热妄行等。峻下逐水药均可逐水退肿（泻饮），商陆、牵牛子还兼能利尿退肿，主要用于水肿、胸腹积水及痰饮喘咳、胀满、癫狂等证。各节药物以功效为核心，采取归纳、比较、鉴别法，记诵其相似功效共性，分析区别其各自性、效、用特点，以便更好地把握本章药物的基本知识和技能。关注番泻叶、千金子的用量；关注大黄配芒硝，大黄配巴豆、干姜的意义。

2. 学习层次要求

（1）明确药性、性能特点、功效、主治病证、用法、使用注意的药物：大黄、芒硝；

（2）明确药性、功效、主治病证、用法、使用注意的药物：甘遂、巴豆霜；

（3）明确药性、功效、用法及使用注意的药物：番泻叶、芦荟、火麻仁、郁李仁、京大戟、芫花、牵牛子；

（4）供课外拓展的药物：松子仁、商陆、千金子。

3. 思维导图

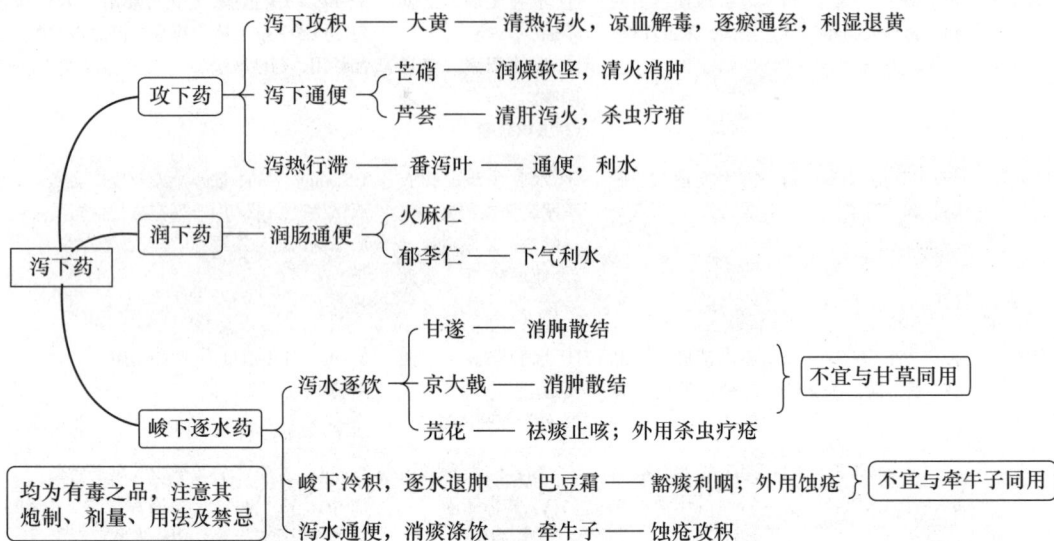

4. 术语解释

［泻下］药物引起腹泻，或滑利大肠，促进排便的作用，称为泻下，或称泻下通便。

［攻下］泻下之力较强，能引起明显腹泻的泻下作用，称为攻下；其性寒者，又称苦寒攻下。

［润下］能润滑大肠，促进排便（一般无明显腹泻）的泻下作用，称为润下。

［峻下］泻下峻猛，能引起剧烈水泻性腹泻，以使体内水湿从大便排出的泻下作用，称为峻下，又称为峻下逐水。

［清导实热］苦寒攻下药通过清热以祛除热邪，有通过泻下以导热下行而治疗里热证的作用，称为清导实热，又称釜底抽薪。

泻下药用药鉴别　　泻下药自测题及答案

以祛除风湿、解除痹痛为主要功效，常用于风湿痹证的药物，称为祛风湿药。祛风湿药味多辛苦，辛香行散，苦能燥湿，性或温或凉，主入肝、肾经，有的归脾经；功效祛风除湿。有的药还分别兼有舒筋、活络、止痛或补肝肾、强筋骨等作用。

祛风湿药主要用于风寒湿热邪气留着于肌肉、经络、筋骨间而引起的风湿痹痛、筋脉拘挛麻木不仁、半身不遂、腰膝酸痛、下肢痿弱等。

根据祛风湿药的药性、功效及临床应用的不同，一般将其分为祛风寒湿药、祛风湿热药和祛风湿强筋骨药三类。

使用祛风湿药时，应根据痹证的类型、邪犯的部位、病程的新久等，选择药物并作适当的配伍。如风邪偏盛的行痹，应选择善能祛风的祛风湿药，佐以活血养营之品；湿邪偏盛的着痹，应选用温燥的祛风湿药，佐以健脾渗湿之品；寒邪偏盛的痛痹，当选用温性较强的祛风湿药，佐以通阳温经之品；外邪入里而从热化或郁久化热的热痹，当选用寒凉的祛风湿药，酌情配伍凉血清热解毒药；感邪初期，病邪在表，当配伍散风胜湿的解表药；病邪入里，须与活血通络药同用；若挟有痰浊、瘀血者，须与祛痰、散瘀药同用；久病体虚、肝肾不足、气血不足者，应选用强筋骨的祛风湿药，配伍补肝肾、益气血的药物，扶正以祛邪。

痹证多属慢性疾病，为服用方便，可制成酒或丸散剂，酒能增强祛风湿药的功效；也可制成外敷剂型，直接用于患处。

祛风湿药多辛温性燥，易伤阴耗血，阴血亏虚者应慎用。有毒之品，应注意其炮制、配伍、剂型、剂量、煎法等，以防中毒。

祛风湿药一般具有不同程度的抗炎、镇痛、改善外周循环、抑制血小板聚集、调节机体免疫等作用。

🕀 第一节　祛风寒湿药

微视频：祛风湿药

本节药物味多辛苦，性温，入肝、脾、肾经。辛行散祛风，苦燥湿，温通祛寒。有较好的祛风除湿、散寒止痛、通经络等作用，尤以止痛为其特点，主要适用于风寒湿痹、肢体关节疼痛、痛有定处、遇寒加重等；经配伍亦可用于风湿热痹。

独 活 Dúhuó 《神农本草经》

为伞形科植物重齿毛当归 Angelica pubescens Maxim. f. biserrata Shan et Yuan 的干燥根。主产于四川、湖北、安徽等地。春初或秋末采挖，晒干。切薄片，生用。

【药性】辛、苦，微温。归肾、膀胱经。

【功效】祛风除湿，通痹止痛，解表。

【性能特点】本品辛散苦燥温通，功善祛风湿，止痹痛，为治风湿痹痛主药，凡风寒湿邪所致之痹证，无论新久，均可应用；因其主入肾经，性善下行，尤以下半身寒湿痹痛为宜；又入膀胱经，有类似羌活而较弱的散风寒胜湿作用，宜于外感风寒挟湿表证。

【临床应用】

1. 风寒湿痹，腰腿疼痛 治风寒湿痹证及肌肉、腰背、手足疼痛，可配防风、附子、石楠叶等以祛风除湿、温里散寒；治痹证日久正虚、腰膝酸软、关节屈伸不利者，配桑寄生、杜仲、人参等，以补益肝肾、养血活血、祛除风湿。

2. 风寒挟湿表证 治外感风寒挟湿所致的恶寒发热、无汗、头痛头重、一身尽痛，配羌活、藁本等以解表散寒、祛风胜湿。

此外，还可治风扰肾经、伏而不出之少阴头痛等。其祛风湿之功，亦治皮肤瘙痒，内服或外洗皆可。

【用法用量】煎服，3～10g。外用适量。

【使用注意】阴虚及血燥者慎用。

【现代研究】本品主要含蛇床子素、香柑内酯、花椒毒素、二氢欧山芹醇当归酸酯。现行版《中国药典》规定：含蛇床子素（$C_{15}H_{16}O_3$）不得少于0.50%，含二氢欧山芹醇当归酸酯（$C_{19}H_{20}O_5$）不得少于0.080%。本品有抗炎、镇痛、抗心律失常、抑制血小板聚集等作用。

威灵仙 Wēilíngxiān 《新修本草》

为毛茛科植物威灵仙 Clematis chinensis Osbeck、棉团铁线莲 C. hexapetala Pall. 或东北铁线莲 C. manshurica Rupr. 的干燥根及根茎。前一种主产于江苏、安徽、浙江等地，应用较广；后两种部分地区应用。秋季采挖，除去泥沙，晒干。切段，生用。

【药性】辛、咸，温。归膀胱经。

【功效】祛风湿，通经络，止痛，消骨鲠。

【性能特点】本品辛散温通，性猛善走，既能祛肌表之风湿，又能通经络而止痛，为治风湿痹痛要药。通达经络力强，与不同祛风湿药配伍，可用于各型的风湿痹证。

尤宜于风邪偏盛、拘挛掣痛者。

【临床应用】

风湿痹证 治风寒湿痹、肢体麻木、经脉拘挛、屈伸不利等可单用为末服，或配伍独活、羌活、川芎等祛风湿散寒活血之品。尚能宣通经络止痛，可治跌打伤痛、头痛、牙痛、胃脘痛等。

此外，本品味咸兼有软化髓骨作用，用治诸骨髓喉，可单用或与砂糖、醋煎后慢慢咽下。

【用法用量】 煎服，6～10g。外用适量，消骨髓可以30～50g。

【使用注意】 本品辛散走窜，气血虚弱者慎服。

【现代研究】 本品主要含原齐墩果酸、常青藤皂苷元、原白头翁素、棕榈酸等。现行版《中国药典》规定：含齐墩果酸（$C_{30}H_{48}O_3$）不得少于0.30%。本品有镇痛、抗炎、保肝利胆、促尿酸排泄及松弛平滑肌等作用。威灵仙白头翁素与白头翁醇为有毒成分，服用过量会引起中毒。

知识链接：手足不遂觅灵仙

徐长卿 Xúchángqīng 《神农本草经》

为萝藦科植物徐长卿 *Cynanchum paniculatum*（Bge.）Kitag 的干燥根和根茎。产于江苏、河北、安徽等地。秋季采挖，阴干。切段，生用。

【药性】 辛，温。归肝、胃经。

【功效】 祛风除湿，止痛，止痒。

【性能特点】 本品辛香行散温通，长于祛风，尤擅止痛，故可广泛用于风湿、寒凝、气滞、血瘀所致的各种痛证。又能祛肌肤中之风邪而止痒，适用于风疹、湿疹等皮肤瘙痒。

【临床应用】

1. 多种痛证 治风湿痹痛，可单用浸酒服，或与八角枫、白芷、甘草合用。治肝胃气痛、胃脘胀痛、胸胁痛、月经痛，常与延胡索、香附、川楝子同用。治牙痛，可与细辛、花椒同用。治腰痛，常配续断、杜仲、独活等同用。治外伤肿痛，可单用煎服，或与栀子捣烂外敷。

2. 风疹湿疹，皮肤瘙痒 可单用煎水外洗，或与苦参、黄柏、白鲜皮等同用。

尚能解蛇毒，用于毒蛇咬伤。

【用法用量】 煎服，3～12g，后下。外用适量。

【使用注意】 孕妇慎用。

【现代研究】 本品主要含丹皮酚、异丹皮酚、β-谷甾醇、徐长卿苷等。现行版《中国药典》规定：含丹皮酚（$C_9H_{10}O_3$）不得少于1.30%。本品有镇静、镇痛、抗菌、抗炎、解痉、降血压、降血脂、调节免疫等多种药理作用。

川　乌　Chuānwū 《神农本草经》

为毛茛科植物乌头 *Aconitum carmichaeli* Debx. 的干燥母根。主产于四川、云南、陕西等地。6月下旬至8月上旬采挖，除去子根、须根及泥沙，晒干。生用或制后用。

【药性】辛、苦，热；生川乌有大毒。归心、肝、肾、脾经。

【功效】祛风除湿，温经止痛。

【性能特点】本品辛热燥烈，善于祛风除湿、温经散寒，为治风寒湿痹证之佳品，尤宜于寒邪偏盛之风湿痹痛；散寒止痛之功显著，治阴寒内盛之心腹冷痛、寒疝腹痛。

【临床应用】

1. 风寒湿痹，关节疼痛　治寒湿侵袭，历节疼痛、不可屈伸者，配麻黄、白芍、甘草等，以散寒、除湿、止痛；治寒湿瘀血留滞经络、肢体筋脉挛痛、关节屈伸不利，或中风手足不遂、日久不愈者，配草乌、地龙、乳香，以祛寒、通经、活络。

2. 心腹冷痛，寒疝疼痛　治阴寒内盛之心腹冷痛、寒疝腹痛、手足厥冷者，单用本品浓煎加蜂蜜服。

3. 跌仆伤痛，麻醉止痛　本品止痛作用颇强，可用治跌打损伤、骨折瘀肿疼痛。古方又常以本品作为麻醉止痛药，如整骨麻药方、外敷麻药方。

【用法用量】一般炮制后用，煎服，1.5～3g，先煎、久煎。外用适量。

【使用注意】生品内服宜慎；酒浸、酒煎服易致中毒，应慎用；孕妇禁用；不宜与半夏、瓜蒌、瓜蒌子、瓜蒌皮、天花粉、川贝母、浙贝母、平贝母、伊贝母、湖北贝母、白蔹、白及同用。

【现代研究】本品主要含多种生物碱，主要为乌头碱、次乌头碱、新乌头碱等，以及乌头多糖A、B、C、D等。制川乌主含苯甲酰乌头胺、苯甲酰中乌头胺、苯甲酰次乌头胺等。现行版《中国药典》规定：制川乌含双酯型生物碱以乌头碱（$C_{34}H_{47}NO_{11}$）、次乌头碱（$C_{33}H_{45}NO_{10}$）及新乌头碱（$C_{33}H_{45}NO_{11}$）的总量计，不得过0.040%；生川乌含双酯型生物碱以乌头碱（$C_{34}H_{47}NO_{11}$）、次乌头碱（$C_{33}H_{45}NO_{10}$）及新乌头碱（$C_{33}H_{45}NO_{11}$）的总量应为0.050%～0.17%；本品有明显的抗炎、镇痛、局部麻醉、降血糖等作用；有强心作用，但剂量加大则引起心律失常，终致心脏抑制。

【按语】

1. 乌头一药在明代《本草纲目》始分为川乌、草乌两种，川乌辛温燥烈，有大毒，而草乌之毒更甚。

2. 乌头服用不当可引起中毒，其症状为口舌、四肢及全身麻木，流涎，恶心，呕吐，腹泻，头昏，眼花，口干，脉搏减缓，呼吸困难，手足搐搦，神志不清，大小便失禁，血压及体温下降，心律紊乱，室性期前收缩和窦房停搏等。严重者，可致循环、呼吸衰竭及严重心律紊乱而死亡。乌头内服均宜制用，并先煎、久煎。

附药：草乌　为毛茛科植物北乌头 *Aconitum kusnezoffii* Reichb. 的根。主产于东北、华北。性味归经、功效、应用、用法用量、使用注意与川乌同，而毒性更强。

蕲 蛇 Qíshé 《雷公炮炙论》

为蝰科动物五步蛇 *Agkistrodon acutus*（Güenther）的干燥体。主产于福建、江西、浙江等地。多于夏、秋二季捕捉，剖开蛇腹，除去内脏，洗净，干燥，去头、鳞或骨，切成寸段，生用或酒炙用。

【药性】甘、咸，温；有毒。归肝经。

【功效】祛风，通络，止痉。

【性能特点】本品性善走窜搜剔，能内走脏腑，外达肌表而透骨搜风，以祛内外之风邪，为截风要药，又能通经络，凡风寒湿痹证均宜，尤善治病深日久之风湿顽痹及中风口眼㖞斜、半身不遂者；本品入肝，既能祛外风，又能息内风，风去则惊搐自定，为治抽搐痉挛常用药。且能外走肌表而祛风止痒，兼以毒攻毒，故风毒之邪壅于肌肤亦常用本品。

【临床应用】

1. 风湿顽痹，麻木拘挛，中风半身不遂，口眼㖞斜　经络不通，麻木拘挛，配防风、羌活、当归等祛风通络、活血养营之品。

2. 小儿惊风，破伤风，抽搐痉挛　治小儿急慢惊风、破伤风之抽搐痉挛，配乌梢蛇、蜈蚣等。

3. 麻风，疥癣　麻风，配大黄、蝉蜕、皂角刺等；治疥癣，配荆芥、薄荷、天麻。

此外，本品有毒，能以毒攻毒，可治瘰疬、梅毒、恶疮。

【用法用量】煎汤，3～9g；研末吞服，一次1～1.5g，一日2～3次。或酒浸、熬膏、入丸、散服。

【使用注意】阴虚内热者忌服，血虚生风者慎服。

【现代研究】本品主要含蛋白质、脂肪类成分。蕲蛇酶等蛇毒为蛋白质类成分。本品有抗血栓、降血压及抗肿瘤等作用。

【按语】本品在古代本草文献中以白花蛇为正名，历代本草和医家均认为它"有毒"。然蕲蛇之毒性来自活体头部毒腺所分泌的毒液，而药材所用是其干燥体，古今临床未见其中毒记载，现代亦未见其药材毒性、毒理研究的报道，故它是否有毒，值得商榷。

附药：金钱白花蛇　本品为眼镜蛇科动物银环蛇 *Bungarus multicinctus* Blyth 的幼蛇干燥体。性味归经、功效、应用与蕲蛇相似而力较强。煎服，2～5g；研粉吞服1～1.5g。

木 瓜 Mùguā 《名医别录》

为蔷薇科植物贴梗海棠Chaenomeles speciosa（Sweet）Nakai的干燥近成熟果实。夏、秋二季果实绿黄时采收，置沸水中烫至外皮灰白色，对半纵剖，晒干。切片，生用。

【药性】酸，温。归肝、脾经。

【功效】舒筋活络，化湿和中。

【性能特点】本品酸温气香，入肝而舒筋活络，为治疗证筋脉拘挛、关节屈伸不利之要药；本品温通味酸，去湿舒筋，为治脚气水肿常用药；入脾而化湿和胃，舒筋以除脚腓挛急，故也用于湿浊中阻之腹痛吐泻转筋。

【临床应用】

1. 湿痹拘挛，腰膝关节酸重疼痛 治风湿痹痛、腰膝关节酸重疼痛，配威灵仙、蕲蛇、川芎等。治筋急项强、不可转侧者，配乳香、没药等活血舒筋药。治脚膝疼重、不能远行久立者，配羌活、独活、附子等。

2. 脚气水肿 治脚气水肿疼痛不可忍者，配吴茱萸、槟榔、苏叶等温中燥湿、利水之品。

3. 暑湿吐泻，转筋挛痛 治湿阻中焦之腹痛吐泻转筋：偏寒者，配吴茱萸、茴香、紫苏等温里散寒药；偏热者，可配蚕沙、薏苡仁、黄连等。

此外，本品尚有消食作用，用于消化不良；并能生津止渴，可治津伤口渴。

【用法用量】煎服，6～9g。

【使用注意】内有郁热、小便短赤者忌服，胃酸过多者不宜服用。

【现代研究】本品主要含齐墩果酸、熊果酸、苹果酸、枸橼酸、酒石酸、多糖以及皂苷等。现行版《中国药典》规定：含齐墩果酸（$C_{30}H_{48}O_3$）和熊果酸（$C_{30}H_{48}O_3$）的总量不得少于0.50%。本品有镇痛、抗炎、保肝、松弛胃肠道平滑肌及抑菌等作用。

【按语】除上述品种外，同属植物榠楂Chaenomeles sinensis（Thouin）koehne的果实作木瓜用，称光皮木瓜。此外，毛叶木瓜Chaenomeles chaenomeles（Hemsl.）Schneid.、西藏木瓜Chaenomeles thibetica Yü在某些地区也作木瓜使用。

表10-1 需了解和参考的祛风寒湿药

药名	性味归经	功效	主治	用法用量	使用注意
乌梢蛇△	甘，平。归肝经	祛风通络，定惊止痉	① 风湿顽痹，中风不遂，口眼㖞斜 ② 小儿惊风，破伤风，痉挛抽搐 ③ 麻风，疥癣	煎服，6～12g；研末，每次2～3g；或入丸剂、酒浸服。外用适量	血虚生风者慎服

续表

药名	性味归经	功效	主治	用法用量	使用注意
青风藤△	苦、辛，平。归肝、脾经	祛风湿，通经络，利小便	①风湿痹证，关节肿胀 ②拘挛麻木 ③脚气浮肿	煎服，6~12g。外用适量	
海风藤△	辛、苦，微温。归肝经	祛风除湿，通络止痛，祛风湿，通经络，止痹痛	①风寒湿痹证 ②跌打损伤，瘀肿疼痛	煎服，6~12g。外用适量	
穿山龙△	甘、苦，温。归肝、肾、肺经	祛风除湿，舒筋通络，活血止痛，止咳平喘	①风湿痹证，关节肿胀，疼痛麻木 ②跌打损伤闪腰岔气 ③痰热咳喘	煎服，9~15g；或酒浸服。外用适量	粉碎时注意防护，以免引起过敏反应
蚕沙☆	甘、辛，温。归肝、脾、胃经	祛风除湿，化湿和中	①风湿痹证 ②吐泻转筋 ③风疹，湿疹，瘙痒，关节酸痛，屈伸不利	煎服，5~15g；宜布包入煎。外用适量	
伸筋草☆	微苦、辛，温。归肝、脾、肾经	祛风除湿，舒筋活络	①风寒湿痹 ②跌打损伤	煎服，3~12g。外用适量	孕妇及月经过多者慎用
寻骨风☆	辛、苦，平。归肝经	祛风除湿，通络止痛	①风湿痹证 ②跌打伤痛	煎服，10~15g。外用适量	不宜大量或长期服用，肾病患者忌服
油松节☆	苦、辛，温。归肝、肾经	祛风除湿，通络止痛	①风寒湿痹，历节风痛，转筋挛急 ②跌打损伤	煎服，9~15g。外用适量	阴虚血燥者慎服
丁公藤☆	辛，温；有小毒。归肝、脾、胃经	祛风除湿，消肿止痛	①风湿痹痛，半身不遂 ②跌打损伤	煎服，3~6g；或配制酒剂，内服或外搽	本品有强烈的发汗作用，虚弱者慎用，孕妇禁服
路路通☆	苦，平。归肝、肾经	祛风活络，利水，通经	①风湿痹痛，中风半身不遂，麻木拘挛 ②跌打损伤 ③水肿胀满 ④经行不畅，经闭 ⑤乳少，乳汁不通	煎服，5~10g。外用，适量	月经过多及孕妇忌服

注：△：为大纲要求了解的药物；☆：为大纲要求参考的药物

⊕ 第二节 祛风湿热药

　　本节药物性味多为辛、苦，寒，入肝、脾、肾经。辛行散，苦降泄，寒清热。具有祛风除湿、通络止痛、清热消肿之功，主要用于风湿热痹，关节红肿热痛等症。经配伍亦可用于风寒湿痹。

秦　艽　Qínjiāo 《神农本草经》

为龙胆科植物秦艽 *Gentiana macrophylla* Pall.、麻花秦艽 *G. straminea* Maxim.、粗茎秦艽 *G. crassicaulis* Duthie ex Burk. 或小秦艽 *G. dahurica* Fiseh. 的干燥根。前三种按性状不同分别习称"秦艽"和"麻花艽"，后一种习称"小秦艽"。主产于陕西、甘肃、内蒙古等地。春、秋二季采挖。去芦头，晒干。切片，生用。

【药性】辛、苦，平。归胃、肝、胆经。

【功效】祛风湿，止痹痛，清湿热，退虚热。

【性能特点】本品辛散苦泄，能散厥阴肝经之风，泄阳明胃腑之湿，其质润性平，为"风药中之润剂，散药中之补剂"。凡风湿痹痛，筋脉拘挛，骨节酸痛，无论寒热新久，均可配伍应用。性平偏寒，对热痹尤为适宜。又能"活血荣筋"，可用于中风半身不遂等。尚能退虚热，除骨蒸，为治虚热证要药。并可清肝胆湿热而退黄疸，用于湿热黄疸。

【临床应用】

1. 风湿痹证，筋脉拘挛，骨节酸痛　治风湿热痹、关节红肿疼痛，多配防己、牡丹皮、络石藤、忍冬藤等祛风湿清热之品；治风寒湿痹、肢节疼痛拘挛，配天麻、羌活、当归、川芎等以祛风散寒通络。

2. 中风半身不遂　治中风半身不遂、口眼㖞斜、四肢拘急、舌强不语者，单用大量水煎服即能奏效；治中风口眼㖞斜、言语不利、恶风恶寒者，配升麻、葛根、防风、芍药等祛风散寒之品；治血虚中风者，配当归、熟地、白芍等补血药。

3. 骨蒸潮热、小儿疳积发热　治骨蒸日晡潮热，配青蒿、地骨皮、知母等；治小儿疳积发热，配薄荷、炙甘草。

4. 湿热黄疸　治湿热黄疸，单用为末服；或配茵陈、栀子、大黄等利湿退黄之品。

此外，本品能清湿热，尚可治痔疮肿痛等。

【用法用量】煎服，3～10g。

【现代研究】本品含环烯醚萜类成分：龙胆苦苷、獐牙菜苦苷、秦艽苷、当药苦苷、马钱苷酸等；生物碱类成分：龙胆碱（秦艽碱甲）、龙胆次碱（秦艽碱乙）等；有机酸类成分：栎瘿酸；还含糖类及挥发油等。有抗炎镇痛、免疫调节、降压和保肝等作用。

【按语】各地作秦艽药用的尚有：天山秦艽 *Gentiana tianschanica* Rupr.；西藏秦艽 *Gentiana tibetica* King ex Hook. f.；中亚秦艽 *Gentiana kaufmanniana* Regel et Schmalh.；管花秦艽 *Gentiana siphonantha* Maxim.ex Kusnez.；斜生秦艽 *Gentiana decumbens* L.f.。

防 己 Fángjǐ 《神农本草经》

为防己科植物粉防己 *Stephania tetrandra* S.Moore 的干燥根。习称"汉防己",主产于安徽、浙江、江西等地;秋季采挖,洗净,除去粗皮,切段,粗根纵切两半,晒干。切厚片,生用。

【药性】苦,辛,寒。归膀胱、肺经。

【功效】祛风湿,止痛,利水消肿。

【性能特点】防己味苦性寒,苦以燥湿,寒能清热,善走下行。可外散风邪,内清湿热,并以除湿为长,故风湿热邪阻滞经络所致之关节红肿热痛者尤为适宜。善泻下半身水湿停留所致诸证,可用于水肿、小便不利、脚气。

【临床应用】

1. 风湿痹证 治风湿痹证湿热偏盛、肢体酸重、关节红肿疼痛及湿热身痛者,配滑石、薏苡仁、蚕沙等利湿清热通痹之品;配伍祛风湿散寒药亦可用于风寒湿痹,四肢挛急者,配麻黄、肉桂、茯苓等散寒、除湿之品。

2. 水肿,小便不利,脚气肿痛 治湿热腹胀水肿,配椒目、葶苈子、大黄;治风邪外袭、水湿内阻之头面水肿、小便不利、身重汗出恶风之风水证,配黄芪、白术、甘草等;若治一身悉肿、小便短少者之皮水证,配茯苓、黄芪、桂枝等;治脚气足胫肿痛、重着、麻木,配吴茱萸、槟榔、木瓜等。

此外,本品苦以燥湿,寒以清热,尚可用治湿疹疮毒。

【用法用量】煎服,5~10g。

【使用注意】胃纳不佳及阴虚体弱者慎服。

【现代研究】本品含生物碱类成分:粉防己碱、防己诺林碱、轮环藤酚碱、氧防己碱、防己斯任碱。有抗炎、抑制免疫、抗心肌缺血、抗心律失常及降血压等作用。

表 10-2 需了解和参考的祛风湿热药

药名	性味归经	功效	主治	用法用量	使用注意
络石藤△	苦,微寒。归心、肝、肾经	祛风通络,凉血消肿	① 风湿热痹,筋脉拘挛,腰膝酸痛 ②喉痹,痈肿 ③ 跌扑损伤,瘀滞肿痛	煎服,6~12g。外用适量,鲜品捣敷	
豨莶草△	辛、苦、寒。归肝、肾经	祛风湿,利关节,清热解毒	① 风湿痹痛,筋骨无力,四肢麻木,腰膝酸软 ②中风半身不遂 ③ 风疹,湿疮,疮痈	煎服,9~12g。外用适量	

续表

药名	性味归经	功效	主治	用法用量	使用注意
老鹳草△	辛、苦，平。归肝、肾、脾经。	祛风湿，通经络，止泻痢，清热解毒	① 风湿痹痛，麻木拘挛，筋骨酸痛 ② 泄泻痢疾 ③ 疮疡	煎服，9～15g；或熬膏、酒浸服。外用适量	
雷公藤△	苦、辛，寒；有大毒。归肝、肾经	祛风除湿，活血通络，消肿止痛，杀虫解毒	① 风湿顽痹麻风 ② 顽癣、疥疮、湿疹 ③ 疔疮肿毒	煎服，1～3g；先煎。外用适量，研粉或捣烂敷；或制成酊剂、软膏涂搽	本品有大毒，内服宜慎重。内脏有器质性病变及白细胞减少者慎服；孕妇禁用。外敷不可超过半小时，否则起疱
桑枝☆	微苦，平。归肝经	祛风湿，利关节	① 风寒痹证，肩臂、关节酸痛麻木	煎服，9～15g。外用适量	
臭梧桐叶☆	辛、苦、甘，凉。归肝经	祛风湿，通经络，平肝	① 风湿痹证 ② 风疹、湿疮 ③ 头痛眩晕 ④ 中风半身不遂	煎服，5～15g；研末服，每次3g。外用，适量。用于高血压病，不宜久煎	
海桐皮☆	苦、辛，平。归肝经。	祛风除湿，通络止痛，杀虫止痒	① 风湿痹证 ② 疥癣、湿疹	煎服，5～15g；或酒浸服。外用适量	
丝瓜络☆	甘，平。归肺、胃、肝经	祛风，通络，活血，下乳	① 风湿痹痛，筋脉拘挛 ② 胸胁胀痛，乳汁不通，乳痈肿痛	煎服，5～12g。外用适量	

注：△：为大纲要求了解的药物　☆：为大纲要求参考的药物

✚ 第三节　祛风湿强筋骨药

本类药物主入肝肾经，除祛风湿外，兼有一定的补肝肾、强筋骨的作用，主要用于风湿日久，肝肾虚损，腰膝酸软，脚弱无力等。风湿日久，易损肝肾；肝肾虚损，风寒湿邪又易犯腰膝部位；故选用本节药物有扶正祛邪、标本兼顾的意义，亦可用于肾虚腰痛、骨痿、软弱无力者。

五加皮　Wǔjiāpí　《神农本草经》

为五加科植物细柱五加 *Acanthopanax gracilistylus* W. W. Smith 的干燥根皮。习称"南五加皮"。主产于湖北、河南、安徽等地。夏、秋采挖，剥取根皮，晒干。切厚片，生用。

【药性】辛、苦，温。归肝、肾经。

【功效】祛风除湿，补益肝肾，强筋壮骨，利水消肿。

【性能特点】五加皮辛则气顺而行散，苦则坚骨而益精，温则祛风而胜湿，功善补肝肾、强筋骨、祛风湿，为强壮性祛风湿药，尤宜于老人、久病体虚以及小儿骨软行迟者。

【临床应用】

1. **风湿痹证**　治风湿痹证、腰膝疼痛、筋脉拘挛，可单用或配当归、牛膝、木瓜等。

2. **筋骨痿软，小儿行迟，体虚乏力**　治肝肾不足、筋骨痿软者，配杜仲、牛膝等补肝肾、强筋骨之品；治小儿行迟，配龟甲、牛膝、木瓜等。

3. **水肿，脚气肿痛**　治水肿、小便不利，配茯苓皮、大腹皮、生姜皮；若风寒湿滞之脚气肿痛，配吴茱萸、木瓜等。

【用法用量】煎服，5～10g；或酒浸、入丸、散服。

【现代研究】本品含苯丙醇苷类成分：紫丁香苷，刺五加苷 B_1，无梗五加苷 A～D、K_2、K_3；萜类成分：16-羟基-(-)-贝壳松-19-酸、左旋对映贝壳松烯酸；还含多糖、脂肪酸及挥发油等。有抗炎、调节免疫、抗疲劳等作用，且有一定的抗排异作用。

桑寄生　Sāngjìshēng　《神农本草经》

为桑寄生科植物桑寄生 *Taxillus chinensis*（DC.）Danser 的干燥带叶茎枝。主产于广东、广西、云南等地。冬季至次春采割，除去粗茎，切段，干燥，或蒸后干燥。切厚片，生用。

【药性】苦、甘，平。归肝、肾经。

【功效】祛风湿，补肝肾，强筋骨，安胎元。

【性能特点】本品苦能燥，甘能补，祛风湿，又长于补肝肾、强筋骨，对痹证日久、肝肾不足、腰膝酸软、筋骨无力者尤宜。又能补肝肾、养血而固冲任、安胎元。治肝肾亏虚、冲任不固之月经过多、崩漏、妊娠下血、胎动不安。

【临床应用】

1. **风湿痹证，腰膝酸软，筋骨无力**　治痹证日久，伤及肝肾，腰膝酸软，筋骨无力者尤宜，配独活、杜仲、牛膝、桂心等。

2. **崩漏经多，妊娠漏血，胎动不安**　治肝肾亏虚，月经过多，崩漏，妊娠下血，胎动不安者，配阿胶、续断、当归等；或配阿胶、续断、菟丝子。

3. **头晕目眩**　本品能补肝肾以平肝降压，用于高血压病头晕目眩证属肝肾不足者，可配杜仲、牛膝等。

【用法用量】煎服，9～15g。

【现代研究】

本品含黄酮类成分（广寄生苷、槲皮素、金丝桃苷、槲皮苷等）与挥发油（苯甲酰、苯二烯、芳姜黄烯，桉树脑）等，有镇痛、抗炎、降血脂及抗肿瘤等作用。

【按语】 古代所用的桑寄生，来源于桑寄生科不同属的数种植物，除钝果寄生属、梨果寄生属以外，尚包括槲寄生属植物。桑寄生科植物槲寄生 *Viscum coloratum*（Komar.）Nakai 的带叶茎枝，其性能、功效与应用均与桑寄生相似，过去作桑寄生应用，《中国药典》已将其单独收载。

表 10-3　需了解和参考的祛风湿强筋骨药

药名	性味归经	功效	主治	用法用量	使用注意
狗脊△	苦、甘，温。归肝、肾经	祛风湿，补肝肾，强腰膝	①风湿痹证兼肝肾不足者 ②腰膝酸软，下肢无力 ③肾虚遗尿，白带过多	煎服，6～12g	肾虚有热，小便不利，或短涩黄赤者慎服
千年健☆	苦、辛，温。归肝、肾经	祛风湿，强筋骨	风寒湿痹，腰膝冷痛，拘挛麻木，筋骨痿软	煎服，5～10g。或酒浸服	阴虚内热者慎服
雪莲花☆	甘、微苦，温。归肝、肾经	祛风湿，强筋骨，补肾阳，调冲任	①风湿痹证 ②肾虚阳痿 ③月经不调，经闭痛经，崩漏带下	煎服，6～12g。外用适量	孕妇慎用

注：△：为大纲要求了解的药物；☆：为大纲要求参考的药物

学习指导与小结

1. 学习方法指导

以祛风除湿功效为主线，结合本章药物的性能特点与主治病证，理解药物的分类依据及归属；各节药物以功效为核心，归纳比较各药功用异同，记诵相似功效共性，分析区别各自药性、功效、临床应用特点，以掌握本章药物的基本知识和技能。关注川乌、雷公藤的用法用量；独活与羌活，桑寄生与独活，豨莶草与臭梧桐的配伍意义。

2. 学习层次要求

（1）明确药性、性能特点、功效、主治病证、用法、使用注意的药物：独活、木瓜、蕲蛇（附金钱白花蛇）、秦艽、防己、桑寄生；

（2）明确药性、功效、主治病证、用法、使用注意的药物：川乌（附草乌）、威灵仙、徐长卿、五加皮；

（3）明确药性、功效、用法及使用注意的药物：乌梢蛇、海风藤、青风藤、络石藤、穿山龙、豨莶草、雷公藤、狗脊；

（4）供课外拓展的药物：蚕沙、松节、寻骨风、伸筋草、丁公藤、路路通、丝瓜络、海桐皮、老鹳草、桑枝、臭梧桐、雪莲花、千年健。

3. 思维导图

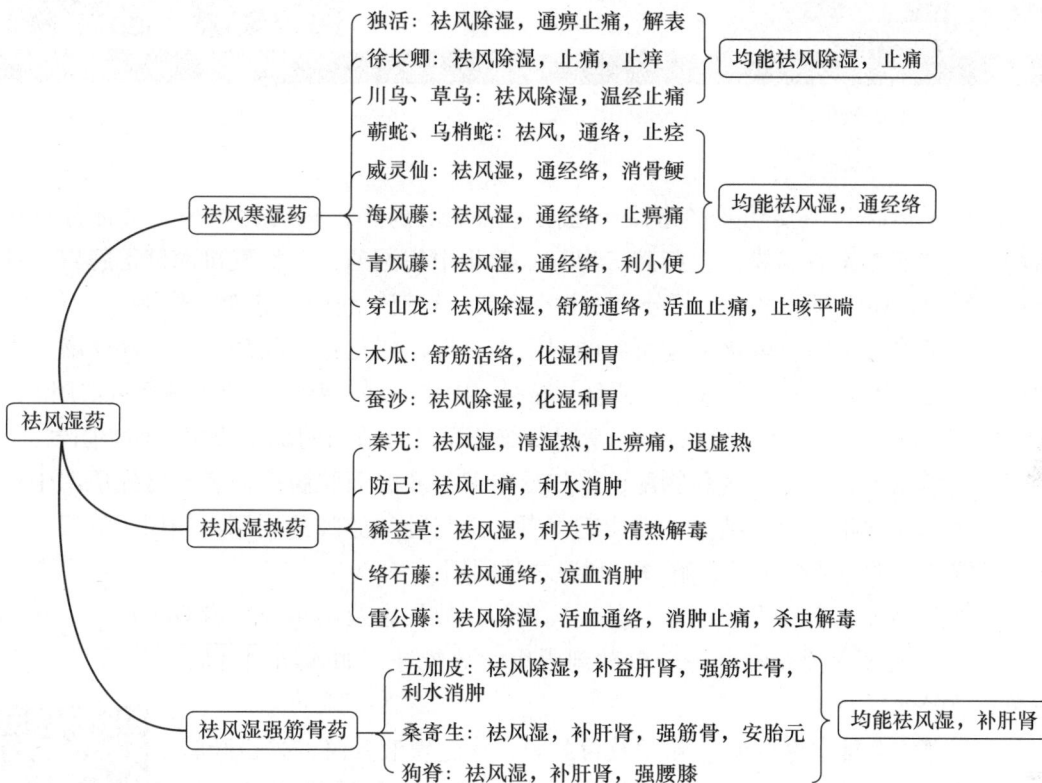

4. 术语解释

[祛风除湿] 又称祛风胜湿、蠲痹、宣痹、除痹等。具有祛除肌肉、经络、筋骨间的风湿邪气和解除痹痛的治疗作用。

[透骨搜风] 指祛风通络之力强，能驱除深入人体筋骨经络之风邪。透骨搜风药多属虫类药，适用于风湿痹痛、肢体麻木等。

[舒筋活络] 舒筋：是指辛散宣通药具有舒缓筋急以解除关节拘急、屈伸不利的治疗作用；活络（通络）：是指通利脉络以缓解肌肤麻木或偏瘫的治疗作用。舒筋与活络密切相关，往往相提并论。

祛风湿药用药鉴别　　祛风湿药自测题
及答案

第十一章

化 湿 药

化湿药图片　　　化湿药PPT

以化湿运脾为主要功效，常用于湿阻中焦证的药物，称为化湿药，又称芳香化湿药。化湿药多辛香温燥，主归脾、胃经。善化中焦湿浊，舒畅气机而健运脾胃，具有化湿健脾、和中开胃之功。部分药物兼有解暑、行气、止呕、止泻等作用。

适用于脾为湿困、运化失健所致的湿阻中焦证，症见：脘腹痞满、呕吐泛酸、大便溏薄、食少体倦、舌苔白腻等。暑温、湿温、中焦气滞、呕吐、泄泻等亦可选用。

使用化湿药，应根据湿困的不同情况及兼证而进行适当的配伍应用。如湿阻气滞，脘腹胀满痞闷者，常与行气药物配伍；如湿阻偏于寒湿而脘腹冷痛者，可配伍温中祛寒药；如脾虚湿阻，脘痞纳呆，神疲乏力者，常与补气健脾药同用；如用于湿温、湿热、暑湿者，常与清热燥湿、解暑、利湿之品同用。

本类药物多属辛温香燥之品，易耗气伤阴，故气虚及阴虚血燥者宜慎用。又因其气味芳香，大多含挥发油，一般以散剂服用疗效较好，如入汤剂宜后下，不宜久煎，以免药效降低。

化湿药大多能刺激嗅觉、味觉及胃黏膜，促进胃液分泌，兴奋肠管蠕动，使胃肠推进运动加快，以增强食欲，促进消化，排除肠道积气。

微视频：化湿药

广藿香　Guǎnghuòxiāng　《名医别录》

为唇形科植物广藿香 *Pogostemon cablin*（Blanco）Benth. 的干燥地上部分。主产于广东、海南等地。枝叶茂盛时采割，日晒夜闷，反复至干。切段，生用或鲜用。

【药性】辛，微温。归脾、胃、肺经。

【功效】芳香化浊，和中止呕，发表解暑。

【性能特点】本品气味芳香，辛散而不峻烈，微温而不燥热，主入脾、胃经，有良好的化湿醒脾作用，为治湿阻中焦证之要药；又能和中止呕，治疗各种寒热虚实之呕吐，均可配伍应用，尤宜于湿浊中阻之呕吐；本品辛温芳香，外可透毛窍、散表邪，内能化湿浊、安脾胃，故能发表解暑，亦为治暑月外感风寒、内伤生冷之要药。

【临床应用】

1. **湿浊中阻，脘腹痞闷**　治湿浊中阻所致之脘腹痞满、少食欲呕、神疲体倦、大便溏薄等，常与苍术、厚朴、陈皮等燥湿、行气药配伍。

2. **脘痞呕吐**　治寒湿中阻所致之呕吐，常与半夏、丁香等配伍，以温中散寒、降逆止呕；治湿热呕吐，常与黄连、竹茹等清胃热止呕药配伍，以清热和胃、降逆止呕；治脾胃虚弱、胃气上逆之恶心呕吐，常与党参、白术等益气健脾药配伍，以补益胃气、和中止呕；治妊娠恶阻、恶心呕吐，常与砂仁、紫苏梗等行气和胃、安胎之品配伍。

3. 暑湿表证，湿温初起，腹痛吐泻，鼻渊头痛 治暑月外感风寒、内伤生冷所致恶寒发热、头痛、脘腹痞闷、呕恶吐泻，与厚朴、紫苏、半夏等配伍以解表化湿、理气和中；治湿温初起、湿热俱重，与黄芩、滑石、茵陈等配伍以清热利湿；治鼻渊头痛、鼻塞、流涕、前额头痛，配猪胆粉。

【用法用量】煎服，3～10g。鲜品加倍。藿香叶偏于发表；藿香梗偏于和中。鲜藿香气味芳香，夏季可泡水代茶饮，作清凉解暑饮料。

【使用注意】阴虚血燥者不宜服用。

【现代研究】本品主要含挥发油：百秋李醇、广藿香醇、α-广藿香烯、β-广藿香烯、广藿香酮及广藿香二醇等；黄酮类成分：5-羟基-3,7,4-三甲氧基黄烷酮、5-羟基-7,4-二甲氧基黄烷酮、藿香黄酮醇、商陆黄素、芹菜素、鼠李素等。现行版《中国药典》规定：本品按干燥品计算，含百秋李醇（$C_{15}H_{26}O$）不得少于0.22%。其所含挥发油能促进胃液分泌，增强消化力，对胃肠有解痉作用；有防腐和抗菌作用。此外，本品尚有收敛止泻、扩张微血管而略有发汗等作用。

苍 术 Cāngzhú 《神农本草经》

为菊科植物茅苍术 *Atractylodes lancea*（Thunb.）DC. 或北苍术 *Atractylodes chinensis*（DC.）Koidz. 的干燥根茎。前者主产于江苏、湖北、河南等地，以产于江苏茅山一带者质量最佳，故名茅苍术，简称茅术；后者主产于内蒙古、山西、陕西等地。春、秋两季采挖，除去泥沙，晒干，撞去须根。切片，生用或麸炒用。

【性味归经】辛、苦，温。归脾、胃、肝经。

【功效】燥湿健脾，祛风散寒，明目。

【性能特点】本品辛香而苦，具温燥之性，既能芳化湿浊，苦燥脾湿，以除中焦秽浊之气，又能健运脾胃，促进运化，为燥湿健脾要药，凡湿邪为病，不论表里上下，皆可配伍应用，主治湿阻中焦证、痰饮、水肿等，尤宜于寒湿中阻、脾失健运者；又能祛风散寒，治各种风湿痹证、外感风寒夹湿证；此外，尚能明目，治夜盲症及眼目昏涩等。

【临床应用】

1. 湿阻中焦，脘腹胀满，泄泻，水肿 治湿阻中焦、脾失健运所致的脘腹胀满、呕恶食少、吐泻乏力、肢体倦怠、舌苔白腻等，常与厚朴、陈皮等配伍，以燥湿运脾，行气和胃；治水湿内停之痰饮、水肿，常与茯苓、猪苓、泽泻等利水渗湿药配伍；治暑湿或湿温，常与黄芩、黄连、滑石等配伍，以清热利湿。

2. 脚气痿躄，风湿痹痛 治风寒痹证湿邪偏胜者，常与羌活、独活、薏苡仁等配伍，以祛风散寒除湿；治湿热痹痛，常与石膏、知母等清热泻火药配伍；治湿热下注之脚膝肿痛，或痿软无力，常与黄柏相须为用，以清热燥湿；治湿热下注之阴痒、带下黄白，常与栀子、龙胆、黄柏等清热燥湿药配伍。

3. 风寒感冒　治外感风寒表证夹湿者，常与防风、羌活、白芷等配伍，祛风散寒除湿。

4. 夜盲，眼目昏涩　治夜盲症及眼目昏涩，可单用，或与羊肝、猪肝等煎煮同食。

【用法用量】煎服，3～9g。

【现代研究】本品主要含挥发油：β-橄榄烯、α-愈创木烯、δ-愈创木烯、花柏烯、丁香烯、榄香烯、芹子烯、广藿香烯、苍术酮、苍术素、芹子二烯酮等。本品还含白术内酯、苍术烯内酯丙等。现行版《中国药典》规定：茅苍术含挥发油不得少于1.4%（mL/g），含苍术素（$C_{13}H_{10}O$）不得少于0.15%；北苍术含挥发油不得少于0.60%（mL/g），含苍术素（$C_{13}H_{10}O$）不得少于0.30%。其挥发油有明显的抗副交感神经递质乙酰胆碱引起的肠痉挛作用；对交感神经递质肾上腺素引起的肠肌松弛，苍术制剂能促进肾上腺抑制作用的幅度恢复。苍术醇有促进胃肠运动作用，对胃平滑肌也有微弱收缩作用。苍术挥发油对中枢神经系统：小剂量是镇静作用，同时使脊髓反射亢进；大剂量则呈抑制作用。苍术煎剂有降血糖作用，同时具排钠、排钾作用；其维生素A样物质可治疗夜盲症及角膜软化症。

知识链接：燥湿健脾话苍术

厚　朴　Hòupò　《神农本草经》

为木兰科植物厚朴 *Magnolia officinalis* Rehd. et Wils. 或凹叶厚朴 *Magnolia officinalis* Rehd. et Wils. var *biloba* Rehd. et Wils. 的干燥干皮、根皮及枝皮。主产于四川、湖北、浙江等地。4～6月剥取，根皮和枝皮直接阴干；干皮置沸水中微煮后，堆置阴湿处，"发汗"至内表面变紫褐色或棕褐色时，蒸软，取出，卷成筒状，干燥。切丝，生用或姜汁炙用。

【性味归经】苦、辛，温。归脾、胃、肺、大肠经。

【功效】燥湿消痰，下气除满。

【性能特点】本品辛散苦燥，性温，主入脾、胃、大肠经，长于燥湿、行气，为消胀除满之要药，善治湿阻中焦及胃肠气滞之脘腹胀满；味苦降泄，入肺经，能消痰下气平喘，治痰饮喘咳。

【临床应用】

1. 湿滞伤中，脘痞吐泻　治湿滞伤中、脾胃气滞之脘腹胀满、不思饮食、嗳气吞酸、倦怠便溏等，与苍术、陈皮等配伍以燥湿健脾行气。

2. 食积气滞，腹胀便秘　治脾胃气滞、脘腹胀痛、大便不通，与枳实、大黄配伍，以行气通便；治食积不化、脘腹胀痛、嗳腐吞酸，与枳实、麦芽等行气消食药配伍，以行气消食除痞；治实热积滞之腹胀便秘，常与大黄、芒硝、枳实配伍，以泻热通便、行气导滞；治脾虚气滞、食少体倦、脘腹胀满，常与人参、白术等配伍，以增强补气健脾作用。

3. 痰饮喘咳 治痰饮阻肺，咳喘短气、胸膈满闷，与苏子、半夏、陈皮等配伍，以降气平喘，祛痰止咳；治寒饮化热，胸闷气喘、喉间痰声漉漉、烦躁不安者，与石膏、麻黄、杏仁等配伍，以清热降逆，化痰止咳；治宿有喘病，又外感风寒而发者，与桂枝、杏仁等配伍，以解肌发表，降气平喘。

此外，治痰气互结咽喉之梅核气，咽中如有物阻，咯吐不出，吞咽不下，常与半夏、茯苓、苏叶等配伍，以降逆化痰，行气散结。

【用法用量】煎服，3～10g。

【使用注意】气虚津亏者及孕妇慎用。

【现代研究】本品主要含酚性成分：厚朴酚、和厚朴酚等；木脂素类成分：木兰醇等。还含挥发油、生物碱等。现行版《中国药典》规定：本品含厚朴酚（$C_{18}H_{18}O_2$）与和厚朴酚（$C_{18}H_{18}O_2$）的总量不得少于2.0%，姜厚朴不得少于1.6%。厚朴煎剂对肺炎球菌、白喉杆菌、溶血性链球菌、枯草球菌、志贺氏痢疾杆菌、金黄色葡萄球菌、炭疽杆菌及若干皮肤真菌均有抑制作用。厚朴碱、异厚朴酚有明显的中枢性肌肉松弛作用。厚朴碱、木兰箭毒碱能松弛横纹肌。对肠管，小剂量出现兴奋，大剂量则为抑制。厚朴酚对实验性胃溃疡有防治作用。

砂 仁 Shārén 《药性论》

为姜科植物阳春砂 *Amomum villosum* Lour.、绿壳砂 *Amomum villosum* Lour.var. *xanthioides* T. L. Wu et Senjen 或海南砂 *Amomum longiligulare* T. L. Wu 的干燥成熟果实。阳春砂主产于广东、广西、云南等地；绿壳砂主产于广东、云南等地；海南砂主产于海南、广东等地。夏、秋两季果实成熟时采收，晒干或低温干燥。生用，用时打碎。

【性味归经】辛，温。归脾、胃、肾经。

【功效】化湿开胃，温中止泻，理气安胎。

【性能特点】本品辛香温散，主入脾、胃经，为芳香化湿、醒脾和胃良药，善治湿浊中阻证，又长于温中行气，尤宜于中焦寒湿气滞者；温中而止呕、止泻，治脾胃虚寒之呕吐、泄泻等；理气安胎，用于妊娠恶阻、胎动不安。

【临床应用】

1. 湿浊中阻，脾胃气滞，脘痞不饥 治湿阻中焦、脘腹痞闷、食少纳呆、呕吐泄泻等，常与豆蔻相须为用；治寒湿中阻、脘腹胀满冷痛、食少腹泻，配伍干姜、厚朴、草豆蔻等以温中化湿；治中焦湿阻气滞证，与木香、枳实等配伍，以增强行气止痛之功；治中焦寒湿气滞兼脾胃气虚者，与人参、白术、茯苓等配伍，以益气健脾和胃。

2. 脾胃虚寒，呕吐泄泻 治脾胃虚寒之呕吐泄泻，可单用研末吞服，或与干姜、炒白术等温中止呕止泻药配伍。

3. 妊娠恶阻，胎动不安 治妊娠气滞恶阻及胎动不安，与苏梗、白术等配伍增强行气安胎之功；治气血不足之胎动不安，配伍人参、白术、当归等补气养血药；治肾虚胎元不固之胎动不安，配伍杜仲、续断、桑寄生等以补肝肾安胎。

【用法用量】煎服，3~6g，后下。

【使用注意】阴虚血燥者慎用。

【现代研究】本品主要含挥发油（乙酸龙脑酯、樟脑、樟烯、柠檬烯等），还含皂苷、黄酮类等。现行版《中国药典》规定：阳春砂、绿壳砂种子团含挥发油不得少于3.0%（mL/g），海南砂种子团含挥发油不得少于1.0%（mL/g）；本品按干燥品计含乙酸龙脑酯（$C_{12}H_{20}O_2$）不得少于0.90%。砂仁水提具有显著增强胃肠动力、促进胃液分泌、增进肠道运动、排出消化管内的积气等作用；挥发油有抗溃疡、止泻、抗炎、镇痛作用，乙醇提取物有利胆、抑菌等作用。

豆 蔻 Dòukòu 《开宝本草》

为姜科植物白豆蔻*Amomum kravanh* Pierre ex Gagnep. 或爪哇白豆蔻*Amomum compactum* Soland ex Maton 的干燥成熟果实。按产地不同分为"原豆蔻"和"印尼白蔻"。原豆蔻主产于泰国、柬埔寨；印尼白蔻主产于印度尼西亚，我国云南、广东、广西等地有栽培。秋季果实由绿色转成黄绿色时采收，晒干。生用，用时捣碎。

【性味归经】辛，温。归肺、脾、胃经。

【功效】化湿行气，温中止呕，开胃消食。

【性能特点】本品气味清香，温而不燥，辛散入肺、脾经，善宣化中焦、上焦之湿邪，长于化湿行气，主治湿阻中焦证、脾胃气滞证，亦常用治湿温初起；温中和胃止呕，治多种呕吐证，尤宜于胃寒湿阻气滞之呕吐；开胃消食，治食积不消。

【临床应用】

1. 脾胃气滞，胸腹胀痛，食积不消 治湿阻中焦及脾胃气滞所致之脘腹胀满、不思饮食，常与砂仁、广藿香、陈皮等化湿理气药配伍；治脾虚湿阻气滞所致的胸腹虚胀、食少纳呆、倦怠无力，常与白术、人参、黄芪等配伍，以增强健脾益气之功。

2. 湿温初起，胸闷不饥 治湿温初起，湿邪偏重之胸闷不饥、头痛身重，与杏仁、薏苡仁等配伍，以宣畅气机，清利湿热；若热重于湿者，常与黄芩、滑石等配伍，以清利湿热。

3. 寒湿呕吐 治寒湿中阻气滞之呃逆，可单用研末服，或配伍广藿香、半夏、陈皮等，以化湿行气、降逆止呕；治小儿胃寒吐乳不食者，与砂仁、甘草等温胃和中之品配伍。

4. 食积不消 治食积不化之脘腹胀痛、不思饮食，配伍莱菔子、山楂等消食化积。

【用法用量】煎服，3~6g，后下。

【使用注意】阴虚血燥者慎用。

【现代研究】本品主要含挥发油：桉油精（1,8-桉叶素）、β-蒎烯、α-蒎烯、丁香烯、乙酸龙脑酯等。现行版《中国药典》规定：原豆蔻仁含挥发油不得少于5.0%（mL/g），印尼白蔻仁含挥发油不得少于4.0%（mL/g），豆蔻仁含桉油精（$C_{10}H_{18}O$）不得少于3.0%。本品能促进胃液分泌，增进胃肠蠕动，制止肠内异常发酵，祛除胃肠积气，故有良好的芳香健胃作用，并能止呕。水煎剂有促进消化、解酒等作用，体外试验显示对痢疾杆菌有抑制作用。

表11-1　需了解和参考的化湿药

药名	性味归经	功效	主治	用法用量	使用注意
佩兰△	辛，平。归脾、胃、肺经	芳香化湿，醒脾开胃，发表解暑	①湿浊中阻，脘痞呕恶 ②脾经实热，口中甜腻，口臭，多涎 ③暑湿表证，湿温初起，发热倦怠，胸闷不舒	煎服，3~10g	
草果△	辛，温。归脾、胃经	燥湿温中，截疟除痰	①寒湿内阻，脘腹胀痛痞满呕吐 ②疟疾寒热，瘟疫发热	煎服，3~6g	阴虚血燥者慎用
草豆蔻△	辛，温。归脾、胃经	燥湿行气，温中止呕	①寒湿内阻，脾胃气滞，脘腹胀满冷痛，不思饮食 ②嗳气呕逆	煎服，3~6g	阴虚血燥者慎用
厚朴花☆	苦，微温。归脾、胃经	芳香化湿，理气宽中	中焦湿阻气滞，胸脘痞闷胀满，食少纳差	煎服，3~9g	
砂仁壳☆	辛、甘，微温。归脾、胃、肾经	化湿开胃，温脾止泻，理气安胎	脾胃湿阻气滞，脘腹胀痛，呕恶食少	煎服，3~6g	
豆蔻壳☆	辛、甘，微温。归肺、脾、胃经	化湿行气，宽胸利膈，温中止呕	脾胃湿阻气滞之脘腹痞闷，食欲不振，呕吐	煎服，3~6g	

注：△为大纲要求了解的药物；☆为大纲要求参考的药物

✚ 学习指导与小结

1. 学习方法指导

以化湿运脾共有功效为核心，结合该类药物的性能特点与主治病证，归纳、比较相似功效药物的共性，区别各药在药性、功效、临床应用方面的特点，以便把握本章药物基本知识和技能；理解与行气药配伍的意义，关注苍术与厚朴、陈皮，广藿香与佩兰，砂仁与木香的配伍意义。

2. 学习层次要求

（1）明确药性、性能特点、功效、主治病证、用法、使用注意的药物：广藿香、苍术；

（2）明确药性、功效、主治病证、用法、使用注意的药物：厚朴（附厚朴花）、砂仁（附砂仁壳）、豆蔻（附豆蔻壳）；

（3）明确药性、功效、用法及使用注意的药物：佩兰、草果、草豆蔻；

（4）供课外拓展的药物：厚朴花、砂仁壳、豆蔻壳。

3. 思维导图

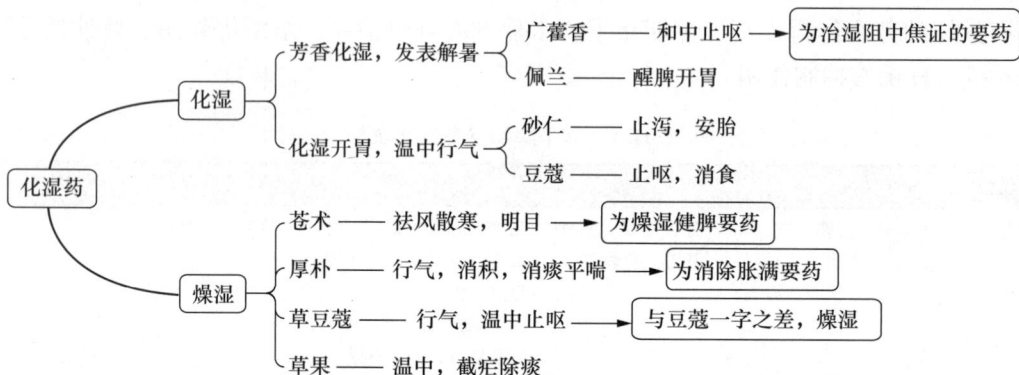

4. 术语解释

［化湿运脾］是指辛香性燥的药物具有消散停积中焦的湿浊以促进脾之运化和胃之和降的治疗作用。又称为化湿和中。

［宣化湿浊］是指辛温芳香之品，可宣通肺气，通过肌腠外散湿邪；另一方面肺气宣畅，亦有助于脾胃运化湿浊，主治中、上二焦湿浊内停证。

化湿药用药鉴别　　　化湿药自测题
　　　　　　　　　　　及答案

第十二章

利水渗湿药

利水渗湿药图片　　利水渗湿药PPT

以通利水道、渗泄水湿为主要功效，常用于治疗水湿内停病证的药物，称为利水渗湿药。

利水渗湿药大多味甘淡或苦，性平或寒凉，主归膀胱、肾、小肠、脾经，淡能渗利，苦能降泄，肾主水，膀胱有气化的功能，小肠分清泌浊，故能通过使小便通畅、尿量增加，从而促进体内水湿之邪排泄。

本类药物具有利水渗湿的功效，主要用于水肿、小便不利、淋证、黄疸、痰饮、泄泻、带下、湿疮、湿温、湿痹等水湿内停的病证。

根据利水渗湿药的性能功效及主治病症的不同，分为利水消肿药、利尿通淋药及利湿退黄药三类。

使用利水渗湿药时，应根据水湿之邪所致的不同病证及其病因与兼证等，选用适宜的药物，进行恰当的配伍。如水肿日久见脾肾阳虚者，应选择配伍温补脾肾药，以标本兼顾；脾虚泄泻、痰饮者，常配伍健脾化湿药；水湿多易阻滞气机，气行则水行，气滞则水停，故常与理气药同用；水肿骤起有表证者，宜选择配伍宣肺解表药；湿热合邪者，配清热燥湿药；寒湿并重者，配温里散寒药；淋证热伤血络而见尿血者，宜配凉血止血药。

利水渗湿药易耗伤津液，阴亏津少者应慎用或忌用。部分药物通利作用较强，孕妇慎用或忌用。

现代研究证明本类药物具有利尿、利胆、保肝、降压、抗病原微生物等作用，部分药物还有降血糖、降血脂、抗炎、抗肿瘤、免疫调节等作用。

第一节　利水消肿药

本类药物性味多甘、淡或苦，性平或微寒，主归肾、膀胱经，甘淡能渗泄水湿，故能通过使小便通畅、尿量增加使水肿消退而有利水消肿之功，主治水湿内停所致之水肿、小便不利，及痰饮、泄泻等证。

茯 苓 Fúlíng 《神农本草经》

为多孔菌科真菌茯苓 *Poria cocos*（Schw.）Wolf 的干燥菌核。主产于云南、安徽、湖北等地。多于 7～9 月采挖。挖出后除去泥沙，堆置"发汗"后，摊开晾至表面干燥，再"发汗"，反复数次至出现皱纹，内部水分大部分散失后，阴干，称为"茯苓个"；或将鲜茯苓按不同部位切制，阴干，分别称为"茯苓块"和"茯苓片"。生用。

微视频：茯苓与薏苡仁

【药性】甘、淡，平。归心、肺、脾、肾经。

【功效】利水渗湿，健脾，宁心安神。

【性能特点】本品淡渗甘补，药性平和，既能渗湿利水以祛邪，又能健脾益气以扶正，利水而不伤正气，为利水消肿之要药，可用治寒热虚实各种水肿。又善健脾补中，渗湿止泻，对水湿为患有标本兼顾之功，常用于痰饮及脾虚诸证；又入心经，能宁心安神，为治心悸、失眠之良药。

【临床应用】

1. **水肿尿少** 治水湿内停所致之水肿、小便不利，常与泽泻、猪苓、白术等配伍；治脾肾阳虚水肿，常与附子、生姜同用以温阳利水；治水热互结，阴虚小便不利水肿，与滑石、阿胶、泽泻等泻热滋阴药配伍。

2. **痰饮眩悸** 治湿痰，常配伍半夏、陈皮、甘草；治痰饮之目眩心悸，常与桂枝、白术、甘草同用；治饮停于胃而呕吐者，可与半夏、生姜配伍。

3. **脾虚食少，便溏泄泻** 治脾虚湿盛泄泻，常与山药、白术、薏苡仁配伍，以健脾益气、除湿止泻；治脾胃虚弱，倦怠乏力，食少便溏，常与人参、白术、甘草配伍，以补脾益气。

4. **心神不安，惊悸失眠** 治心脾两虚，气血不足之心悸、失眠、健忘，常与黄芪、当归、远志同用；若心气虚，不能藏神，惊恐而不安卧者，常与人参、龙齿、远志配伍。

【用法用量】煎服，10～15g。

【现代研究】本品主要含茯苓聚糖、茯苓酸、块苓酸、齿孔酸、麦角甾醇、蛋白质、脂肪、卵磷脂、腺嘌呤等成分。本品具有利尿、调节免疫、抗移植排斥、抗肿瘤、延缓衰老、降血脂和保肝等作用。

【按语】按中药以往炮制常规，茯苓所用的块或片多较厚（2～3mm），若入煎剂，常规煎煮则难以煮透，而加工为薄片或颗粒状，能扩大溶媒与饮片的接触面积，利于有效成分煎出。故茯苓入煎剂以切为薄片（1～2mm）或打碎入药为宜。

附药：茯苓皮、茯神

1. **茯苓皮** 为茯苓菌核的干燥外皮。性味甘、淡，平，归肺、脾、肾经。功能利水消肿。长于行皮肤水湿，多治皮肤水肿。煎服，15～30g。

2.　茯神　为茯苓菌核中间带有松根的部分。性味甘、淡，平，归脾、肾、心经。功能宁心安神，专治心神不安、惊悸、健忘等。用量与茯苓相同。

薏苡仁　Yìyǐrén　《神农本草经》

为禾本科植物薏米 *Coix lacryma-jobi* L. var. mayuen（Roman.）Stapf的干燥成熟种仁。全国大部分地区均产。秋季果实成熟时采割植株，收集种仁。生用或炒用。

【药性】甘、淡，凉。归脾、胃、肺经。

【功效】利水渗湿，健脾止泻，除痹，排脓，解毒散结。

知识链接：薏苡仁简介

【性能特点】本品淡渗甘补，既能利水渗湿，又能健脾止泻，具有利水不伤正，补脾不滋腻的特质，被誉为淡渗清补之品。故凡水湿为患均可用之，对于脾虚湿滞者尤宜；又能渗湿舒筋缓急，善治湿痹拘挛；其性凉，善清肺肠之热，排脓消痈，为肺痈胸痛、咳吐脓血及肠痈腹痛常用之品。

【临床应用】

1.　水肿，小便不利，脚气浮肿　治水湿内停之水肿、小便不利，常与茯苓、猪苓、泽泻等配伍；治脾虚湿盛之水肿腹胀，小便不利，多与茯苓、白术、黄芪等药同用，以益气健脾利水；治脚气浮肿者，可与防己、木瓜、槟榔等同用。

2.　脾虚泄泻　治脾虚湿盛之泄泻，常与人参、茯苓、白术等补脾益气药同用。

3.　湿痹拘挛　治湿痹而筋脉挛急疼痛者，常与独活、防风、苍术同用；治风湿热痹，与防己、滑石、栀子等配伍；治风湿久痹，筋脉挛急，水肿，用薏苡仁煮粥服；治风湿在表，身痛发热者，可与麻黄、苦杏仁、炙甘草合用。

4.　肺痈，肠痈　治肺痈胸痛，咳吐脓痰，常配伍苇茎、冬瓜仁、桃仁等；治肠痈腹痛，可与附子、败酱草合用。

此外，本品能解毒散结，临床亦可用于赘疣、癌肿。

【用法用量】煎服，9～30g。清利湿热宜生用，健脾止泻宜炒用。

【使用注意】本品性质滑利，孕妇慎用。

【现代研究】本品主要含甘油三油酸酯，α-单油酸甘油酯，α-单亚麻酯等，顺、反阿魏酰豆甾醇，顺、反阿魏酰菜油甾醇，薏苡素，葡聚糖，酸性多糖，薏苡多糖等成分。现行版《中国药典》规定含甘油三油酸酯（$C_{57}H_{104}O_6$）不得少于0.50%，麸炒薏苡不得少于0.40%。本品具有调节胃肠道、抗肿瘤、降脂、降糖、镇痛、调节免疫、雌激素样、抗辐射等作用。

【按语】薏苡仁酯、薏苡仁油等抗肿瘤作用较强。抗肿瘤药康莱特注射液的主要成分就是薏苡仁油，它作为一种较理想的抗肿瘤药物，广泛用于胃癌、肺癌、肝癌、胰腺癌、鼻咽癌、乳腺癌等的治疗或辅助治疗。

猪 苓 Zhūlíng 《神农本草经》

为多孔菌科真菌猪苓 *Polyporus umbellatus*（Pers.）Fries 的干燥菌核。寄生于桦树、枫树、柞树的根上。主产于陕西、山西、云南等地。春、秋二季采挖，去泥沙，晒干。切片入药，生用。

【药性】甘、淡，平。归肾、膀胱经。

【功效】利水渗湿。

【性能特点】本品甘淡性平，入肾、膀胱经，故能通水道，其利水作用强于茯苓，用于水湿内停之水肿、小便不利、泄泻及膀胱湿热淋证等偏于实者。

【临床应用】**小便不利，水肿，泄泻，淋浊，带下** 治水湿内停之水肿、小便不利，可单用或与泽泻、茯苓、桂枝配伍；治水热互结之阴虚小便不利、水肿，常与滑石、泽泻、阿胶等药合用；治湿盛泄泻，与茯苓、白术、泽泻配用；治热淋、小便淋沥涩痛，配生地黄、滑石、木通等；治湿毒带下，可与茯苓、泽泻、车前子等同用。

【用法用量】煎服，6～12g。

【现代研究】本品主要含猪苓葡聚糖I、猪苓多糖、麦角甾醇、有机酸、蛋白质等。现行版《中国药典》规定含麦角甾醇（$C_{28}H_{44}O$）不得少于0.070%，饮片不得少于0.050%。本品具有利尿、抗肾结石形成、抗肿瘤、调节免疫、抗诱变等作用。

【按语】《本草衍义》载："猪苓行水之功多，久服必损肾气，昏人目，如欲久服者，更宜详审。"《医学启源》言："猪苓淡渗，大燥亡津液，无湿证勿服。"现代药理研究表明，猪苓利尿作用强，在增加排尿量的同时，还促进钠、钾、氯等电解质排出。因此，在长久应用猪苓时，应注意观察是否出现水、电解质平衡失调等副作用。

泽 泻 Zéxiè 《神农本草经》

为泽泻科植物东方泽泻 *Alisma orientate*（Sam.）Juzep. 或泽泻 *Alisma plantago-aquatica* Linn. 的干燥块茎。主产于福建、四川、江西等地。冬季茎叶开始枯萎时采挖，生用；麸炒或盐水炒用。

【药性】甘、淡，寒。归肾、膀胱经。

【功效】利水渗湿，泄热，化浊降脂。

【性能特点】本品味甘淡性寒，淡渗利水作用较强，为水湿内停之水肿、小便不利、痰饮、泄泻病证常用之品。同时又善泄下焦、膀胱之湿热，常用于湿热下注之带下、淋证等。此外，本品又能泄下焦肾之虚火，以保真阴，配伍补阴药中，可治疗肾阴虚火旺之证。

【临床应用】

1. 小便不利，水肿胀满，泄泻尿少，痰饮眩晕 治水湿内停之水肿、小便不利，常与茯苓、猪苓、桂枝配伍；治痰饮内停，清阳不升之头目昏眩，配白术同用；治脾湿过盛，浮肿泄泻，与厚朴、苍术、猪苓配用。

2. 热淋涩痛，遗精　治湿热淋证，常与木通、车前子等同用；治湿热下注、妇人带下，常与木通、车前子、龙胆等同用。治肾阴不足、相火亢盛之遗精盗汗、耳鸣、腰酸，多与熟地黄、山茱萸、牡丹皮等配伍，以滋补肾阴。

3. 高脂血症　本品可化浊降脂，常用于治疗高脂血症，与决明子、荷叶、山楂等配伍。

【用法用量】煎服，6～10g。

【使用注意】本品性寒通利，肾虚精滑无湿热者忌用。

【现代研究】本品主要含泽泻醇A、B、C，泽泻醇A乙酸酯，泽泻醇B单乙酸酯，泽泻醇C乙酸酯，23-乙酰泽泻醇B，表泽泻醇A，泽泻薁醇，挥发油，生物碱，黄酮，磷脂，胆碱，蛋白质及淀粉等成分。现行版《中国药典》规定：本品按干燥品计算，含23-乙酰泽泻醇B（$C_{32}H_{50}O_5$）和23-2酰泽泻醇C（$C_{32}H_{48}O_6$）的总量不得少于0.10%。本品具有抗肾结石形成、利尿、抗氧化、抗肾纤维化、抗肺纤维化、调脂、降糖、扩血管、抗肝损伤等作用。

表12-1　需了解和参考的利水消肿药

药名	性味归经	功效	主治	用法用量	使用注意
香加皮△	辛，苦，温；有毒。归肝、肾、心经	利水消肿，祛风湿，强筋骨	① 水肿，小便不利 ② 风湿痹证，筋骨痿软，心悸气短	煎服，3～6g。浸酒或入丸散，酌量	本品有毒，服用不宜过量或长期服用
冬瓜皮☆	甘，凉。归脾、小肠经	利尿消肿，清热解暑	① 水肿，小便不利 ② 暑热烦渴，小便短赤	煎服，9～30g	
冬瓜子☆	甘，微寒。归肺、脾、小肠经	清肺化痰，利湿排脓	① 肺热咳嗽 ② 肺痈，肠痈，带下，白浊	煎服，10～15g	
葫芦△	甘、淡，平。归肺、脾、肾经	利水消肿，通淋	① 水肿，小便不利 ② 淋证，黄疸	煎服，9～30g	
枳椇子△	甘、酸，平。归脾经	利水消肿，解酒毒	① 水肿 ② 醉酒	煎服，10～15g	
玉米须△	甘、淡，平。归肾、肝、胆经	利水消肿，利湿退黄	① 水肿，小便不利，淋证 ② 黄疸	煎服，15～30g，鲜品加倍	

注：△：为大纲要求了解的药物；☆：为大纲要求参考的药物

⊕ 第二节　利尿通淋药

本类药物味多甘淡或苦，性偏寒凉，主归膀胱、小肠经，善入下焦，尤能清利下焦湿热，以利尿通淋为主要功效，主要用于湿热蕴结下焦所致的热淋、血淋、石淋、膏淋、小便短赤等病证。临床运用时，常据病情选用相应的利尿通淋药，并作适当配伍。

车前子　Chēqiánzǐ　《神农本草经》

为车前科植物车前 *Plantago asiatica* L.或平车前 *Plantago depressa* Willd.的干燥成熟种子。前者中国大部分地区均产，后者分布于北方各省。夏、秋二季种子成熟时采收果穗。晒干，搓出种子，除去杂质。生用或盐水炙用。

【药性】甘，寒。归肝、肾、肺、小肠经。

【功效】清热利尿通淋，渗湿止泻，明目，祛痰。

【性能特点】本品甘寒滑利，善通利水道，清膀胱湿热，能导湿热之邪从小便而出，宜于湿热下注之淋证、水肿胀满、小便不利，尤为热淋涩痛之要药，经配伍无论虚实皆可使用。因其入小肠经，能渗湿利水，利小便以实大便而止泻，尤宜于湿盛小便不利之水泻。又入肝经，善清肝泄热而明目，为治疗目疾之常用药，尤宜于肝热目赤涩痛；且入肺经，能清泄肺热，化痰止咳，用治肺热痰黄咳嗽等证。

【临床应用】

1. 热淋涩痛，水肿胀满　治湿热淋证，小便淋沥涩痛者，常与木通、滑石、瞿麦等同用，以增强利尿通淋作用；治水湿内停之水肿胀满，小便不利，常配伍猪苓、茯苓、泽泻等；若病久肾虚，腰重脚肿，可与牛膝、熟地黄、肉桂等同用，以温肾化气、利水消肿。

2. 暑湿泄泻　治小便不利之水泻，可单用本品研末，米饮送服；治暑湿泄泻，可与香薷、茯苓、猪苓等同用；治脾虚湿盛泄泻，可与白术、茯苓、薏苡仁等健脾渗湿药同用。

3. 目赤肿痛，目暗昏花　治肝热目赤肿痛，常与菊花、决明子等同用；治肝肾亏虚之目黯昏花，须配熟地黄、菟丝子等养肝明目药。

4. 痰热咳嗽　治肺热咳嗽痰多，每与黄芩、瓜蒌、浙贝母等清肺化痰药同用。

【用法用量】煎服，9～15g。宜包煎。

【使用注意】肾虚滑精者及孕妇慎用。

【现代研究】本品主要含桃叶珊瑚苷、京尼平苷酸、都桷子苷酸、毛蕊花糖苷、车前子酸、琥珀酸、车前子黏多糖A及甾醇等。现行版《中国药典》规定：含京尼平苷酸（$C_{16}H_{22}O_{10}$）不得少于0.50%，盐车前子不得少于0.40%；含毛蕊花糖苷（$C_{29}H_{36}O_{15}$）不得少于0.40%，盐车前子不得少于0.30%。本品具有利尿、降尿酸、抑制痛风性关节炎、通便、抗炎、镇咳祛痰等作用。

附药：车前草　为车前科植物车前或平车前的全草。性味归经与车前子相同，功效：清热利尿通淋，祛痰，凉血，解毒。主治热淋涩痛，水肿尿少，暑湿泄泻，痰热咳嗽，吐血衄血，痈肿疮毒。煎服，9～30g。鲜品加倍。外用适量。

滑 石 Huáshí 《神农本草经》

为硅酸盐类矿物滑石族滑石，主含含水硅酸镁 $[Mg_3 \cdot (Si_4O_{10}) \cdot (OH)_2]$，主产于山东、江西、辽宁等地。全年可采。经精选净制、粉碎或水飞晾干用。

【药性】甘、淡、寒。归膀胱、肺、胃经。

【功效】利尿通淋，清热解暑；外用祛湿敛疮。

【性能特点】本品性寒滑利，寒能清热，滑能利窍，善清膀胱湿热而通利水道，是治淋证常用药，尤宜于热淋、石淋。又能清解暑热，为治暑湿烦渴、湿温初起之常用药；外用尚能清热收湿，敛疮止痒，常用于湿疹、湿疮、痱子。

【临床应用】

1. 热淋，石淋，尿热涩痛 治湿热下注、热结膀胱之热淋、尿热涩痛等，常与木通、车前子、瞿麦等同用；治石淋，可与海金沙、金钱草、木通等配伍。

2. 暑湿烦渴，湿温初期，湿热水泻 治暑热烦渴，小便短赤，可与甘草同用；治湿温初起及暑温夹湿，头痛恶寒，身重胸闷，多与薏苡仁、白蔻仁、杏仁等同用；治湿热水泄，配伍茯苓、车前子、薏苡仁等。

3. 外用治湿疮，湿疹，痱子 治湿疮、湿疹，可单用或与枯矾、黄柏等为末，撒布患处；治痱子，多与薄荷、甘草等配制成痱子粉，外用。

【用法用量】煎服，10～20g。滑石块先煎，滑石粉包煎。外用适量。

【使用注意】脾虚、热病伤津及孕妇慎用。

【现代研究】本品含硅酸镁、氧化铝、氧化镍等。现行版《中国药典》规定：本品含硅酸镁 $[Mg_3(Si_4O_{10})(OH)_2]$ 不得少于88.0%。本品具有利水、吸附和收敛作用，内服有保护肠黏膜作用；外用有保护创面、吸收分泌物、促进结痂的作用。

木 通 Mùtōng 《神农本草经》

为木通科植物木通 *Akebia quinata*（Thunb.）Decne.、三叶木通 *Akebia trifoliata*（Thunb.）Koidz. 或白木通 *Akebia trifoliata*（Thunb.）Koidz. var. *australis*（Diels）Rehd. 的干燥藤茎。木通主产于陕西、山东、江苏等地；三叶木通主产于河北、山西、山东等地；白木通主产于西南地区。秋季采收，截取茎部，除去细枝，阴干即得，洗净润透，切片，晒干，生用。

【药性】苦，寒。归心、小肠、膀胱经。

【功效】利尿通淋，清心除烦，通经下乳。

【性能特点】本品苦寒清热，其性降泄，善清膀胱湿热，清热利尿力强，常用于湿热蕴结下焦之小便淋漓涩痛之证，也可用于水肿、腹水之证；又上清心经之实火，下导小肠之热，引心火从下焦而出，为治疗心火上炎之口疮、移热肠腑之心烦尿赤之要药；且入血分以通利血脉，下乳汁，亦为治经闭乳少、湿热痹痛所常用。

【临床应用】

1. 淋证，水肿 治膀胱湿热，小便短赤，淋沥涩痛，常与车前子、滑石、瞿麦等同用；治水肿、腹水、小便不利、脚气，可与猪苓、桑白皮等配伍。

2. 口舌生疮，心烦尿赤 治心火上炎之口舌生疮，或心火下移小肠之心烦、尿赤等症，常与生地黄、甘草、竹叶配伍。

3. 经闭乳少 治血瘀经闭，常与红花、桃仁、丹参等活血化瘀药同用；治乳汁不通或乳少，多与王不留行、穿山甲等通乳药配伍。

4. 湿热痹证 治湿热痹痛，可与防己、秦艽、薏苡仁等祛风湿清热药同用。

【用法用量】煎服。3～6g。

【使用注意】津亏、精滑、内无湿热及儿童、年老体弱者、孕妇慎用，不宜长期或大量使用。

【现代研究】本品主要含常春藤皂苷元、齐墩果酸、木通皂苷、白桦脂醇、木通苯乙醇苷B、豆甾醇、β-谷甾醇、胡萝卜苷、肌醇、蔗糖及钾盐等成分。现行版《中国药典》规定：本品按干燥品计算，含木通苯乙醇苷B（$C_{23}H_{26}O_{11}$）不得少于0.15%。本品具有抗炎、利尿、抑制血栓形成、降血脂、抗氧化应激等作用。

石 韦 Shíwéi 《神农本草经》

为水龙骨科植物庐山石韦 *Pyrrosia sheareri*（Bak.）Ching、石韦 *Pyrrosia lingua*（Thunb.）Farwell 或有柄石韦 *Pyrrosia petiolosa*（Christ）Ching 的干燥叶。主产于浙江、湖北、河北等地。全年均可采收，除去根茎及根，除去杂质，洗净，干燥，切段，筛去细屑，生用。

【药性】甘、苦，微寒。归肺、膀胱经。

【功效】利尿通淋，清肺止咳，凉血止血。

【性能特点】本品甘苦微寒，有清利膀胱湿热而利尿通淋之功，为淋证常用药，尤宜于热淋、血淋。其入肺经，能清肺热，止咳喘，治疗肺热咳喘痰多。此外，其凉血止血之功，除善治血淋外，还可用治其他血热出血证。

【临床应用】

1. 淋证，小便不通，淋沥涩痛 治血淋，常与当归、蒲黄、芍药等同用；治热淋，可以本品与滑石为末服；治石淋，常配伍鸡内金、金钱草、海金沙等。

2. 肺热咳喘 治肺热咳喘痰多，常与鱼腥草、黄芩、芦根等清肺化痰药同用。

3. 血热出血 治血热妄行之吐血、衄血、尿血、崩漏，可单用或配伍侧柏叶、栀子、小蓟等凉血止血药同用。

【用法用量】煎服，6～12g。

【现代研究】本品主含绿原酸、山柰酚、槲皮素、异槲皮素、三叶豆苷、芒果苷、异芒果苷、甘草苷、达玛辛烷等。现行版《中国药典》规定：含绿原酸（$C_{16}H_{18}O_9$）不得少于0.20%。本品具有肾保护作用、镇咳祛痰、降血糖、抗I型单纯疱疹病毒、抗炎镇痛、抑菌、抗尿路感染和抗心律失常作用。

表12-2 需了解和参考的利尿通淋药

药名	性味归经	功效	主治	用法用量	使用注意
萆薢△	苦，平。归肾、胃经	利湿去浊，祛风除痹	① 膏淋，白浊，白带过多 ② 风湿痹痛，关节不利，腰膝疼痛	煎服，9～15g	肝肾阴虚之遗精、滑精者慎用
海金沙☆	甘、咸，寒。归膀胱、小肠经	清利湿热，通淋止痛	淋证水肿	煎服，6～15g。宜包煎	肾阴亏虚者慎用
海金沙藤	甘，寒。归膀胱、小肠、肝经	利尿通淋。清热解毒	① 淋证水肿 ② 痈肿疮毒，痄腮，黄疸	煎服，15～30g。外用适量，煎汤外洗或捣敷	
瞿麦☆	苦，寒。归心、小肠经	利尿通淋，活血通经	① 淋证，小便不通，淋沥涩痛 ② 经闭瘀阻，月经不调	煎服，9～15g	孕妇慎用
地肤子☆	辛、苦，寒。归肾、膀胱经	清热利湿，祛风止痒	① 小便涩痛，阴痒带下 ② 风疹，湿疹，皮肤瘙痒	煎服，9～15g。外用适量，煎汤熏洗	
通草☆	甘、淡，微寒。归肺、胃经	清热利尿，通气下乳	① 湿热淋证，水肿尿少 ② 乳汁不下	煎服，3～5g	孕妇慎用
萹蓄☆	苦，微寒。归膀胱经	利尿通淋，杀虫，止痒	① 热淋涩痛，小便短赤 ② 虫积腹痛，皮肤湿疹，阴痒带下	煎服，9～15g。外用适量，煎洗患处	脾胃虚者慎用
冬葵子☆	甘、涩，凉。归大肠、小肠、膀胱经	利尿通淋，下乳，润肠通便	① 淋证，水肿 ② 乳汁不通，乳房胀痛 ③ 便秘	煎服，3～9g	本品寒润滑利，脾虚便溏者与孕妇慎用
灯心草☆	甘、淡，微寒。归心、肺、小肠经	清心火，利小便	① 心烦失眠，口舌生疮 ② 尿少涩痛	煎服，1～3g	

注：△：为大纲要求了解的药物；☆：为大纲要求参考的药物

⊕ 第三节 利湿退黄药

本类药物性味多苦寒，主入肝、胆经。以清热利湿、利胆退黄为主要功效，主要用于湿热黄疸，症见目黄、身黄、小便黄等；寒湿偏盛之阴黄亦可配伍应用。部分药物还可用于湿疮、湿疹、淋证、疮肿等证。临证可根据阳黄、阴黄之湿热、寒湿偏重不同，选择适当药物配伍。

茵　陈　Yīnchén　《神农本草经》

为菊科植物滨蒿 *Artemisia scoparia* Waldst. et Kit. 或茵陈蒿 *Artemisia capillaris* Thunb. 的地上部分。主产于陕西、山西、河北等地。春季幼苗高6～10cm时采收或秋季花蕾长成至初开时采割，净制晒干，春季采收的习称"绵茵陈"，秋季采割的称"花茵陈"。生用。

【药性】苦、辛，微寒。归脾、胃、肝、胆经。

【功效】清利湿热，利胆退黄。

【性能特点】本品苦以燥湿，寒能清热，其性降泄，主入肝胆经，善清利肝胆湿热从小便而出，退黄效佳，为治黄疸之要药。无论湿热阳黄，寒湿阴黄均可用之，尤以湿热黄疸最宜。本品有清香芳化之性，既能导泄湿热，又能芳化湿浊，善治湿热并重之湿温、暑湿，另其苦燥辛散，善清利肌表之湿热而解毒疗疮，可用于肌表湿热蕴结之湿疮、湿疹瘙痒等。

【临床应用】

1. 黄疸尿少　治黄疸湿热并重者，常与栀子、大黄配伍；治黄疸湿重于热者，常与茯苓、泽泻同用；治寒湿郁滞、黄色晦黯之阴黄，多配伍附子、干姜等以温化寒湿。

2. 湿温暑湿　治湿热并重之湿温暑湿，常与滑石、黄芩等同用。

3. 湿疮瘙痒　治湿热蕴结之湿疮、湿疹瘙痒，常单用，也可与苦参、白鲜皮、地肤子等同煎。

【用法用量】煎服，6～15g。外用适量，煎汤熏洗。

【使用注意】蓄血发黄者及血虚萎黄者慎用。

【现代研究】本品主含滨蒿内酯、东莨菪碱、茵陈黄酮、异茵陈黄酮、蓟黄素、绿原酸、水杨酸、挥发油等成分。现行版《中国药典》规定：绵茵陈含绿原酸（$C_{16}H_{18}O_9$）不得少于0.50%，花茵陈含滨蒿内酯（$C_{11}H_{10}O_4$）的总量不得少于0.20%。本品具有抗肝损伤、利胆、抗病原微生物、抗肿瘤、抗氧化及镇痛作用。

金钱草　Jīnqiáncǎo　《本草纲目拾遗》

为报春花科植物过路黄 *Lysimachia christinae* Hance 的干燥全草。四川各市均有分布。夏、秋二季采收。除去杂质，切段，干燥，生用。

【药性】甘、咸，微寒。归肝、胆、肾、膀胱经。

【功效】利湿退黄，利尿通淋，解毒消肿。

【性能特点】本品甘淡利尿，咸能软坚，微寒清热，善清肝胆之湿热，利胆退黄，为治湿热黄疸之良品；又可泻下焦湿热，有清热利尿、通淋排石之功，善消结石，为治疗热淋、石淋要药。另尚有清热解毒、消肿止痛之功，可治痈肿疔疮、蛇虫咬伤。

【临床应用】

1. 湿热黄疸，胆胀胁痛 治湿热黄疸，常与茵陈、栀子、大黄等同用。治胆胀胁痛、肝胆结石，可与大黄、郁金、柴胡等同用。

2. 石淋，热淋，小便涩痛 治石淋，可单用大剂量煎汤代茶，或与海金沙、鸡内金等同用；治热淋，小便涩痛，常与车前子、萹蓄等同用。

3. 痈肿疔疮，蛇虫咬伤 治恶疮肿毒、毒蛇咬伤，可用鲜品捣汁内服或捣烂外敷，或配蒲公英、野菊花等。

【用法用量】煎服，15～60g。鲜品加倍。外用适量。

【现代研究】本品主要含槲皮素、山奈素、苷类、鞣质、甾醇、氨基酸、挥发油、胆碱等。现行版《中国药典》规定：含槲皮素（$C_{15}H_{10}O_7$）和山奈酚（$C_{15}H_{10}O_6$）的总量不得少于0.10%。本品具有利胆、抗泌尿系结石、抗炎、抗氧化等作用。

附药：广金钱草、连钱草、江西金钱草、小金钱草

1. 广金钱草 本品为豆科植物广金钱草 *Desmodium styracifolium*（*Osb.*）Merr. 的地上部分。性味甘、淡，凉。归肝、肾、膀胱经。功能利湿退黄，利尿通淋。用于治疗黄疸尿赤、热淋、石淋、小便涩痛、水肿尿少。煎服15～30g。

2. 连钱草 本品为唇形科植物活血丹 *Glechoma longituba*（Nakai）Kupr. 的地上部分。性味辛、微苦，微寒。归肝、肾、膀胱经。功能利湿退黄，清热解毒，散瘀消肿。用于治疗热淋、石淋、湿热黄疸、疮痈肿痛、跌打损伤。煎服15～30g。外用适量，煎汤洗。

3. 江西金钱草 本品为伞形科植物白毛天胡荽 *Hydrocotyle sibthorpiodes* Lam. *var.* Batrachium（Hance）Hand. Mazz. 的地上部分。性味甘、淡、微辛，凉。归肝、胆、肾经。功能利湿退黄，解毒消肿。用于治疗湿热黄疸、痢疾、淋证、水肿。煎服9～15g。

4. 小金钱草 本品为旋花科植物马蹄金 *Dichondra repens* Forst. 的地上部分。性味苦、辛，凉。归肺、肝、胆经。功能利湿退黄，利水消肿，活血解毒。用于治疗湿热黄疸、湿热下痢、热淋、水肿、小便不利、疔疮肿痛、跌打损伤。煎服6～15g。

虎 杖 Hǔzhàng 《名医别录》

为蓼科植物虎杖 *Polygonum cuspidatum* Sieb. et Zucc. 的干燥根茎和根。主产于江苏、江西、山东等地。春、秋二季采挖，切厚片，干燥。生用。

【药性】苦，微寒。归肝、胆、肺经。

【功效】利湿退黄，清热解毒，散瘀止痛，止咳化痰。

【性能特点】本品苦寒清泄，入肝、胆经，善清肝胆湿热而利湿退黄，常用治湿热黄疸，淋浊带下；入肺经，能清泻肺火，化痰止咳，又可用于肺热咳嗽痰多。此外，

其入血分，善散瘀止痛，用治血瘀经闭、痛经、跌打伤痛、风湿痹证等。尚可清热解毒、泻热通便，还可用于水火烫伤、疮痈肿毒、毒蛇咬伤及热结便秘等。

【临床应用】

1. 湿热黄疸，淋浊，带下　治湿热黄疸，配伍茵陈、金钱草以增强利湿退黄作用；治膀胱湿热蕴结之小便涩痛、淋浊、带下，单用即效，亦或与车前子、泽泻等利水通淋药同用。

2. 水火烫伤，痈肿疮毒，毒蛇咬伤　治水火烫伤，可单用本品研末，或与地榆、冰片共研末，用香油调敷患处；治热毒疮痈，以虎杖根烧灰贴，或煎汤洗患处；治毒蛇咬伤，可取鲜品捣烂敷患处。

3. 经闭，癥瘕，跌打损伤，风湿痹证　治经闭、痛经，常与桃仁、延胡索、红花等同用；治跌打损伤疼痛，可与赤芍同为细末，温酒调下，亦可与乳香、没药、红花等同用；治风湿痹证，常与威灵仙、独活、桑寄生等药同用。

4. 肺热咳嗽　治肺热咳嗽，可与枇杷叶、黄芩、苦杏仁等同用。

此外，本品还有泻热通便作用，可用治热结便秘。

【用法用量】煎服，9～15g。外用适量，制成煎液或油膏，涂敷。

【使用注意】孕妇慎用。

【现代研究】本品主要含大黄素、大黄素甲醚、大黄酚、大黄素甲醚 8-O-β-D-葡萄糖苷、大黄素 8-O-β-D-葡萄糖苷、6-羟基芦荟大黄素、虎杖苷、多糖、氨基酸等。现行版《中国药典》规定：含大黄素（$C_{15}H_{10}O_5$）不得少于0.60%，含虎杖苷（$C_{20}H_{22}O_8$）的总量不得少于0.15%。本品具有稳定血压和抗休克、抗心肌缺血和动脉粥样硬化、抗血栓、改善脑缺血和保护脑损伤、抗肺损伤和纤维化、降脂、利胆、保肝、抗炎、抗氧化、抗菌、抗病毒、抗肿瘤等作用。

表12-3　需了解和参考的利湿退黄药

药名	性味归经	功效	主治	用法用量
地耳草△	苦，凉。归肝、胆经	利湿退黄，清热解毒，活血消肿	① 湿热黄疸 ② 肺痈，肠痈，痈肿疮毒 ③ 跌打损伤	煎服，15～30g。外用适量
垂盆草☆	甘、淡、凉。归肝、胆、小肠经	利湿退黄，清热解毒	① 湿热黄疸，小便不利 ② 痈肿疮疡咽痛，毒蛇咬伤、烧烫伤	煎服，15～30g

注：△为大纲要求了解的药物；☆为大纲要求参考的药物

🕮 学习指导与小结

1. 学习方法指导

以利水渗湿功效为主线，结合本章药物的性能特点与主治病证，理解药物的分类依据及归属；各节药物以功效为核心，归纳比较各药功用异同，记诵相似功效共性，分析区别各自药性、功效、临床应用特点，以掌握本章药物的基本知识和技能。关注滑石与生甘草的配伍意义。

2. 学习层次要求

（1）明确药性、性能特点、功效、主治病证、用法、使用注意的药物：茯苓（附茯苓皮、茯神）、薏苡仁、泽泻、车前子（附车前草）、茵陈、金钱草、虎杖；

（2）明确药性、功效、主治病证、用法、使用注意的药物：猪苓、滑石、木通、石韦；

（3）明确药性、功效、用法及使用注意的药物：香加皮、萆薢；

（4）供课外拓展的药物：冬瓜皮（附冬瓜子）、葫芦、枳椇子、玉米须、海金沙（附海金沙藤）、瞿麦、地肤子、通草、萹蓄、冬葵子、灯心草、地耳草、垂盆草。

3. 思维导图

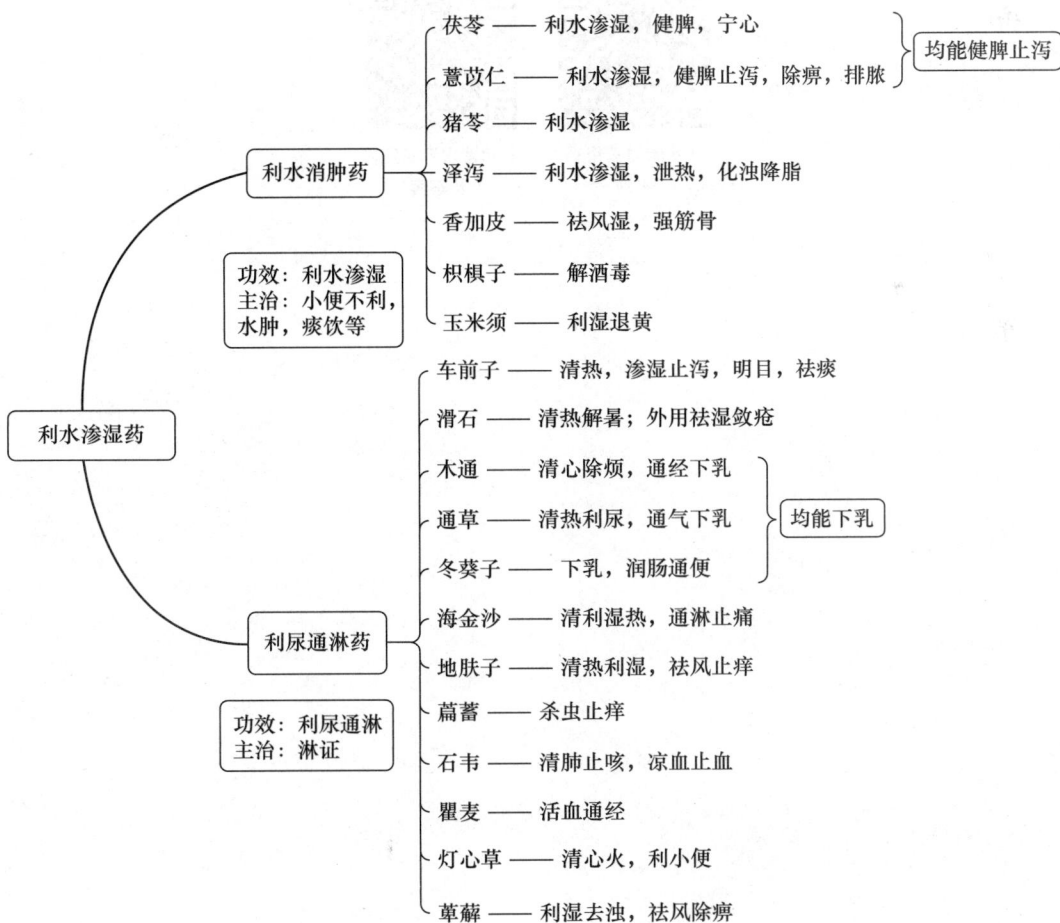

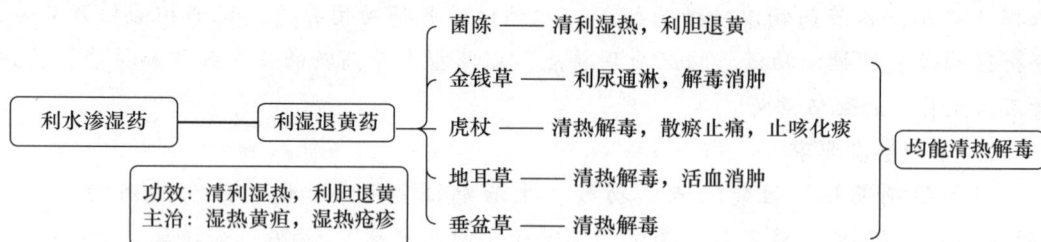

利水渗湿药 ── 利湿退黄药

菌陈 ── 清利湿热，利胆退黄

金钱草 ── 利尿通淋，解毒消肿

虎杖 ── 清热解毒，散瘀止痛，止咳化痰　　均能清热解毒

地耳草 ── 清热解毒，活血消肿

垂盆草 ── 清热解毒

功效：清利湿热，利胆退黄
主治：湿热黄疸，湿热疮疹

4. 术语解释

［渗湿止泻］利小便去水湿而止泄泻，又称"利小便以实大便"。渗湿止泻药味多甘淡，用于小便短少、大便稀溏或水泻。

［利水渗湿］主要指味甘淡的药物，以其渗利之性而通利小便、排出水湿邪气的治疗作用。

利水渗湿药用药
鉴别

利水渗湿药自测题
及答案

第十三章
温 里 药

温里药图片　　温里药PPT

以温里祛寒为主要功效，常用于里寒证的药物，称为温里药，又称为驱寒药。

温里药大多味辛，性温热，长于走脏腑而温散在里之寒邪，温煦脏腑阳气之不足，从而达到治疗里寒证的目的。

温里药具有温里的功效，部分温里药尚有助阳、回阳的作用。根据其归经不同，温里作用又可细化为温中、温肺、暖肝、温肾、温心阳等具体功效。助阳，即补助阳气之不足，主要针对阳虚证发挥治疗作用的功效。回阳，又称回阳救逆，即收回即将散失的阳气，主要针对四肢厥逆、脉微欲绝之亡阳证。

本类药物适用于寒邪直中脏腑或阳气不足，阴寒内生，以冷、凉为主的里寒证。由于里寒证有部位之分，虚实之别，轻重之异，故里寒证又表现出不同的证候特点。诸如脾胃寒证，症见脘腹冷痛、呕吐泻利、食欲不振等；寒饮停肺证，症见咳喘、痰多色白易咯等；寒凝肝脉证，症见少腹、前阴、颠顶等肝经循行部位冷痛等；肾阳虚证，症见腰膝冷痛、性欲减退、夜尿多等；亡阳证，症见四肢厥逆、脉微欲绝等。

使用温里药时，应根据不同证候选择并配伍用药。如外寒内侵、表寒未解者，可与辛温解表药同用；寒凝经脉、气滞血瘀者，常须配伍温通经脉或理气活血药同用；若亡阳气脱者，宜配大补元气药同用。

温里药多辛热燥烈，易耗阴助火，实热、阴虚火旺、津血亏虚者忌用；气候炎热时慎用；孕妇慎用。部分药物有毒，应注意炮制、剂量及用法等，以确保用药安全。

温里药一般具有镇静、镇痛、健胃、抗血栓形成、抗溃疡、抗腹泻、抗凝、抗血小板聚集、抗缺氧、扩张血管、强心、抗休克、抗惊厥、抗炎、镇吐、调节胃肠运动、促进胆汁分泌等作用。

附　子　Fùzǐ　《神农本草经》

为毛茛科植物乌头*Aconitum carmichaelii* Debx. 的子根加工品。主产于四川。6月下旬至8月上旬采挖。

【药性】辛、甘，大热；有毒。归心、肾、脾经。

【功效】回阳救逆，补火助阳，散寒止痛。

【性能特点】本品辛甘大热，为纯阳燥烈之品。能逐退在内之阴

微视频：附子与干姜

寒，挽回外越之阳气，为"回阳救逆第一品药"。其性善走，可温一身之阳气，上助心阳以通脉，中温脾阳以散寒，下补肾阳以益火，旁通关节而止痛，故为补火助阳、散寒止痛之要药。心、脾、肾阳虚诸证及寒凝诸痛等皆宜。

【临床应用】

1. 亡阳虚脱，肢冷脉微 治亡阳虚脱、四肢厥冷、脉微欲绝，常配伍干姜相须为用；治亡阳兼气虚欲脱，常配大补元气之人参，以回阳益气固脱。

2. 心阳不足，胸痹冷痛，虚寒吐泻，脘腹冷痛，肾阳虚衰，阳痿宫冷，阴寒水肿，阳虚外感 治心阳不足、胸痹冷痛、心悸气短，常配伍人参、桂枝等；治肾阳虚衰、腰膝冷痛、阳痿宫冷，常配伍肉桂、杜仲、鹿角胶等；治脾阳不足，虚寒吐泻、脘腹冷痛，常配伍党参、干姜、白术等；治脾肾阳虚，阴寒水肿、小便不利，常配伍白术、茯苓等；治阳虚外感风寒，常配伍麻黄、细辛。

3. 寒湿痹痛 治寒痹痛剧者最宜，常配伍桂枝、甘草、白术等；治寒凝气滞之脘腹疼痛，常配伍木香、延胡索等。

【用法用量】煎服，3～15g，先煎、久煎，口尝无麻辣感为度。

【使用注意】孕妇慎用；不宜与半夏、瓜蒌、瓜蒌子、瓜蒌皮、天花粉、川贝母、浙贝母、平贝母、伊贝母、湖北贝母、白蔹、白及同用。生品外用，内服须经炮制。若内服过量，或炮制、煎煮方法不当，可引起中毒。

【现代研究】本品含双酯型生物碱：新乌头碱、次乌头碱和乌头碱；单酯型乌头碱：苯甲酰新乌头原碱、苯甲酰乌头原碱和苯甲酰次乌头原碱。现行版《中国药典》规定：本品含双酯型生物碱以新乌头碱（$C_{33}H_{45}NO_{11}$）、次乌头碱（$C_{33}H_{45}NO_{10}$）和乌头碱（$C_{34}H_{47}NO_{11}$）的总量计，药材为不得过0.020%，饮片为不得过0.010%。含苯甲酰新乌头原碱（$C_{31}H_{43}NO_{10}$）、苯甲酰乌头原碱（$C_{32}H_{45}NO_{10}$）和苯甲酰次乌头原碱（$C_{31}H_{43}NO_9$）的总量，不得少于0.010%。本品具有强心、升高血压、扩张血管、保护心肌、促进能量代谢、抗炎、镇痛等药理作用。

干　姜　Gānjiāng　《神农本草经》

为姜科植物姜 *Zingiber officinale* Rosc. 的干燥根茎。主产于四川、贵州、湖北。冬季采挖，除去须根和泥沙，晒干或低温干燥。趁鲜切片晒干或低温干燥者称为"干姜片"。

【药性】辛、热。归脾、胃、肾、心、肺经。

【功效】温中散寒，回阳通脉，温肺化饮。

【性能特点】本品辛热燥烈，主入脾胃而长于温中散寒、健运脾阳，为温暖中焦之主药。凡中焦寒证，无论寒实或虚寒证皆宜。入心、肾经，能回阳通脉，适用于心肾阳虚，阴寒内盛所致亡阳厥逆，脉微欲绝。入肺经，善能温肺散寒化饮，为治寒饮咳喘之良药。

【临床应用】

1. 脾胃寒证，脘腹冷痛，呕吐泄泻 治脾胃虚寒，脘腹冷痛，配党参、白术、茯苓。治寒邪直中，脘腹疼痛，可单用，或配高良姜。

2. 亡阳证，肢冷脉微 治亡阳证，配附子相须为用。

3. 寒饮咳喘 治寒饮喘咳，形寒背冷，痰多清稀等，配细辛、五味子等。

【用法用量】煎服，3～10g。

【使用注意】本品辛热燥烈，阴虚内热、血热妄行者忌用。孕妇慎用。

【现代研究】本品主要含挥发油：6-姜辣素、α-姜烯、牻牛儿醇、β-甜没药烯等，6-姜辣素是其辛辣成分。现行版《中国药典》规定：本品含挥发油不得少于0.8%（mL/g），含6-姜辣素（$C_{17}H_{26}O_4$）不得少于0.60%。饮片含6-姜辣素（$C_{17}H_{26}O_4$）不得少于0.050%。本品具有抗胃溃疡、调节胃肠运动、改善心脏功能、抗缺氧、抗应激等药理作用。

肉 桂 Ròu guì 《神农本草经》

为樟科植物肉桂 *Cinnamomum cassia* Presl 的干燥树皮。产于广东、广西、云南等地。多于秋季剥取，阴干。

【药性】辛、甘，大热。归肾、脾、心、肝经。

【功效】补火助阳，引火归元，散寒止痛，温通经脉。

【性能特点】本品辛甘大热，入肾经。能益火消阴，大补阳气，下焦火不足者宜之，为治命门火衰之要药。能温通血脉，去痼沉寒冷，凡诸病因寒滞而得者，用此治无不效。又能引下元虚衰所致上浮无根之火回归于肾中，用治虚阳上浮诸证。此外，与补气补血药同用，有鼓舞血气之能。

知识链接：肉桂-治疗沉寒痼冷之王

【临床应用】

1. 肾阳不足，命门火衰，阳痿宫冷，腰膝冷痛，肾虚作喘 治肾阳不足、命门火衰之腰膝冷痛、阳痿宫冷、夜尿频多、滑精遗尿等，配附子、熟地黄、山茱萸等。

2. 虚阳上浮，眩晕目赤 治元阳亏虚、虚阳上浮之眩晕、面赤、虚喘、脉微弱等，配山茱萸、五味子、人参等。

3. 心腹冷痛，虚寒吐泻，寒疝腹痛，痛经经闭 治胸阳不振，寒邪内侵之胸痹心痛，配附子、干姜、川椒等。治胃寒脘腹冷痛，可单用，或配干姜、高良姜、荜茇等。治寒疝腹痛，配小茴香、沉香、乌药等。治寒凝血瘀之月经不调、痛经、闭经，配川芎、当归、赤芍等。治寒湿痹痛，配独活、桑寄生等。

此外，对于久病体虚、气血不足者，在补益气血方中少量加入本品，能鼓舞气血生长，增强或提高补益药的效果。

【用法用量】煎服，1～5g。宜后下或焗服，研末冲服，每次1～2g，采自粗枝条或幼

树干皮者传统称为"官桂"，作用较弱，用量可适当增加。

【使用注意】阴虚火旺者忌用，有出血倾向者及孕妇慎用，不宜与赤石脂同用。

【现代研究】本品主要含挥发油：桂皮醛、乙酸桂皮酯、桂皮酸乙酯、肉桂酸等；还含甲基羟基查耳酮等。现行版《中国药典》规定：本品含挥发油不得少于1.2%（mL/g）；含桂皮醛（C_9H_8O）不得少于1.5%。本品有扩张血管、促进血液循环、增强冠状动脉及脑血流量、抗血小板凝集、抗凝血酶、镇静、镇痛、解热、抗惊厥、促进肠运动、增强消化机能、缓解胃肠痉挛性疼痛、抗溃疡、降糖、抑菌等作用。

吴茱萸　Wúzhūyú　《神农本草经》

为芸香科植物吴茱萸 *Euodia rutaecarpa*（Juss.）Benth.、石虎 *Euodia rutaecarpa*（Juss.）Benth. var. *officinalis*（Dode）Huang 或疏毛吴茱萸 *Euodia rutaecarpa*（Juss.）Benth. var. *bodinieri*（Dode）Huang 的干燥近成熟果实。产于贵州、四川、湖南等地。8～11月果实尚未开裂时，剪下果枝，晒干或低温干燥，除去枝、叶、果梗等杂质。

【药性】辛、苦，热；有小毒。归肝、脾、胃、肾经。

【功效】散寒止痛，降逆止呕，助阳止泻。

【性能特点】本品辛散苦泄，性热祛寒，主入肝经。长于散厥阴之寒，为暖肝之要药，宜于寒邪凝滞肝脉诸痛。又下气最速，疏肝气有偏长，以肝寒犯胃之呕吐吞酸最宜。兼能温暖脾肾，燥肠胃而止久滑之泻，适用于脾肾虚寒、五更泄泻。

【临床应用】

1. 厥阴头痛，寒疝腹痛，寒湿脚气肿痛，经行腹痛　治厥阴头痛，配生姜、人参等。治寒疝腹痛，配川楝子、小茴香、木香等。治寒湿脚气肿痛，配槟榔、木瓜、陈皮等。治冲任虚寒、瘀血阻滞之痛经，配当归、川芎、桂枝等。

2. 呕吐吞酸，脘腹胀痛　治肝寒犯胃之呕吐吞酸，配生姜、半夏等。治肝火犯胃，胁肋疼痛，嘈杂吞酸，呕吐口苦者，配黄连。

3. 脾肾阳虚，五更泄泻　为治疗脾肾阳虚、五更泄泻之常用药，常配补骨脂、肉豆蔻、五味子。

【用法用量】煎服，2～5g。外用适量。

【使用注意】本品辛热，有小毒，不宜过量或久服；阴虚有热者忌用。孕妇慎用。

【现代研究】本品主要含生物碱类成分：吴茱萸碱、吴茱萸次碱、吴茱萸新碱、羟基吴茱萸碱、吴茱萸酰胺等；挥发油：吴茱萸烯、罗勒烯、柠檬苦素（吴茱萸内酯）、吴茱萸内酯醇等；还含吴茱萸酸、吴茱萸啶酮、吴茱萸苦素等。现行版《中国药典》规定：本品含吴茱萸碱（$C_{19}H_{17}N_3O$）和吴茱萸次碱（$C_{18}H_{13}N_3O$）的总量不得少于0.15%；含柠檬苦素（$C_{26}H_{30}O_8$）不得少于0.20%。本品具有抑制胃肠运动、抗溃疡、止泻、抗心肌损伤、降血压，抗炎镇痛、抗肿瘤、抗血栓等作用。

小茴香　Xiǎohuíxiāng　《新修本草》

为伞形科植物茴香 *Foeniculum vulgare* Mill. 的干燥成熟果实。全国均有栽培。秋季果实初熟时采割植株，晒干，打下果实，除去杂质。

【药性】辛，温。归肝、肾、脾、胃经。

【功效】散寒止痛，理气和胃。

【性能特点】本品辛香温散，入肝、肾经，能温肾暖肝，散寒止痛，适用于下焦寒凝诸痛，尤为治寒疝腹痛、睾丸肿痛之要药。入脾胃经，能温散中焦之寒，调理脾胃之气，为温中理气之药，适宜于胃寒气滞之脘腹胀痛、食少吐泻等。

【临床应用】

1. 寒疝腹痛，睾丸偏坠胀痛，痛经，少腹冷痛　治寒疝腹痛，配乌药、木香、川楝子等。治肝气郁滞，睾丸偏坠胀痛，配橘核、八角茴香等。治肝经受寒之少腹冷痛，或冲任虚寒之痛经，可配当归、川芎、肉桂等。

2. 脾胃虚寒气滞，脘腹胀痛，食少吐泻　治胃寒气滞之脘腹胀痛，配高良姜、香附、乌药等。治脾胃虚寒之脘腹胀痛、呕吐食少，配白术、陈皮、生姜等。

【用法用量】煎服，3～6g，外用适量。

【使用注意】本品辛温，阴虚火旺者慎用。

【现代研究】本品主要含挥发油：反式茴香脑、茴香醛、柠檬烯、小茴香酮、爱草脑、γ-松油烯、α-蒎烯、月桂烯、β-蒎烯、樟脑、甲氧苯基丙酮等。现行版《中国药典》规定：本品含挥发油不得少于1.5%（mL/g）；含反式茴香脑（$C_{10}H_{12}O$）不得少于1.4%；含盐小茴香不得少于1.3%。本品具有促肠蠕动作用、抗溃疡、促胆汁分泌、松弛平滑肌、己烯雌酚样作用。

附药：八角茴香　为木兰科植物八角茴香 *Illicium verum* Hook.F. 的成熟果实，又名大茴香。其性能、功用与小茴香相似，唯其力稍逊，主要用作食物调味品。用量3～6g。

丁　香　Dīngxiāng　《雷公炮炙论》

为桃金娘科植物丁香 *Eugenia caryophyllata* Thunb. 的干燥花蕾。产于广东、广西及海南等地。当花蕾由绿色转红时采摘，晒干。

【药性】辛，温。归脾、胃、肺、肾经。

【功效】温中降逆，温肾助阳，散寒止痛。

【性能特点】本品辛温气香，主入中焦。温中健胃，大有神功。尤善降逆，最止呕哕，为治胃寒呕吐、呃逆之要药。入肾经，能壮阳道，抑阴邪，有温肾助阳之功，适用于肾虚阳痿。

【临床应用】

1. 脾胃虚寒，呕吐呃逆，食少吐泻 治虚寒呕逆，配柿蒂、生姜、人参等；治胃寒呕吐，常与半夏、生姜等同用；治脾胃虚寒之食少吐泻，配豆蔻、人参、半夏曲等。

2. 肾虚阳痿，宫冷 配淫羊藿、巴戟天、杜仲等。

3. 心腹冷痛 治疗胸痹心冷痛，配附子、薤白等；治胃寒脘腹冷痛、配干姜、延胡索等。

【用法用量】煎服，1～3g。外用适量。

【使用注意】本品辛温，热证及阴虚内热者忌用；不宜与郁金同用。

【现代研究】本品主要含挥发油：丁香酚、乙酰丁香酚、β-丁香烯、甲基正戊基酮、水杨酸甲酯等；还含齐墩果酸、鼠李素、山奈素等。现行版《中国药典》规定：含丁香酚（$C_{10}H_{12}O_2$）不得少于11.0%。本品具有调节胃肠运动、抗溃疡、抗炎、镇痛、抗菌、改善学习记忆等作用。

附：**母丁香** 本品为桃金娘科植物丁香 *Eugenia caryophyllata* Thunb.的干燥近成熟果实。其药性、功效、应用与丁香相似，唯其药力稍逊。用量1～3g。内服或研末外敷。不宜与郁金同用。

高良姜　Gāoliángjiāng　《名医别录》

为姜科植物高良姜 *Alpinia officinarum* Hance 干燥根茎。产于广东、广西、海南等地。夏末秋初采挖，除去须根和残留的鳞片，洗净切段，晒干。

【药性】辛，热。归脾、胃经。

【功效】温胃止呕，散寒止痛。

【性能特点】本品辛热，主入脾、胃经。用治胃脘冷痛、呕吐、嗳气吞酸等证。既能散中焦之寒凝而止痛，又能除胃中之冷逆而止呕，故胃中冷逆及心脾冷痛者用之。

【临床应用】

胃寒冷痛，呕吐 治胃寒脘腹冷痛，可单用，或配炮姜。治肝胃寒凝气滞之脘腹疼痛、胸胁胀闷者，配香附同用。治胃寒呕吐，可单用，或配半夏、生姜等。

【用法用量】煎服，3～6g。

【现代研究】本品主要含挥发油、桉油精、桂皮酸甲酯丁香油酚、高良姜酚等；黄酮类成分：高良姜素、槲皮素、山奈酚、异鼠李素、槲皮素-5-甲醚、高良姜素-3-甲醚等。现行版《中国药典》规定：含高良姜素（$C_{15}H_{10}O_5$）不得少于0.70%。本品具有调节胃肠运动、抗胃溃疡、保肝、镇痛、抗菌、抗炎、抗血栓形成等药理作用。

花　椒　Huājiāo　《神农本草经》

为芸香科植物青椒 *Zanthoxylum schinifolium* Sieb. et Zucc. 或花椒 *Zanthoxylum bungeanum*

Maxim.的干燥成熟果皮。主产于四川、河北、辽宁等。秋季采收成熟果实，晒干，除去种子和杂质。

【药性】辛，温。归脾、胃、肾经。

【功效】温中止痛，杀虫止痒。

【性能特点】本品辛散温燥，长于行中道，能温中，却心腹冷痛。凡中焦为患，证属寒凝，诚为要剂。故无论外寒内侵，或脾胃虚寒、脘腹冷痛、呕吐泄泻均可运用。内服能驱蛔止痛，外用能杀虫止痒，适用于虫积腹痛及湿疹、阴痒等。

【临床应用】

1. 中寒脘腹冷痛，呕吐泄泻 治外寒内侵、胃寒腹痛、呕吐等症，配生姜、白豆蔻等。治脾胃虚寒、脘腹冷痛、呕吐、不思饮食等，配干姜、人参等。治夏伤湿冷，泄泻不止，配肉豆蔻。

2. 虫积腹痛 治虫积腹痛，手足厥冷、烦闷吐蛔，配乌梅、干姜、黄柏等。

3. 外治湿疹瘙痒，阴痒 治妇人阴痒、湿疹瘙痒，可单用煎汤熏洗，或配苦参、蛇床子、地肤子等。

【用法用量】煎服，3～6g。外用适量，煎汤熏洗。

【使用注意】本品辛热，阴虚内热者慎用。

【现代研究】本品主要含挥发油：柠檬烯、1,8-桉叶素、月桂烯、α-蒎烯、β-蒎烯、香桧烯、芳樟醇等。现行版《中国药典》规定：含挥发油不得少于1.5%（mL/g）。本品具有调节胃肠运动、抗溃疡、镇痛、抗炎、抗菌、抗肿瘤、降血脂等药理作用。

附：椒目　本品为青椒或花椒的种子。苦，寒；归肺、肾、膀胱经。功能利水消肿、降气平喘。用于水肿胀满、痰饮喘咳等。煎服，3～10g。

表13-1　需了解和参考的温里药

药名	性味归经	功效	主治	用法用量	使用注意
荜茇△	辛，热。归胃、大肠经	温中散寒，下气止痛	①胃寒极冷，脘腹冷痛、肠鸣泄泻 ②胃寒呕吐 ③头痛，鼻渊，牙痛，寒凝气滞，胸痹	煎服，1～3g。外用适量，研末塞蛀齿孔中	
荜澄茄△	辛，温。归脾、胃、肾、膀胱经	温中散寒，行气止痛	①胃寒脘腹冷痛、呕吐呃逆 ②寒疝腹痛，寒湿郁滞，小便浑浊	煎服，1～3g	
胡椒△	辛，热。归胃、大肠经	温中散寒，下气，消痰	①胃寒呕吐，腹痛泄泻，食欲不振 ②癫痫痰多	研粉吞服，0.6～1.5g。外用适量	
红豆蔻☆	辛，温。归脾、肺经	散寒燥湿，醒脾消食	①脘腹冷痛，食积胀满，呕吐泄泻 ②饮酒过多	煎服，3～6g	

注：△: 为大纲要求了解的药物；☆: 为大纲要求参考的药物

🔵 学习指导与小结

1. 学习方法指导

以温里助阳功效为主线，结合本章药物的性能特点与主治病证，理解药物的性、效、用特点，以掌握本章药物的基本知识和技能。关注附子、吴茱萸的用法用量；附子补火助阳、肉桂引火归元的功效及应用；"附子无姜不热"的配伍意义。

2. 学习层次要求

（1）明确药性、性能特点、功效、主治病证、用法、使用注意的药物：附子、干姜、肉桂、吴茱萸、小茴香；

（2）明确药性、功效、主治病证、用法、使用注意的药物：丁香、高良姜、花椒；

（3）供课外拓展的药物：荜茇、荜澄茄、胡椒、红豆蔻。

3. 思维导图

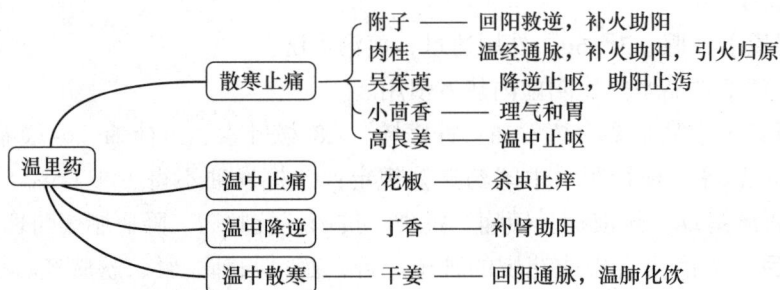

```
                    ┌ 附子 —— 回阳救逆，补火助阳
                    ├ 肉桂 —— 温经通脉，补火助阳，引火归原
          散寒止痛 ─┼ 吴茱萸 —— 降逆止呕，助阳止泻
                    ├ 小茴香 —— 理气和胃
                    └ 高良姜 —— 温中止呕
温里药 ─┼ 温中止痛 —— 花椒 —— 杀虫止痒
          ├ 温中降逆 —— 丁香 —— 补肾助阳
          └ 温中散寒 —— 干姜 —— 回阳通脉，温肺化饮
```

4. 术语解释

［温里祛（散）寒］指温热性药物消除在里之寒邪，以消除或缓解里寒证的治疗作用。

［散寒（温里）止痛］指药物消散在里之寒邪，并可直接缓解疼痛的治疗作用。

［温中散寒］指药物温散中焦（脾胃）的寒邪，以消除或缓解脾胃寒证的治疗作用。其中又能直接缓解脘腹疼痛者，称为温中止痛。

［回阳救逆］指药物扶助心肾阳气，用于亡阳证的治疗。其中仅能温心复脉者，习惯称为回阳或回阳通脉。

［温肺化饮］指药物温散肺中寒邪，并化除肺中痰饮，以治疗寒痰冷饮伏肺而咳喘痰多清稀之证的治疗作用。

温里药用药鉴别

温里药自测题及答案

第十四章

理 气 药

以疏理气机为主要功效，常用于气滞或气逆证的药物，称为理气药，或称为行气药。其中理气作用强者，称为破气药。

理气药大多味辛苦，性多温，主入脾、胃、肝、肺经。辛能行气，苦能降泄，多用于脾胃、肝、肺的气滞或气逆证。

本类药物具有调理或舒畅气机的功效。有的还兼有止痛、消食、燥湿化痰等功效。主要用于脾胃气滞引起的脘腹胀痛、恶心呕吐、嗳气吞酸、不思饮食、大便秘结等，肝气郁滞引起的胁肋胀痛、乳房胀痛、情志不舒、月经不调等，肺气壅滞或肺气上逆引起的胸痹心痛或咳嗽气喘等。

使用理气药时，应根据气滞或气逆证的类型、病位及兼证等，选择针对性的药物并作适当的配伍。如脾胃气滞证，应选用理气健脾和胃的药物。若兼有饮食积滞，则配伍消食药；若兼有湿热阻滞，则配伍清热燥湿药；若兼有脾胃气虚，则应与健脾益气药同用；若兼有寒湿困脾，则应配伍苦温燥湿药；肝气郁滞证，应选用疏肝理气之品；若兼有肝血不足，则配伍养血柔肝药；若兼有寒邪入肝，则应与暖肝散寒药配伍。气滞血瘀证，理气药可与活血化瘀药同用。肺气壅滞者，应选用理气宽胸之品。外邪客肺致肺气上逆者，应配伍宣肺解表药。理气药与化痰药同用可用于痰饮阻肺者。

部分药物芳香辛散，煎服则应后下，或入丸散为佳。

理气药多辛温香燥，易耗气伤阴，其中破气药作用峻猛，更易耗气，故气阴不足者及孕妇应慎用。

理气药具有调节胃肠平滑肌及子宫平滑肌、促进消化液分泌、利胆、松弛支气管平滑肌、祛痰、平喘、升压等作用。

陈 皮　chénpí　《神农本草经》

为芸香科植物橘 *Citrus reticulata* Blanco 及其栽培变种的干燥成熟果皮。主产于广东、广西、福建。药材分为"陈皮"和"广陈皮"。采摘成熟果实，剥取果皮，晒干或低温干燥。切丝，生用。

【药性】苦、辛，温。归肺、脾经。

【功效】理气健脾，燥湿化痰。

【性能特点】本品辛散温通，能行能降，入脾、胃经，有行气、除胀、燥湿之功，为治脾胃气滞、湿阻之脘腹胀满和食少吐泻的要药。本品苦温，长于燥湿化痰，为治寒痰、湿痰之要药。此外，取本品理气健脾、燥湿和中之功，常与补虚药同用，可使之补而不滞，滋而不腻，以更好发挥补益作用。

【临床应用】

1. 脘腹胀满，食少吐泻，脾胃气滞　治湿滞脾胃证，症见脘腹胀满、不思饮食、口淡无味、恶心呕吐、嗳气吞酸，可配厚朴、苍术等以燥湿运脾，行气和胃；治脾胃气虚兼气滞证，症见饮食减少、大便溏薄、胸脘痞闷不舒、呕吐泄泻，可配人参、茯苓等以益气健脾，行气化滞。

2. 咳嗽痰多，湿痰寒痰　治疗脾胃气虚兼痰湿证，症见食少便溏、胸脘痞闷、呕逆，可配伍半夏、白术等以益气健脾，燥湿化痰。

【用法用量】煎服，3～10g。

【使用注意】内有实热、舌赤少津者慎用。

【现代研究】本品主要含橙皮苷、川陈皮素、橘皮素等。现行版《中国药典》规定：陈皮含橙皮苷（$C_{28}H_{34}O_{15}$）不得少于3.5%。广陈皮含橙皮苷（$C_{28}H_{34}O_{15}$）不得少于2.0%；含川陈皮素（$C_{21}H_{22}O_8$）和橘皮素（$C_{20}H_{20}O_7$）的总量，不得少于0.42%。本品有调节胃肠功能、降脂、保肝、改善心血管功能等作用。

知识链接：陈皮-人为善，成人之美，和而不同

附药：橘红　为芸香科植物橘 *Citrus reticulata* Blanco 及其栽培变种的干燥外层果皮。主产于广东、广西。性味辛、苦，温；归脾、肺经。功能理气宽中，燥湿化痰。适用于咳嗽痰多，食积伤酒，呕恶痞闷。煎服，3～10g。

橘核　为芸香科植物橘 *Citrus reticulata* Blanco 及其栽培变种的干燥成熟种子。主产于广东、广西。性味苦，平；归肝、肾经。功能理气、散结、止痛，适用于疝气疼痛、睾丸肿痛、乳痈、乳癖等。煎服，3～9g。

橘络　为芸香科植物橘 *Citrus reticulata* Blanco 及其栽培变种的中果皮及内果皮之间的干燥纤维束群。主产于广东、广西。性味甘、苦，平；归肝、肺经。功能行气通络、化痰止咳，适用于痰滞经络之胸痛、咳嗽、痰多。煎服3～9g。

橘叶　为芸香科植物橘 *Citrus reticulata* Blanco 及其栽培变种的干燥叶。主产于广东、广西。性味辛、苦，平；归肝经。功能疏肝行气、散结消肿，适用于胁肋作痛、乳痈、乳房结块等。煎服，4.5～9g。

化橘红　为芸香科植物化州柚 *Citrus grandis* ‘Tomentosa’ 或柚 *Citrus grandis*（L.）Osbeck 的未成熟或近成熟的干燥外层果皮。前者习称"毛橘红"，后者习称"光七爪""光五爪"。主产于广东。性味辛、苦，温；归肺、脾经。功能理气宽中、燥湿化痰，适用于咳嗽痰多、食积伤酒、呕恶痞闷等。煎服，3～6g。

青　皮　Qīngpí　《本草图经》

为芸香科植物橘 *Citrus reticulata* Blanco 及其栽培变种的干燥幼果或未成熟果实的果皮。主产于福建、浙江。5~6月收集自落的幼果，晒干，习称"个青皮"；7~8月采收未成熟的果实，在果皮上纵剖成四瓣至皮基部，除尽瓤瓣，晒干，习称"四花青皮"。切厚片或丝，生用或醋炙用。

微视频：陈皮与青皮

【药性】苦、辛，温。归肝、胆、胃经。

【功效】疏肝破气，消积化滞。

【性能特点】本品辛散温通，苦泄下行，其性峻烈，为肝胆二经气分之药，而有疏肝胆，破气滞，散结止痛之效，尤宜于治肝郁气滞之胸胁胀痛、疝气疼痛、乳房肿痛等。本品又辛行苦降温通，有消积化滞、和降胃气、行气止痛之功。常用于食积气滞，脘腹胀痛，嗳气吞酸等。

【临床应用】

1. 肝郁气滞，胸胁胀痛，疝气疼痛，乳癖，乳痈　治肝郁气滞之胸胁胀痛，可配伍柴胡、香附、薄荷等以疏肝理气；治疝气疼痛，可与乌药、小茴香等同用以疏肝行气，散寒止痛；治乳癖、乳痈、乳房肿痛，可配伍香附、荔枝核、橘核等以理气散结止痛。

2. 食积气滞，脘腹胀痛　治食积气滞，脘腹胀痛，可与神曲、山楂、麦芽等同用以消积化滞。

此外，本品气味峻烈，苦泄力大，辛散温通力强，能破气散结，常与破血消癥药同用，治疗气滞血瘀之癥瘕积聚、久疟痞块等。

【用法用量】煎服，3~10g。醋炙可增强疏肝止痛之力。

【使用注意】本品性烈破气，气虚者及孕妇慎用。

【现代研究】本品主要含橙皮苷、右旋柠檬烯、芳樟醇、伞花烃等。现行版《中国药典》规定：含橙皮苷（$C_{28}H_{34}O_{15}$）不得少于5.0%。本品有调节胃肠道运动、保肝利胆、升高血压等作用。

枳　实　zhǐshí　《神农本草经》

为芸香科植物酸橙 *Citrus aurantium* L. 及其栽培变种或甜橙 *Citrus sinensis* Osbeck 的干燥幼果。主产于四川、江西、湖南等地。5~6月收集自落的果实，除去杂质，自中部横切为两半，晒干或低温干燥。切薄片，生用或麸炒用。

【药性】苦、辛、酸，微寒。归脾、胃经。

【功效】破气消积，化痰散痞。

【性能特点】本品苦降下行，气锐力猛，善于破气除痞消积。主要用于食积气滞、脘腹胀痛、胃肠热结便秘、腹满胀痛及湿热泻痢、里急后重等，又能辛散苦泄，性烈而速，善于破气滞而化痰湿，消积滞而通痞塞，可用于胸阳不振，痰阻胸痹，痰热结胸，心下痞满，食欲不振。

【临床应用】

1. 积滞内停，痞满胀痛，泻痢后重，大便不通，脏器下垂　治食积气滞，脘腹胀痛，可与神曲、麦芽、山楂等合用。治胃肠热结便秘，腹满胀痛，常与大黄、芒硝、厚朴同用。治湿热泻痢，里急后重，可配伍黄连、黄芩等药。

2. 痰滞气阻，胸痹，结胸　治痰滞气阻，胸痹，常与瓜蒌、桂枝同用。治痰热结胸，常配伍黄连、瓜蒌、半夏。

此外，枳实常与补气药、升阳药同用，可用于脏器下垂。

【用法用量】煎服，3～10g。

【使用注意】脾胃虚弱者及孕妇慎用。

【现代研究】本品主要含辛弗林、橙皮苷、橙皮素等。现行版《中国药典》规定：含辛弗林（$C_9H_{13}NO_2$）不得少于0.30%。本品有调节胃肠道运动、升压、镇痛等多种药理作用。

附药：**枳壳**　为芸香科植物酸橙 *Citrus aurantium* L. 及其栽培变种的干燥未成熟果实。主产于四川、江西、湖南等地。苦、辛、酸，微寒。归脾、胃经。功能理气宽中，行滞消胀，适用于胸胁气滞，胀满疼痛，食积不化，痰饮内停，脏器下垂。煎服，3～10g。孕妇慎用。

木　香　mùxiāng　《神农本草经》

为菊科植物木香 *Aucklandia lappa* Decne. 的干燥根。主产于云南。秋、冬二季采挖，除去泥沙及须根，切段，大的再纵剖成瓣，干燥后撞去粗皮。切厚片，生用或煨用。

【药性】辛、苦，温。归脾、胃、大肠、三焦、胆经。

【功效】行气止痛，健脾消食。

【性能特点】本品辛行苦泄温通，芳香气烈而味厚，善行脾胃之气滞，既为行气止痛之要药，又为健脾消食之佳品，主治脾胃气滞，脘腹胀痛，食积不消，不思饮食。本品善行大肠之滞气，为治湿热泻痢，里急后重之良药。

【临床应用】

1. 脾胃气滞证，脘腹胀痛，食积不消，不思饮食　治脾胃气滞，脘腹胀痛，可单用或与厚朴、陈皮、砂仁等同用；治脾虚气滞，腹胀，可配伍人参、陈皮等。

2. 胁痛，黄疸，疝气疼痛　治肝失疏泄之脘腹胀痛、胁痛、黄疸，可与茵陈、柴胡、香附等同用。

3. 湿热泻痢，里急后重　治湿热泻痢，里急后重，常配伍黄连。

此外，取其疏畅气机、调中行滞之功，与补虚药同用，能减轻补益药的腻胃和滞气之弊，有助于消化吸收。

【用法用量】 煎服，3～6g。生用行气力强，煨用行气力缓而用于止泻。

【使用注意】 本品辛温香燥，易伤阴血，故阴虚、津亏、火旺者慎用。

【现代研究】 本品主要含木香烃内酯、去氢木香内酯等。现行版《中国药典》规定：含木香烃内酯（$C_{15}H_{20}O_2$）和去氢木香内酯（$C_{15}H_{18}O_2$）的总量不得少于 1.8%。本品有调节胃肠道运动、抗炎、镇痛等多种药理作用。

附药：川木香 为菊科植物川木香 *Vladimiria souliei*（Franch.）Ling 或灰毛川木香 *Vladimiria souliei*（Franch.）Ling var. *cinerea* Ling 的干燥根。性味辛、苦，温；归脾、胃、大肠、胆经。功能行气止痛。用于胸胁、脘腹胀痛，肠鸣腹泻，里急后重。煎服，3～9g。

土木香 为菊科植物土木香 *Inula helenium* L. 的干燥根。性味辛、苦，温；归肝、脾经。功能健脾和胃，行气止痛，安胎。适用于胸胁、脘腹胀痛，呕吐泻痢，胸胁挫伤，岔气作痛，胎动不安。3～9g，多入丸散服。

沉　香　chénxiāng　《名医别录》

为瑞香科植物白木香 *Aquilaria sinensis*（Lour.）Gilg 含有树脂的木材。主产于广东、广西。全年均可采收，割取含树脂的木材，除去不含树脂的部分，阴干。劈成小块。用时捣碎或研成细粉。生用。

【药性】 辛、苦，微温。归脾、胃、肾经。

【功效】 行气止痛，温中止呕，纳气平喘。

【性能特点】 本品气芳香走窜，味辛行散，性温祛寒，善温散胸腹阴寒，行气止痛，治寒凝气滞之胸腹胀痛，脾胃虚寒之脘腹冷痛。又辛温散寒，味苦降泄，善温胃散寒、降逆止呕，治寒邪犯胃、呕吐清水、胃寒久呃。辛温入肾，苦降下气，能温肾纳气，降逆平喘，适用于下元虚冷、肾不纳气之虚喘证。

【临床应用】

1. 寒凝气滞证，胸腹胀闷疼痛 治寒凝气滞之胸腹胀痛，可与木香、槟榔、乌药等同用；治脾胃虚寒之脘腹冷痛，配伍附子、干姜、肉桂。

2. 胃寒呕吐，呕逆 治寒邪犯胃，呕吐清水，配伍陈皮、胡椒等；治胃寒久呃，可与豆蔻、丁香等同用。

3. 肾虚气逆喘息 治下元虚冷，肾不纳气之虚喘证，常与肉桂、补骨脂、附子等同用；治痰饮咳喘，配伍半夏、紫苏子、厚朴等。

【用法用量】 煎服，1～5g，后下。

【使用注意】 本品辛温助热，故阴虚火旺者慎用。气虚下陷者也应慎用。

【现代研究】 本品主要含沉香四醇、白木香醛、白木香酸等。现行版《中国药典》

规定：含沉香四醇（$C_{17}H_{18}O_6$）不得少于0.10%。本品有调节胃肠道运动、平喘止咳、镇痛等多种药理作用。

川楝子 chuānliànzǐ 《神农本草经》

为楝科植物川楝 *Melia toosendan* Sieb. et Zucc.的干燥成熟果实。主产于四川。冬季果实成熟时采收，除去杂质，干燥，用时捣碎。生用或炒用。

【药性】苦，寒；有小毒。归肝、小肠、膀胱经。

【功效】疏肝泄热，行气止痛，杀虫。

【性能特点】本品苦寒泄降，能清肝火、泄郁热、行气止痛。用于肝郁气滞或肝郁化火后所致胸腹、肋胁疼痛，及疝气疼痛属肝经有热者。苦寒泄降，有小毒，既能杀虫，又能行气止痛，用治小儿虫积腹痛，发作有时，口吐清水者。

【临床应用】

1. 肝郁化火诸痛证 治肝郁气滞或肝郁化火所致后胸腹、肋胁疼痛，及疝气疼痛属肝经有热者，配伍延胡索以活血行气止痛。

2. 虫积腹痛 治虫积腹痛，配伍槟榔、使君子等驱虫药。

此外，本品味苦性寒，寒能清热，苦能燥湿，外用具有杀虫疗癣止痒之功，故可用治疥癣瘙痒，可用本品焙黄研末，以油调膏，外涂治头癣、秃疮。

【用法用量】煎服，5～10g，外用适量，研末调涂。

【使用注意】本品苦寒、有毒、败胃，脾胃虚寒者忌用或孕妇慎用。

【现代研究】本品主要含川楝素、楝树碱、山柰醇等。本品有镇痛、抗炎、驱虫等作用。川楝子乙酸乙醋提取物有肝毒性作用，病理检查显示肝细胞水肿、脂肪变性，剂量大者可见肝坏死。川楝素具有明显的生殖毒性，可致孕鼠流产，呈剂量依赖性，随着注射剂量的增加，小鼠的流产率逐渐上升。川楝子油可使精子丧失活力且不可恢复。川楝素对呼吸中枢有抑制作用，而较大剂量会引起大白鼠的呼吸衰竭甚至死亡。

香 附 xiāngfù 《名医别录》

为莎草科植物莎草 *Cyperus rotundus* L.的干燥根茎。主产于山东、浙江、福建等地。秋季采挖，燎去毛须，置沸水中略煮或蒸透后晒干，或燎后直接晒干，切厚片或碾成碎粒。生用或醋炙用。

【药性】辛、微苦、微甘，平。归肝、脾、三焦经。

【功效】疏肝解郁，理气宽中，调经止痛。

【性能特点】本品辛能通行，善散肝气之郁结，微苦能降，以平肝气之横逆，微甘缓急，性平不寒，芳香走窜，善于疏肝理气解郁，通调三焦气滞，有"气病之总司"之称，为疏肝解郁、行气止痛之要药。味辛能行而长于止痛，除善疏肝解郁之外，还能入脾经，而有宽中、消食下气等作用。本品还长于调经止痛，气行则血行，气血通利，疏泄调达，则月经自调，疼痛自止，为"女科之主帅"，为调经止痛之要药。

【临床应用】

1. 肝郁气滞，胸胁胀痛，疝气疼痛 治肝郁气滞之胁肋胀痛，可与柴胡、川芎、枳壳等同用；治寒凝气滞、肝气犯胃之胃脘疼痛，可与吴茱萸、高良姜等同用；治寒疝腹痛，可与吴茱萸、乌药、小茴香等同用；治肝郁气滞之月经不调、痛经，可单用，或配伍川芎、柴胡、当归等；治乳房胀痛，可配伍柴胡、青皮等。

2. 脾胃气滞，脘腹痞闷，胀满疼痛 治脾胃气滞之脘腹痞闷，胀满疼痛，配伍川芎、苍术等。

【用法用量】煎服，6～10g。醋炙增强疏肝止痛之力。

【现代研究】本品主要含挥发油、糖类、苷类等。现行版《中国药典》规定：含挥发油不得少于1.0%（mL/g）。本品有调节胃肠道运动、抗炎、平喘、祛痰等多种药理作用。

薤　白　xièbái　《神农本草经》

为百合科植物小根蒜或薤*Allium macrostemon* Bge.或*Allium chinense* G. Don的干燥鳞茎。主产于东北、河北、江苏等地。夏、秋二季采挖洗净，除去须根，蒸透或置沸水中烫透，晒干。本品有蒜臭，味微辣，以个大、饱满、色黄白、半透明者为佳。生用。

【药性】辛、苦，温。归心、肺、胃、大肠经。

【功效】通阳散结，行气导滞。

【性能特点】本品辛散苦降，温通滑利，善散阴寒之凝滞，通胸阳之壅结，为治胸痹之要药，适用于寒痰阻滞、胸阳不振所致的胸痹证。辛温以散凝结之寒邪，并能行气止痛，可用于胃寒气滞之脘腹痞满胀痛的治疗。辛行苦降，有行气导滞、消胀止痛之功，治胃肠气滞、泻痢里急后重。

【临床应用】

1. 胸痹心痛 治寒痰阻滞、胸阳不振所致的胸痹证，可与瓜蒌、枳实、半夏等同用；治痰瘀之胸痹证，配伍川芎、瓜蒌等。

2. 脘腹痞满胀痛，泻痢里急后重 治胃寒气滞之脘腹痞满胀痛，配伍高良姜、木香、砂仁等；治胃肠气滞，泻痢里急后重，可单用或与木香、枳实等同用。

【用法用量】煎服，5～10g。

【使用注意】本品性质滑利，无滞者不宜使用。胃弱纳呆者及不耐蒜味者不宜服用。

【现代研究】本品主要含薤白苷、生物碱等。现行版《中国药典》规定：按照醇溶性浸出物测定法项下的热浸法测定，用75%乙醇作溶剂，不得少于30.0%。本品有保护血管内皮、抗心肌缺血、抗炎、平喘等多种药理作用。

表14-1　需了解和参考的理气药

药名	性味归经	功效	主治	用法用量	使用注意
乌药△	辛，温。归肺、脾、肾、膀胱经	行气止痛，温肾散寒	①寒凝气滞证，症见胸腹胀痛，气逆喘息，疝气疼痛，经寒腹痛 ②肾阳不足，膀胱虚冷，胸胁胀痛，尿频，遗尿	煎服，6～10g	
佛手△	辛、苦、酸，温。归肝、脾、胃、肺经	疏肝理气，和胃止痛，燥湿化痰	①肝郁气滞证 ②脾胃气滞证 ③咳嗽痰多	煎服，3～10g	阴虚有热、气虚无滞者慎用
檀香△	辛，温。归脾、胃、心、肺经	行气温中，开胃止痛	①寒凝气滞，胸痹心痛 ②脘腹疼痛，呕吐食少	煎服，2～5g，后下	阴虚火旺，实热吐血者慎用
柿蒂△	苦、涩，平。归胃经	降逆止呃	呃逆证	煎服，5～10g	气虚下陷者忌用
荔枝核△	甘、微苦，温。归肝、肾经	行气散结，祛寒止痛	①寒疝腹痛，睾丸肿痛 ②胃痛，痛经，产后腹痛	煎服，5～10g	
香橼☆	辛、苦、酸，温。归肝、脾、肺经	疏肝解郁，理气宽中，燥湿化痰	①肝郁胸胁胀痛 ②脾胃气滞证 ③痰饮咳嗽	煎服，3～10g	阴虚有热者慎用
大腹皮☆	辛，微温。归脾、胃、大肠、小肠经	行气宽中，行水消肿	①胃肠气滞，脘腹胀闷 ②水肿，脚气	煎服，5～10g	气虚体弱者慎用
刀豆☆	甘，温。归胃、肾经。	温中，下气，止呃	虚寒呃逆，呕吐，肾虚腰痛	煎服，6～9g	胃热炽盛者禁服
甘松☆	辛、甘，温。归脾、胃经	理气止痛，开郁醒脾；外用祛湿消肿	①脘腹胀满，食欲不振，呕吐 ②外用治牙痛、脚气肿毒	煎服，3～6g。外用适量，泡汤漱口或煎汤洗脚，或研末敷患处	
九香虫☆	咸，温。归肝、脾、肾经	理气止痛，温中助阳	①胃寒胀痛，肝胃气痛 ②肾虚阳痿，腰膝酸痛	煎服，3～9g	阴虚内热者慎用
玫瑰花☆	甘、微苦，温。归肝、脾经	行气解郁，和血，止痛	①肝胃气滞疼痛，食少呕恶 ②月经不调 ③跌扑伤痛	煎服，3～6g	
绿萼梅☆	苦，微甘，平。归肝、胃、肺经	疏肝，和胃，化痰	①梅核气 ②肝胃气滞疼痛，食欲不振	煎服，3～6g	

注：△：为大纲要求了解的药物；☆：为大纲要求参考的药物

🌐 学习指导与小结

1. 学习方法指导

以理气功效为主线，结合本章药物的性能特点与主治病证，理解药物的分类依据及归属；各节药物以功效为核心，归纳比较各药功用异同，记诵相似功效共性，分析区别各自药性、功效、临床应用特点，以掌握本章药物的基本知识和技能。关注沉香的用法用量；陈皮与半夏，香附与柴胡，香附与高良姜，枳实与白术，枳实与厚朴，薤白与瓜蒌的配伍意义。

2. 学习层次要求

（1）明确药性、性能特点、功效、主治病证、用法、使用注意的药物：陈皮（附药：橘红、橘核、橘络、橘叶、化橘红）、枳实（附药：枳壳）、木香（附药：川木香、土木香）、香附；

（2）明确药性、功效、主治病证、用法、使用注意的药物：青皮、沉香、川楝子、薤白；

（3）明确药性、功效、用法及使用注意的药物：乌药、佛手、檀香、柿蒂、荔枝核；

（4）供课外拓展的药物：香橼、大腹皮、刀豆、甘松、九香虫、玫瑰花、绿萼梅。

3. 思维导图

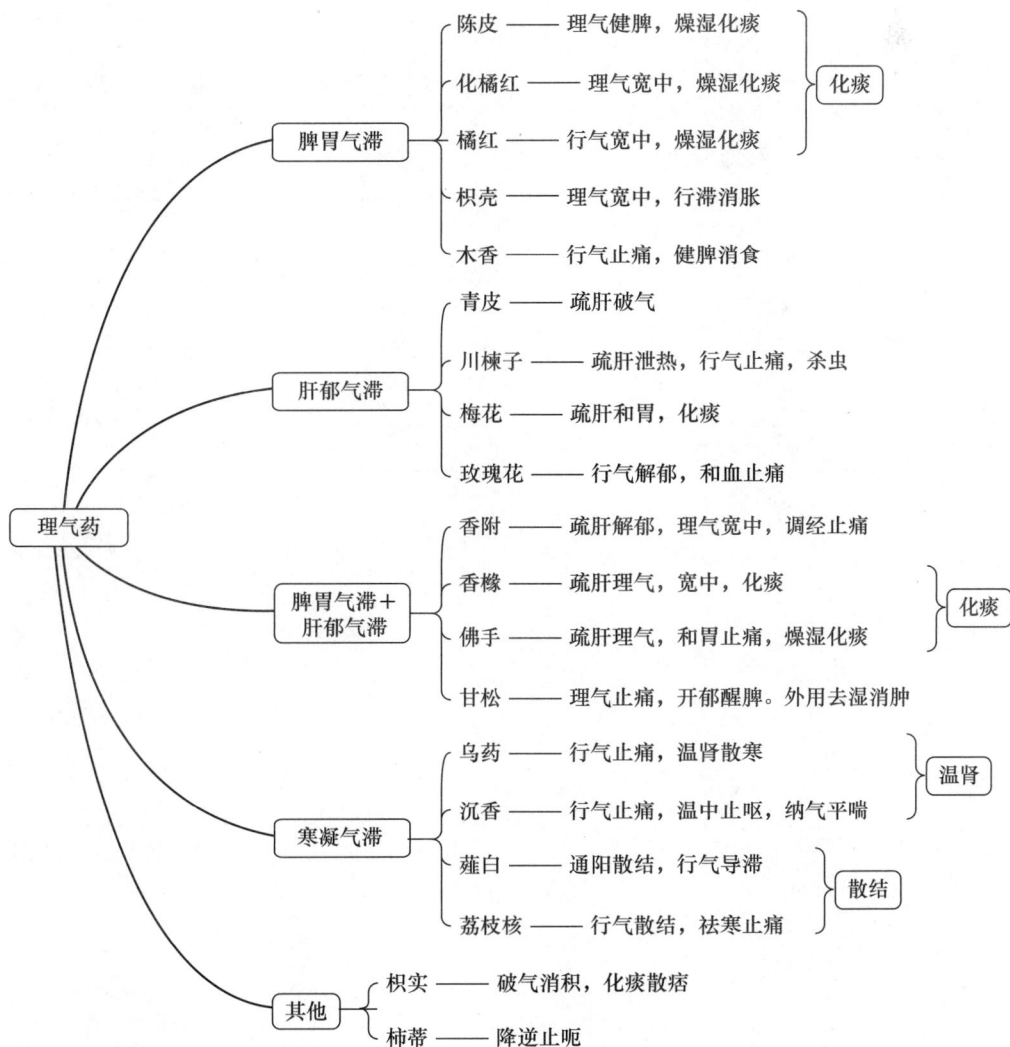

4. 术语解释

[理气健脾] 用理气行滞法治疗脾失健运的作用。

[疏肝解郁] 疏理肝气，恢复肝气疏泄功能，解除郁积的作用。

[纳气平喘] 摄纳肾气，平定气喘，以恢复纳气功能，治疗肾不纳气而气喘、呼吸气短的作用。

[行气宽中] 调理脾胃气机、宽畅中焦的作用。

理气药用药鉴别

理气药自测题
及答案

第十五章
消 食 药

以消食化积为主要功效，常用于治疗饮食积滞的药物，称为消食药。

消食药多味甘性平，主归脾、胃二经。具有消食化积、健胃和中之功，使食积得消，食滞得化，脾胃之气得以恢复。此外，部分消食药又兼有行气、活血、祛痰等功效。

消食药主治宿食停留、饮食不消所致的脘腹胀满，嗳腐吞酸，恶心呕吐，不思饮食，大便失常等，以及脾胃虚弱，消化不良者。

本类药物多属渐消缓散之品，适用于病情较缓，积滞不甚者。但食积者多有兼证，故临床应根据不同病情予以适当配伍。若宿食内停，气机阻滞，需配理气药，使气行而积消；若积滞化热，当配苦寒清热或轻下之品；若寒湿困脾或胃有湿浊，当配芳香化湿药；若中焦虚寒者，宜配温中健脾之品；而脾胃虚弱，运化无力，而饮食积滞者，则以补脾调胃为主，以标本兼顾，不可单用消食药取效。

本类药物虽多数效缓，但仍不乏耗气之弊，故气虚而无积滞者慎用。

消食药一般具有不同程度的助消化作用。个别药还具有降血脂、强心、增加冠状动脉流量及抗心肌缺血、降压、抗菌等作用。

山　楂　Shānzhā　《本草经集注》

为蔷薇科植物山里红 *Crataegus pinnatifida* Bge. var. *major* N. E. Br. 或山楂 *Crataegus pinnatifida* Bge. 的干燥成熟果实。主产于山东、河南、河北等地。秋季果实成熟时采收，切片，干燥。生用或炒用。

【药性】酸、甘，微温。归脾、胃、肝经。

【功效】消食健胃，行气散瘀，化浊降脂。

【性能特点】本品酸甘微温，功善消食化积，能治各种饮食积滞，尤为消化油腻肉食积滞之要药；入肝经，能行气散结止痛，有活血祛瘀之功，炒用兼能止泻止痢。又能化浊降脂，近年用治冠心病、高脂血症等。

【临床应用】

1. 肉食积滞，胃脘胀满，腹痛泄泻　凡肉食积滞之脘腹胀满、嗳气吞酸、腹痛便溏者，均可应用。配神曲、麦芽等，可增强消食化积之功。若配木香、青皮以行气消滞，治积滞脘腹胀痛。

2. 泻痢腹痛，疝气疼痛 治泻痢腹痛，可与木香、槟榔等药同用。治疝气疼痛，常与橘核、荔枝核等同用。

3. 血瘀经闭痛经，产后瘀阻腹痛，心腹刺痛，胸痹心痛 治产后瘀阻腹痛、恶露不尽或痛经、经闭，可单用本品加糖水煎服，亦可与当归、香附、红花同用；若治胸痹心痛，常与川芎、桃仁、红花等同用。

4. 高脂血症 本品能化浊降脂，现代单用生山楂或配伍丹参、三七、葛根等，用治高脂血症及冠心病、高血压病。

【用法用量】煎服，9～12g。生山楂、炒山楂偏于消食散瘀，焦山楂消食导滞作用增强，用于肉食积滞、泻痢不爽。

【使用注意】脾胃虚弱而无积滞，胃酸分泌过多者慎用。

【现代研究】本品主要含有机酸类（主要为山楂酸、枸橼酸、熊果酸、绿原酸等）及黄酮类（主要为槲皮素、槲皮苷、牡荆素等），此外尚含脂肪酶、维生素C、胡萝卜素、无机盐等。现行版《中国药典》规定：含有机酸以枸橼酸（$C_6H_8O_7$）计，不得少于4.0%。本品有提高蛋白分解酶的活性、促进脂肪消化、强心、降血压、抗心律失常、抗氧化及增强免疫等作用。

六神曲 Liùshénqū 《药性论》

为辣蓼、青蒿、杏仁等药加入面粉或麸皮混合后经发酵制成的曲剂。中国大部分地区均产。其制法是：按比例取大部分麸皮或面粉，与辣蓼、青蒿、苍耳草的鲜药汁，以及赤豆、杏仁（去皮）的粉末混合均匀，使干湿适度，发酵至表面生出菌丝，取出晒干即成。生用或炒用。

【药性】甘、辛，温。归脾、胃经。

【功效】消食和胃。

【性能特点】本品消食和胃力较强，善消谷麦酒食积滞，又因略兼解表之功，故尤宜外感食滞者。

【临床应用】

饮食积滞 治食积停滞，脘腹胀满，食少纳呆，肠鸣腹泻者，常与山楂、麦芽、莱菔子等药同用。

此外，凡丸剂中有金石、贝壳类药物者，前人用本品糊丸以助消化。

【用法用量】煎服，6～15g。消食宜炒焦用。

【使用注意】脾阴不足、胃火盛者及孕妇慎服。

【现代研究】本品为酵母制剂，主要含酵母菌、淀粉酶、维生素B复合体、蛋白质及脂肪、挥发油等。本品有增进食欲、维持正常消化功能等作用。

麦 芽 Màiyá 《药性论》

为禾本科植物大麦 *Hordeum vulgare* L. 的成熟果实经发芽干燥的炮制加工品。中国大部分地区均产。将麦粒用水浸泡后，保持适宜温、湿度，待幼芽长至约5mm时，晒干或低温干燥。生或炒用。

【药性】甘，平。归脾、胃经。

【功效】行气消食，健脾开胃，回乳消胀。

【性能特点】本品尤善促进淀粉性食物的消化；又可回乳消胀，用于断乳或乳汁郁积引起的乳房胀痛；兼能疏肝解郁。

【临床应用】

1. 食积不消，脘腹胀满，脾虚食少 主治米面薯芋类饮食积滞，脘腹胀满，常与山楂、神曲、鸡内金等药同用；治小儿乳食停滞，单用本品煎服或研末服均有效；若治脾虚食少，食后脘胀，常与白术、陈皮等益气健脾药同用。

2. 乳汁郁积，乳房胀痛，妇女断乳 本品有回乳消胀之功，故可用于妇女断乳，或乳汁郁积之乳房胀痛。

3. 肝郁胁痛，肝胃气痛 本品能疏肝理气解郁，用治肝气郁滞或肝胃不和，胁肋、脘腹疼痛，常配伍柴胡、香附、川楝子等药。

【用法用量】煎服，10～15g，回乳炒用60g。生麦芽健脾和胃，疏肝行气，用于脾虚食少，乳汁郁积；炒麦芽行气消食回乳，用于食积不消、妇女断乳；焦麦芽消食化滞，用于食积不消、脘腹胀痛。

【使用注意】授乳期妇女不宜使用。

【现代研究】本品主要含淀粉酶、酯酶、催化酶等。本品有助消化、降血脂、降血糖作用。

莱菔子 Láifúzǐ 《日华子本草》

为十字花科植物萝卜 *Raphanus sativus* L. 的干燥成熟种子。中国大部分地区均产。夏季果实成熟时采割植株，晒干，搓出种子，除去杂质，再晒干。生用或炒用。

【药性】辛、甘，平。归肺、脾、胃经。

【功效】消食除胀，降气化痰。

【性能特点】本品味辛行散，消食化积之中尤善行气消胀，多用于食积脾胃气滞证；归肺经，又能降气化痰。

【临床应用】

1. 饮食停滞，脘腹胀痛，大便秘结，积滞泻痢 治食积气滞所致的脘腹胀满或疼痛，嗳气吞酸，大便秘结，或积滞泻痢，常与山楂、神曲、陈皮等药同用；若治食积气滞兼脾虚者，又配白术，以攻补兼施。

2. 痰壅气逆，喘咳痰多，胸闷食少 本品既能消食化积，又能降气化痰。用治痰壅气逆，喘咳痰多，胸闷不舒者，常与紫苏子、芥子等药同用。

【用法用量】煎服，5～12g。生用吐风痰，炒用消食下气化痰。

【使用注意】本品辛散耗气，故气虚及无食积、痰滞者慎用。

【现代研究】本品主要含脂肪油（油中含大量芥酸、亚油酸、亚麻酸）、芥子碱、莱菔素等。现行版《中国药典》规定：含芥子碱以芥子碱硫氰酸盐（$C_{16}H_{24}NO_5 \cdot SCN$）计，不得少于0.40%。本品有降压、抗菌、祛痰、镇咳等作用。

鸡内金　Jīnèijīn　《神农本草经》

为雉科动物家鸡*Gallus gallus domesticus* Brisson的干燥沙囊内壁。中国大部分地区均产。杀鸡后，取出鸡肫，立即剥下内壁，洗净，干燥。生用、炒用或醋炙用。

【药性】甘，平。归脾、胃、小肠、膀胱经。

【功效】健胃消食，涩精止遗，通淋化石。

【性能特点】本品消食化积作用较强，并可健运脾胃，故广泛用于米面薯芋乳肉等各种食积证；又可固精缩尿止遗，用于肾虚遗精遗尿；尚有通淋化石之功。

【临床应用】

1. 食积不消，呕吐泻痢，小儿疳积 若食积病情较轻者，单味研末服即效；若治食积较重者，常与山楂、麦芽、青皮等药同用，以增强消食化积之功。用治小儿脾虚疳积，常配伍白术、山药、使君子等药。

2. 遗精，遗尿 如以鸡内金单味炒焦研末，温酒送服治遗精；用治遗尿，常与菟丝子、桑螵蛸等同用。

3. 石淋涩痛，胆胀胁痛 现代用治砂淋、石淋或胆结石，常与金钱草、虎杖等药同用。

【用法用量】煎服，3～10g；研末服，每次1.5～3g。研末服效果优于煎剂。

【使用注意】脾虚无积滞者慎用。

【现代研究】本品主要含胃激素、角蛋白、微量胃蛋白酶、淀粉酶等。本品有增加胃液分泌量、增强胃排空等作用。

表15-1　需了解和参考的消食药

药名	性味归经	功效	主治	用法用量	使用注意
稻芽[☆]	甘，温。归脾、胃经	消食和中，健脾开胃	食积不消，腹胀口臭，脾胃虚弱，不饥食少。炒稻芽偏于消食，用于不饥食少；焦稻芽善化积滞，用于积滞不化	煎服，9～15g	附药：谷芽，谷芽的性能、功效、应用、用法用量均与稻芽相似，但我国北方地区多习用

注：△：为大纲要求了解的药物；☆：为大纲要求参考的药物

学习指导与小结

1. 学习方法指导

以消食化积功效为主线，结合本章药物的性能特点与主治病证，理解药物的归属；以功效为核心，归纳比较各药功用异同，记诵相似功效共性，分析区别各自性、效、用特点，以掌握本章药物的基本知识和技能。关注麦芽的用法用量；莱菔子配紫苏子和白芥子、山楂配神曲和麦芽的配伍意义。

2. 学习层次要求

（1）明确药性、性能特点、功效、主治病证、用法、使用注意的药物：山楂、麦芽、莱菔子、鸡内金；

（2）明确药性、功效、主治病证、用法、使用注意的药物：神曲；

（3）明确药性、功效、用法及使用注意的药物：稻芽（附谷芽）。

3. 思维导图

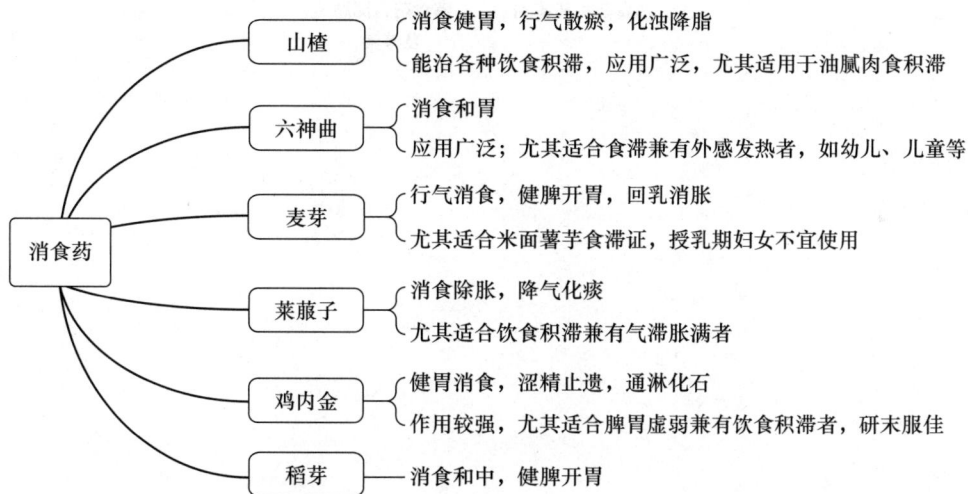

山楂 —— 消食健胃，行气散瘀，化浊降脂
—— 能治各种饮食积滞，应用广泛，尤其适用于油腻肉食积滞

六神曲 —— 消食和胃
—— 应用广泛；尤其适合食滞兼有外感发热者，如幼儿、儿童等

麦芽 —— 行气消食，健脾开胃，回乳消胀
—— 尤其适合米面薯芋食滞证，授乳期妇女不宜使用

消食药

莱菔子 —— 消食除胀，降气化痰
—— 尤其适合饮食积滞兼有气滞胀满者

鸡内金 —— 健胃消食，涩精止遗，通淋化石
—— 作用较强，尤其适合脾胃虚弱兼有饮食积滞者，研末服佳

稻芽 —— 消食和中，健脾开胃

4. 术语解释

［消化食积］是指药物消除停积于胃脘的饮食，调和中焦，以恢复脾胃纳受与运化功能的治疗作用。又称消食化积，或简称消积、消食等。

［消食和胃］又称消食健胃等。饮食过多或积滞导致胃功能受损，通过消化饮食，调整胃功能。

思政案例

在使用莱菔子过程中，辩证看待"人参与莱菔子相恶"的传统说法，两者对立统一（矛盾的不平衡性，主要矛盾与次要矛盾）。

在人参的使用注意中必须注意该说法。如果人参用于益气救脱（主要矛盾），属于急重的气虚证，不宜和莱菔子使用。在莱菔子使用注意中不需要强调它不能和人参同用，因为用莱菔子治疗脾虚的饮食积滞，可以配伍人参，虽对人参的补气作用（次要矛盾）有所降低、有所牵制，但莱菔子对患者的病情有益（主要矛盾）。《本草新编》在莱菔子项下标明："莱菔子得人参，其功更神。"只是在人参项，提出人参忌莱菔子。

所以，我们要学习古人辩证应用莱菔子与人参配伍的思想，分清主要矛盾与次要矛盾，二者对立统一。（改自《张廷模临床中药学讲稿》）

消食药用药鉴别　　　消食药自测题
　　　　　　　　　　　　及答案

第十六章
驱 虫 药

驱虫药图片   微视频：驱虫药   驱虫药PPT

以驱除或杀灭人体内寄生虫为主要功效，常用于治疗虫证的药物，称为驱虫药。

本类药物主入脾、胃、大肠经，部分药物具有一定的毒性，对人体内的寄生虫，特别是肠道寄生虫有杀灭、麻痹或刺激虫体，促使其排出体外，而起到驱虫作用。故可用治蛔虫病、蛲虫病、绦虫病、钩虫病、姜片虫病等多种肠道寄生虫病。此类寄生虫病多由湿热内蕴或饮食不洁，食入或感染寄生虫卵所致，患者不思饮食或多食善饥，嗜食异物，绕脐腹痛，时发时止，胃中嘈杂，呕吐清水，肛门瘙痒等。迁延日久，则见面色萎黄，肌肉消瘦，腹部膨大、青筋浮露，周身浮肿等症。部分病人症状较轻，无明显证候，只在检查大便时才被发现。凡此，均当服用驱虫药物，以求根治。对机体其他部位的寄生虫病，如血吸虫病、阴道滴虫病等，部分驱虫药亦有驱杀作用。某些驱虫药兼有行气、消积、润肠、止痒等作用，对食积气滞、小儿疳积、便秘、疥癣瘙痒等病证，亦有疗效。

使用驱虫药时，应根据寄生虫的种类及患者体质强弱、证情缓急，选用适宜的驱虫药物，并视患者的不同兼证进行相须用药及恰当配伍。如大便秘结者，当配伍泻下药物；兼有积滞者，可与消积导滞药同用；脾胃虚弱者，配伍健脾和胃之品；体质虚弱者，须先补后攻或攻补兼施。使用肠道驱虫药时，多与泻下药同用，以利虫体排出。

驱虫药物对人体正气多有损伤，故要控制剂量，防止用量过大中毒或损伤正气；对素体虚弱、年老体衰及孕妇，更当慎用。驱虫药一般应在空腹时服用，使药物充分作用于虫体而保证疗效。对发热或腹痛剧烈者，不宜急于驱虫，待症状缓解后，再行施用驱虫药物。

驱虫药对肠道寄生虫等有驱杀作用，部分驱虫药有不同程度的抗真菌、抗病毒作用。

使君子　Shǐjūnzǐ　《开宝本草》

为使君子科植物使君子*Quisqualis indica* L. 的干燥成熟果实。主产于重庆、四川、福建等地。秋季果皮变紫黑色时采收，除去杂质，干燥。去壳，取种仁生用或炒用。

【药性】甘，温。归脾、胃经。

【功效】杀虫消积。

【性能特点】本品味甘气香，性温又入脾胃经，有良好的杀虫作用，为驱蛔要药，尤宜于小儿蛔虫病；又能健脾消疳，用治小儿疳积。

【临床应用】

1. 蛔虫病，蛲虫病，虫积腹痛　用于蛔虫证、蛲虫证，轻证单用本品炒香嚼服；重证可与苦楝皮、槟榔等药同用；用治蛲虫病，可与百部、槟榔、大黄等药同用。

2. 小儿疳积　治小儿疳积，面色萎黄、形瘦腹大、腹痛有虫者，常与槟榔、神曲、麦芽等配伍；治疗小儿五疳，心腹膨胀，不进饮食，可与厚朴、陈皮、川芎等同用。

【用法用量】使君子9~12g，捣碎入煎剂；使君子仁6~9g，多入丸散或单用，作1~2次分服。小儿每岁1~1.5粒，炒香嚼服，1日总量不超过20粒。

【使用注意】大量服用可致呃逆、眩晕、呕吐、腹泻等反应。若与热茶同服，亦能引起呃逆、腹泻，故服用时忌饮浓茶。

【现代研究】本品种子主要含脂肪油（油酸、棕榈酸等）、有机酸及生物碱等。现行版《中国药典》规定：种子含胡芦巴碱（$C_7H_7NO_2$）不得少于0.20%。本品有驱虫、抗菌作用。

【按语】本品内服可致胃肠刺激及膈肌痉挛，毒副作用表现为呃逆、头痛、眩晕、恶心、呕吐、出冷汗、四肢发冷，重者可出现抽搐、惊厥、呼吸困难、血压下降等。中毒原因主要是内服生品、误食过量新鲜果实，或用量过大。

苦楝皮　Kǔliànpí　《名医别录》

为楝科植物川楝 *Melia toosendan* Sieb. et Zucc. 或楝 *Melia azedarach* L. 的干燥树皮和根皮。主产于四川、湖北、安徽、江苏、河南。春、秋二季剥取晒干，或除去粗皮，晒干。切丝，生用。

【药性】苦，寒；有毒。归肝、脾、胃经。

【功效】杀虫，疗癣。

【性能特点】本品苦寒有毒，有较强的杀虫作用，可治多种肠道寄生虫病，为广谱驱虫中药，有毒不宜持续过量服用；又能清热燥湿，杀虫止痒。

【临床应用】

1. 蛔虫病，蛲虫病，虫积腹痛　治蛔虫病，可单用水煎、煎膏或制成片剂、糖浆服用；亦可与使君子、槟榔、大黄等同用。治蛲虫病，与百部、乌梅同煎，取浓液于晚间做保留灌肠，连用2~4天。与石榴皮同煎服之，可治钩虫病。

2. 疗癣瘙痒　单用本品研末，用醋或猪脂调涂患处，可治疥疮、头癣、湿疮、湿疹瘙痒。

【用法用量】煎服，3～6g。外用适量，研末，用猪脂调敷患处。

【使用注意】本品有毒，不宜过量或持续久服。孕妇及脾胃虚寒，肝肾功能不全者慎用。

【现代研究】本品主要含川楝素、苦楝酮、苦楝萜酮内酯等。现行版《中国药典》规定：含川楝素（$C_{30}H_{38}O_{11}$）应为0.010%～0.20%。本品有驱虫、抗菌作用。本品有毒成分为川楝素和异川楝素。

【按语】中毒表现：恶心呕吐、剧烈腹痛、腹泻、头晕头痛、视力模糊、全身麻木、心律不齐、血压下降、呼吸困难、神志恍惚、狂躁或萎靡、震颤或惊厥，最后因呼吸和循环衰竭而死亡。中毒原因主要是用量过大，或用法不当，或患者体质原因。

槟 榔 Bīngláng 《名医别录》

为棕榈科植物槟榔 *Areca catechu* L. 的干燥成熟种子。主产于广东、云南等地。春末至秋初采收成熟果实，用水煮后，干燥，除去果皮，取出种子，干燥。切薄片，生用或炒用。

【药性】苦、辛，温。归胃、大肠经。

【功效】杀虫，消积，行气，利水，截疟。

【性能特点】本品对绦虫、蛔虫、蛲虫、钩虫、姜片虫等肠道寄生虫都有驱杀作用，并以泻下作用驱除虫体为其优点，治绦虫证疗效最佳；本品辛散苦泄，入胃肠经，善行胃肠之气，消积导滞，兼能缓泻通便；既能利水，又能行气，气行则助水运；尚能截疟。

【临床应用】

1. **绦虫病，蛔虫病，姜片虫病，虫积腹痛** 治绦虫证可单用，亦可与木香同用；现代多与南瓜子同用，其杀绦虫疗效更佳。治蛔虫病、蛲虫病，可与使君子、苦楝皮等药同用。治姜片虫病，可与乌梅、甘草等配伍。

2. **食积气滞，腹胀便秘，泻痢后重** 治食积气滞、腹胀便秘，常与木香、青皮、大黄等药同用；治湿热泻痢，可与木香、黄连、芍药等药同用。

3. **水肿，脚气肿痛** 治疗水肿实证，二便不利，常与商陆、泽泻、木通等药同用；用治寒湿脚气肿痛，可与木瓜、吴茱萸、陈皮等药配伍。

4. **疟疾** 治疗疟疾，常与常山、草果等药同用。

【用法用量】煎服，3～10g；驱绦虫、姜片虫30～60g。生用力佳，炒用力缓，焦槟榔功能消食导滞，用于食积不消、泻痢后重的治疗。

【使用注意】脾虚便溏、气虚下陷者忌用；孕妇慎用。

【现代研究】本品主要含生物碱类，主要为槟榔碱、槟榔次碱、去甲基槟榔碱等，以及脂肪油、鞣质及槟榔红色素等。现行版《中国药典》规定：含槟榔碱（$C_8H_{13}NO_2$）

不得少于0.20%，焦槟榔不得少于0.10%。本品有驱虫、抗菌作用及拟胆碱作用：兴奋胆碱受体，促进唾液、汗腺分泌，增加肠蠕动，减慢心率，降低血压，滴服可使瞳孔缩小等。

表16-1　需了解和参考的驱虫药

药名	性味归经	功效	主治	用法用量	使用注意
鹤草芽△	苦、涩、凉。归肝、小肠、大肠经	杀虫	绦虫病	研粉吞服，每次30～45g，小儿0.7～0.8g/kg。每日1次，早起空腹服	不宜入煎剂，因有效成分几乎不溶于水
雷丸△	微苦，寒。归胃、大肠经	杀虫消积	①绦虫病，钩虫病，蛔虫病，虫积腹痛②小儿疳积	15～21g，不宜入煎剂，一般研粉服，1次5～7g，饭后用温开水调服，1日3次，连服3天	本品主要成分为一种蛋白水解酶（雷丸素），加热60℃左右易于被破坏而失效，故不宜入煎剂，宜入丸散服
榧子△	甘，平。归肺、胃、大肠经	杀虫消积，润肺止咳，润燥通便	①钩虫病，蛔虫病，绦虫病，虫积腹痛②小儿疳积③肺燥咳嗽④肠燥便秘	煎服，9～15g	大便溏薄、肺热咳嗽者不宜用
南瓜子☆	甘，平。归胃、大肠经	杀虫	绦虫病	研粉，60～120g。冷开水调服	
鹤虱△	苦、辛，平；有小毒。归脾、胃经	杀虫消积	①蛔虫病，蛲虫病，绦虫病，虫积腹痛②小儿疳积	煎服，3～9g	孕妇慎用
芜荑☆	辛、苦，温。归脾、胃经	杀虫消积	①虫积腹痛②小儿疳积	煎服，3～10g；入丸散，每次2～3g。外用适量，研末调敷	脾胃虚弱者慎用

注：△为大纲要求了解的药物；☆为大纲要求参考的药物

✚ 学习指导与小结

1. 学习方法指导

以驱虫或杀虫功效为主线，结合本章药物的性能特点与主治病证，理解药物的归属；各节药物以功效为核心，归纳比较各药功用异同，记诵相似功效共性，分析区别各自药性、功效、临床应用特点，以掌握本章药物的基本知识和技能。关注使君子、槟榔、雷丸的用法用量，槟榔与常山的配伍意义。

2. 学习层次要求

（1）明确药性、性能特点、功效、主治病证、用法、使用注意的药物：使君子、苦楝皮、槟榔；

（2）明确药性、功效、主治病证、用法、使用注意的药物：鹤草芽、雷丸、榧子、鹤虱；

（3）明确药性、功效、用法及使用注意的药物：南瓜子、芜荑。

3. 思维导图

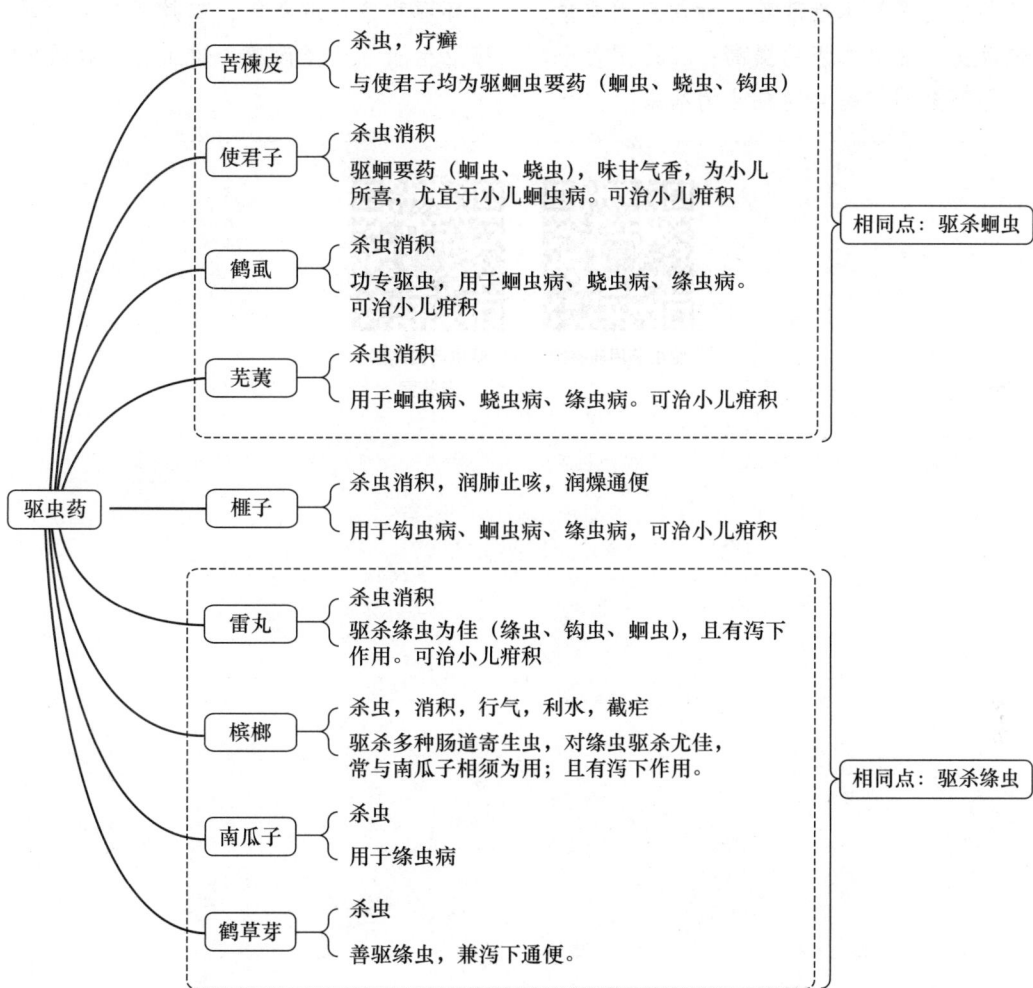

4. 术语解释

［杀虫］其意之一同"驱虫"，驱除、杀死肠道内寄生虫的治疗作用。

［杀虫消积］"杀虫"指"驱虫"；"消积"指通过驱除或杀灭寄生虫性的疳积的治疗作用。

思政案例

　　"蛔虫病"与驱蛔要药使君子：在我国20世纪五六十年代至八九十年代的农村中，那时感染蛔虫病的情况很常见，但现在蛔虫病较少见，究其原因：一是因为生活条件有了根本性改善，如饮用水质量、生活环境和条件改善等；二是因为生活习惯改变与健康意识的提高；三是因为全国医疗卫生服务质量改善。这正是党和政府领导下全国人民共同奋斗的结果。

驱虫药用药鉴别　　驱虫药自测题
　　　　　　　　　　及答案

第十七章
止 血 药

止血药图片　　　止血药PPT

以制止体内外出血为主要功效，常用于治疗各种出血证的药物，称为止血药。止血药均入血分，主归心、肝、脾经。药性有寒、温之别，功能止血。

止血药主要用于血液不循常道，溢出脉道之外所导致的咯血、咳血、衄血、吐血、便血、尿血、崩漏、紫癜以及由于跌打损伤或金疮刀伤所致的外伤出血等体内外各种出血。

根据止血药的药性、功效及主治证的不同，一般将其分为凉血止血药、化瘀止血药、收敛止血药和温经止血药四类。

使用止血药，应根据出血的不同病因和具体证候选择针对性的药物，并进行相应的配伍，以提高疗效。如血热妄行之出血，应选用凉血止血药，并配伍清热泻火药、清热凉血药；瘀血内阻、血不循经之出血，应选用化瘀止血药，并配伍行气活血药；虚寒性出血，应选用温经止血药和收敛止血药，并配伍益气健脾温阳之品；下部出血者，配伍升举之品；上部出血者，配伍降火、降气药。

出血宜止血，止血不留瘀，这是运用止血药必须始终注意的问题。尤其是大剂量使用凉血止血药和收敛止血药，易凉遏涩滞恋邪，有止血留瘀之弊，故出血兼有瘀滞者不宜单独使用。对于出血过多、气随血脱者，若单用止血药恐缓不济急，卒难取效，则需急投大补元气之药，以益气固脱、益气摄血，即所谓"有形之血不能速生，无形之气所当急固"之意。

现代研究表明止血药一般具有收缩局部血管，增强毛细血管抵抗力，促进血液凝固，缩短凝血时间，促进血小板聚集，抑制纤维蛋白溶酶活性等多种药理作用。部分药物尚有抗炎、抗病原微生物、镇痛、调节心血管功能等作用。

✚ 第一节　凉血止血药

本类药物性属寒凉，味多甘苦，入血分，既能止血，又能清泄血分之热。适用于热伤血络、迫血妄行所致的各种出血。部分药物尚有清热解毒之功，又可治热毒疮疡、水火烫伤。

本类药物性寒凝滞，易凉遏留瘀，一般不宜过量使用，或需配少量的活血散瘀药，使血止而不留瘀。

大 蓟 Dàjì 《名医别录》

为菊科植物蓟 *Cirsium japonicum* Fisch. ex DC. 的干燥地上部分。中国大部分地区均产。夏、秋二季花开时割取地上部分，晒干，生用或炒炭用。

【性味归经】甘、苦，凉。归心、肝经。

【功效】凉血止血，散瘀解毒消痈。

【性能特点】本品性凉，入心、肝经血分，长于凉血止血，兼能散瘀，凉血可使热清血宁，行血不致凉遏留瘀，诚为凉血止血之佳品；又能解毒消痈，用于痈肿疮毒。

微视频：大蓟 与小蓟

【临床应用】

1. 血热出血证 治吐血、咯血、衄血、便血、尿血、崩漏等，可用鲜大蓟捣汁服，或小蓟、侧柏叶、茜草等药同用，以增强凉血止血之功；治外伤出血，可用本品研末外敷。

2. 痈肿疮毒 治热毒疮疡初起肿痛，常单用鲜品捣烂外敷，也可与紫花地丁、蒲公英等同用。

【用法用量】煎服，9~15g，鲜品30~60g。外用适量，捣敷患处。

【现代研究】本品主要含柳穿鱼叶苷、蒙花苷、蒲公英甾醇乙酸、豆甾醇酯和丁香烯等。现行版《中国药典》规定：含柳穿鱼叶苷（$C_{28}H_{34}O_{15}$）不得少于0.20%。本品有止血、降压、抗菌、抗病毒、抗肿瘤等多种作用。

小 蓟 Xiǎojì 《名医别录》

为菊科植物刺儿菜 *Cirsium setosum* (Willd.) MB. 的干燥地上部分。中国大部分地区均产。夏、秋二季花开时采割。晒干，生用或炒炭用。

【性味归经】甘、苦，凉。归心、肝经。

【功效】凉血止血，散瘀解毒消痈。

【性能特点】本品性凉，入血分，善清血分之热而凉血止血，兼能活血散瘀，有止血而不留瘀之特点，主治血热出血诸证。因兼能利尿通淋，故尤善治尿血、血淋。又善解毒消痈，以治热毒疮疡为宜，内服外用皆能奏效。

【临床应用】

1. 血热出血证 治吐血、咯血、衄血，与大蓟、侧柏叶、茜草等凉血止血药同用；治便血、痔血、崩漏下血，可单用捣汁服；治尿血、血淋，可单味应用，或配伍生地黄、滑石、山栀等清热利尿通淋药。若治外伤出血，可单用捣烂外涂。

2. 痈肿疮毒 治热毒疮疡初起肿痛，可单用鲜品捣烂敷患处，也可与乳香、没药等活血消肿止痛药同用，如神效方。

【用法用量】煎服，5～12g，外用鲜品适量，捣烂敷患处。

【现代研究】本品主要含蒙花苷、原儿茶酸、绿原酸、咖啡酸、芹菜素及蒲公英甾醇等。现行版《中国药典》规定：含蒙花苷（$C_{28}H_{32}O_{14}$）不得少于0.70%。本品有止血凝血、抗菌、抗肿瘤、利尿、降脂利胆等多种作用。

【按语】大蓟与小蓟，二者性味相同，均能凉血止血、散瘀、解毒消痈，广泛用治血热出血诸证及热毒疮疡。然大蓟凉血止血、散瘀消痈力强，多用于吐血、衄血及崩漏下血；小蓟兼能利尿通淋，故以治血尿、血淋为佳，其散瘀、解毒消肿之力略逊于大蓟。

地 榆 Dìyú 《神农本草经》

为蔷薇科植物地榆 *Sanguisorba officinalis* L. 或长叶地榆 *Sanguisorba officinalis* L.var. *longifolia* (Bert.) Yü et Li的干燥根。前者产于中国南北各地，后者习称"绵地榆"，主要产于安徽、浙江、江苏等地。春季将发芽时或秋季植株枯萎后采挖。除去须根，洗净，晒干生用，或炒炭用。

【性味归经】苦、酸、涩，微寒。归肝、大肠经。

【功效】凉血止血，解毒敛疮。

【性能特点】本品性味苦寒，善泄血中之热而凉血止血；味兼酸涩，又能收敛止血，可用治多种血热出血之证。又因其性沉降，故尤宜于下焦血热之便血、痔血、血痢及崩漏。尚能解毒敛疮，尤为治水火烫伤之要药。

【临床应用】

1. 血热便血，痔血，血痢，崩漏 治便血，与槐花、生地、黄芩配伍；治痔疮出血，血色鲜红者，与槐角、防风等配伍；治血热甚，崩漏量多色红者，与清热凉血之生地黄、黄芩、牡丹皮等同用；治血痢不止者，与甘缓解毒之甘草同用。

2. 水火烫伤，痈肿疮毒，湿疹 治水火烫伤，可单用末，或配大黄粉，以麻油调敷；治湿疹及皮肤溃烂，以本品浓煎外洗，或用纱布浸药外敷；治疮疡痈肿初起未成脓者，可单用地榆煎汁浸洗，或湿敷患处。

【用法用量】煎服，9～15g；外用适量，研末涂敷患处。止血多炒炭用，解毒敛疮多生用。

【使用注意】本品性寒酸涩，凡虚寒性便血、下痢、崩漏及出血有瘀者慎用。对于大面积烧伤病人，不宜使用地榆制剂外涂，以防其所含鞣质被大量吸收而引起中毒性肝炎。

【现代研究】本品主要含鞣质：地榆素H-1～H-11、1,2,6-三没食子酰-β-D-葡萄糖等；黄烷-3-醇衍生物：右旋儿茶素等；三萜皂苷类成分：地榆糖苷，地榆皂苷A～E等。现行版《中国药典》规定本品含鞣质不得少于8.0%，没食子酸（$C_7H_6O_5$）不得少于1.0%；地榆炭含鞣质不得少于2.0%，含没食子酸不得少于0.6%。本品有止血、抗烫伤、抗菌、抗炎、促进造血等作用。

槐　花　Huáihuā 《日华子本草》

为豆科植物槐 Sophora japonica L. 的干燥花及花蕾。中国各地区产，以黄土高原和华北平原为多。夏季花开放或花蕾形成时采收，前者称为"槐花"，后者称为"槐米"。采收后除去花序的枝、梗及杂质，及时干燥，生用、炒用或炒炭用。

【性味归经】苦，微寒。归肝、大肠经。

【功效】凉血止血，清肝泻火。

【性能特点】本品味苦性凉，善清泄血分之热，有凉血止血之效，适用于血热出血诸证。因其味厚而沉，偏走下焦，对大肠火盛或湿热蕴结所致的痔血、便血最为适宜；长于清肝泻火，又治肝火上炎诸证。

【临床应用】

1. 血热便血，痔血，血痢，崩漏，吐血，衄血　治痔疮出血，大便下血，与地榆、侧柏叶、荆芥穗配伍；治热毒痢，下血不止，与郁金、甘草同用；治血崩，与侧柏炭、荆芥炭配伍；治吐血不止，可单用本品为末服；治小便出血，配伍白茅根、郁金等。

2. 肝热目赤，头痛眩晕　治肝火上炎所导致的目赤、头胀头痛及眩晕等证，可用单味煎汤代茶饮，或配伍夏枯草、菊花等清泻肝火药同用。

【用法用量】煎服，5～10g。外用适量。止血多炒炭用，清肝泻火宜生用。

【使用注意】脾胃虚寒及阴虚发热而无实火者慎用。

【现代研究】本品主要含黄酮类成分：槲皮素、芦丁、异鼠李素等；三萜皂苷类成分：赤豆皂苷 I～V，大豆皂苷 I、Ⅲ，槐花皂苷 I、Ⅱ、Ⅲ等。现行版《中国药典》规定：含芦丁（$C_{27}H_{30}O_{16}$）槐花不得少于6.0%，槐米不得少于15.0%。含总黄酮以芦丁（$C_{27}H_{30}O_{16}$）计，槐花不得少于8.0%，槐米不得少于20.0%。本品有止血、抗炎、抗菌等多种药理作用。

附药：**槐角**　为豆科植物槐 Sophora japonica L. 的成熟果实，原名槐实。性味苦，微寒。归肝、大肠经。功效：清热泻火，凉血止血。主治：肠热便血，痔肿出血，肝热头痛，眩晕目赤。煎服，6～9g，或入丸、散，孕妇慎用。

侧柏叶　Cèbǎiyè 《名医别录》

为柏科植物侧柏 Platycladus orientalis (L.) Franco 的干燥枝梢和叶。中国各地均有产。多在夏、秋二季采收，除去粗梗及杂质，阴干，生用或炒炭用。

【性味归经】苦、涩，寒。归肺、肝、脾经。

【功效】凉血止血，化痰止咳，生发乌发。

【性能特点】本品苦涩性寒，入血分。善清血热，又味涩而兼收敛止血，为治各种出血证之要药。大凡出血诸证，因血分有热者皆宜。入肺经，能清泄肺热，化痰止咳，适用于肺热咳喘、痰黄难咯。入肝经，有生发乌发之效，适用于血热脱发或须发早白。

【临床应用】

1. 血热出血证 治血热吐血、衄血，与荷叶、地黄、艾叶同用；治尿血、血淋，与蒲黄、小蓟、白茅根配伍；治肠风、痔血或血痢，配槐花、地榆；治崩漏下血，与芍药同用。若配干姜、艾叶等温经止血药，亦可用于虚寒性出血。

2. 肺热咳嗽，咳痰黄稠 治肺热咳喘、痰稠难咯者，可单味应用，或与黄芩、贝母、瓜蒌等清热化痰止咳药同用。

3. 血热脱发、须发早白 治头发不生，可单用为末，和麻油涂之；治脱发、斑秃，与地黄、女贞子、枸杞子等配伍。

【用法用量】煎服，6～12g。外用适量。止血多炒炭用，化痰止咳宜生用。

【现代研究】本品主要含黄酮类成分：槲皮苷、槲皮素、山柰酚等；挥发油：柏木脑、乙酸松油脂；还含鞣质等。现行版《中国药典》规定：含槲皮苷（$C_{21}H_{20}O_{11}$）不得少于0.10%。本品有止血、抗炎、抑菌、祛痰、平喘等作用。

白茅根　Báimáogēn　《神农本草经》

为禾本科植物白茅 Imperata cylindrica Beauv. var. major (Nees) C. E. Hubb. 的干燥根茎。中国大部分地区均产，以华北地区较多。春、秋二季采挖，除去须根及膜质叶鞘，洗净，晒干，切段生用。

【性味归经】甘，寒。归肺、胃、膀胱经。

【功效】凉血止血，清热利尿。

【性能特点】本品甘寒，入血分，能清血分之热而凉血止血，可用于血热出血诸证，因兼能利尿，故以治尿血、血淋最为适宜。又能导湿热下行，用治湿热淋证、水肿尿少、湿热黄疸。此外，本品入肺、胃经，既能入肺清热以宁嗽定喘，又能入胃清热生津以疗烦渴呕逆。

【临床应用】

1. 血热出血证 治吐血、衄血、咯血、尿血、血淋及崩漏等血热诸出血证，轻者可单用本品取效，重者可与大蓟、小蓟、侧柏叶等同用，以增强其凉血止血之效。

2. 湿热黄疸、水肿尿少、热淋涩痛 治湿热黄疸，常配茵陈、栀子等清热利湿退黄药同用；治热淋涩痛，水肿尿少，可单用本品煎服，或配车前子、金钱草、冬瓜皮等，共奏利水消肿、利尿通淋之效。

3. 热病烦渴 治热病津伤口渴，可单用鲜品煎汤代茶饮，或与石斛、天花粉等清热生津药同用；治胃热呕逆，常与芦根、竹茹等清胃止呕药同用；治肺热咳喘，配伍桑白皮为伍。

【用法用量】煎服，9～30g，鲜品加倍。止血多炒炭用，清热利尿宜生用。

【现代研究】本品主要含白茅素、芦竹素、印白茅素及白头翁素等，还含有机酸、甾醇及糖类等成分。本品具有止血、利尿、抗炎以及降血糖、降血压、抗肿瘤等作用。

表 17-1　需了解和参考的凉血止血药

药名	性味归经	功效	主治	用法用量	使用注意
苎麻根△	甘，寒。归心、肝经	凉血止血，安胎，清热解毒	① 血热出血证 ② 胎动不安、胎漏下血 ③ 热毒疮疡	煎服，10～30g；外用适量，煎汤外洗，或鲜品捣敷	血虚生风者慎服
羊蹄☆	苦、涩，寒。归心、肝、大肠经	凉血止血，解毒杀虫，泻下通便	① 血热出血证 ② 疥癣、疮疡、烫伤 ③ 便秘	煎服，10～15g；鲜品30～50g，也可绞汁去渣服用；外用适量	
土大黄☆	苦、辛，凉。归心、肺经	凉血止血，杀虫，通便	① 血热出血证 ② 疥癣瘙痒 ③ 衄血、咳血、便血、崩漏	煎服，3～12g。外用适量	孕妇及月经过多者慎用

注：△：为大纲要求了解的药物；☆：为大纲要求参考的药物

第二节　化瘀止血药

本类药物既能止血，又能化瘀，具有止血而不留瘀的特点，适用于瘀血内阻，血不循经之出血病证。部分药物尚能消肿、止痛，还可用治跌打损伤、经闭、瘀滞心腹疼痛等病证。因其具行散之性，出血而无瘀者及孕妇宜慎用。

三　七　Sānqī　《本草纲目》

为五加科植物三七 *Panax notoginseng* (Burk.) F. H. Chen 的干燥根和根茎。主产于云南、广西等地。秋季花开前采挖，洗净，分开主根、支根及根茎，干燥。支根习称"筋条"，根茎习称"剪口"。生用或研细粉用。

【性味归经】甘、微苦，温。归肝、胃经。

【功效】散瘀止血，消肿定痛。

【性能特点】本品味甘、微苦，性温，主入肝经血分，功善止血，又能祛瘀，有止血不留瘀、化瘀不伤正的特点，对人体内外各种出血，无论有无瘀滞均可应用，尤以有瘀滞者为宜，单味内服外用均有良效；活血消肿，止痛力强，为治瘀血诸证之佳品，尤为伤科要药。凡跌打损伤，或筋骨折伤，瘀血肿痛，本品皆为首选药物。此外，本品具有补益气血之功效，能"医劳弱诸虚百损之病"。

【临床应用】

1. 咯血，吐血，衄血，便血，尿血，崩漏　治吐血、衄血、崩漏，单用本品，米汤调服；治咳血、吐血、衄血及二便下血，与花蕊石、血余炭配伍。

2. 外伤出血，血滞，胸腹刺痛，跌仆肿痛 治各种外伤出血，单用本品研末外掺，或配龙骨、血竭等同用；治跌打损伤，瘀肿疼痛，可单用，或与当归、红花、土鳖虫等同用；治胸痹刺痛，可单用，或与薤白、瓜蒌、桂枝等配伍；治血瘀经闭、痛经、产后瘀阻腹痛、恶露不尽，与当归、川芎、桃仁等配伍；治疮痈初起，疼痛不已，以本品研末，米醋调涂；治痈疽破烂，与乳香、没药、儿茶等同用。

此外，本品尚有补虚强壮的作用，民间用治虚损劳伤，常与猪肉炖服。

【用法用量】煎服，3～9g；研末吞服，一次1～3g。外用适量。

【使用注意】孕妇慎用，阴虚血热之出血不宜单用。

知识链接：
三七-金不换

【现代研究】本品主要含四环三萜类成分：人参皂苷 Rb_1、Rd、Re、Rg_1、Rg_2、Rh_1，三七皂苷 R_1～R_7，三七皂苷 A～J 等，以及三七素、槲皮素、多糖等成分。现行版《中国药典》规定：本品按干燥品计算，含人参皂苷 Rg_1（$C_{42}H_{72}O_{14}$）、人参皂苷 Rb_1（$C_{54}H_{92}O_{23}$）及三七皂苷 R_1（$C_{47}H_{80}O_{18}$）的总量不得少于6.0%。本品能缩短出血和凝血时间，具有抗血小板聚集作用，有抗血栓形成、有造血作用，抗脑缺血、抗心肌损伤、抗心律失常、抗炎、改善学习记忆、抗疲劳、抗衰老、调节免疫、抗肿瘤等作用。此外，还有促进造血干细胞增殖、降血压、降血脂、抗氧化、镇痛作用。

茜 草 Qiàncǎo 《神农本草经》

为茜草科植物茜草 *Rubia cordifolia* L. 的干燥根及根茎。主产于安徽、江苏、山东等地。春、秋二季采挖，除去泥土，洗净，晒干，生用或炒用。

【性味归经】苦，寒。归肝经。

【功效】凉血，祛瘀，止血，通经。

【性能特点】本品味苦性寒，善走血分，既能凉血止血，又能化瘀止血，故可用于血热妄行或血瘀脉络之出血证，对于血热夹瘀之出血尤为适宜。本品主入肝经，能活血通经，故可用治血滞闭经、风湿痹痛、跌打损伤之证，尤为妇科调经要药。

【临床应用】

1. 吐血，衄血，崩漏，外伤出血 治吐血不止，单用本品为末煎服；治衄血，可与艾叶、乌梅同用；治血热崩漏，常配生地、生蒲黄、侧柏叶等同用；治尿血，常与小蓟、白茅根等同用。

2. 瘀阻经闭，风湿痹痛，跌仆肿痛 治血滞经闭，单用本品酒煎服，或配桃仁、红花、当归等活血调经药同用；治跌打损伤，可单味泡酒服，或配三七、乳香、没药等活血疗伤药同用；治痹证，也可单用浸酒服，或配伍鸡血藤、海风藤、络石藤等祛风通络药同用。

【用法用量】煎服，6～10g。止血炒炭用，活血通经生用或酒炒用。

【使用注意】孕妇慎用。

【现代研究】本品主要含萘醌类成分：大叶茜草素、茜草萘酸、茜草双酯等；蒽醌类成分：羟基茜草素、茜草素、茜黄素等。本品还含萜类、多糖、环肽化合物等。现行版《中国药典》规定：本品含大叶茜草素（$C_{17}H_{16}O_4$）不得少于0.20%，含羟基茜草素（$C_{14}H_8O_5$）不得少于0.08%。有止血、抗炎、抗菌、抗肿瘤、抗氧化、护肝、神经保护、免疫调节等作用。

蒲　黄　Púhuáng　《神农本草经》

为香蒲科植物水烛香蒲 *Typha angustifolia* L.、东方香蒲 *Typha orientalis* Presl 或同属植物的干燥花粉。主产于浙江、江苏、安徽等地。夏季采收蒲棒上部的黄色雄性花序，晒干后碾轧，筛取细粉，生用或炒用。

【性味归经】甘，平。归肝、心包经。

【功效】止血，化瘀，利尿，通淋。

【性能特点】本品甘缓不峻，性平无寒热之偏，长于收敛止血，又能活血行瘀，止血与行血并行，涩血与散瘀兼备，为"血分行止之药"（《本草汇言》），广泛用于体内外多种出血证，无论属寒属热，有无瘀滞皆可，但以属实夹瘀者尤宜。能活血通经，消瘀行滞，凡瘀血作痛诸证，可使脉道通畅，瘀祛痛止。能利尿通淋，行瘀止血，适用于溺道瘀阻、血淋涩痛者。

【临床应用】

1. 吐血，衄血，咳血，崩漏，外伤出血　治吐血、衄血、咯血、尿血、便血、崩漏等，可单用冲服，或与白及、地榆、大蓟等止血药同用；治月经过多，漏下不止，可配合龙骨、艾叶同用；治尿血不已，可与郁金、生地黄同用；治外伤出血，可单用外掺伤口。

2. 血滞经闭痛经，胸腹刺痛，跌仆肿痛　治瘀血阻滞，心腹刺痛，月经不调，少腹急痛，常与五灵脂相须为用；治跌打损伤，瘀肿疼痛，可单用蒲黄末，温酒服。

3. 血淋涩痛　治热结膀胱、血淋尿血，常配生地黄、冬葵子同用。

【用法用量】煎服，5～10g，包煎。外用适量，敷患处。止血多炒用，化瘀、利尿多生用。

【使用注意】孕妇慎用。

【现代研究】化学成分本品主要含柚皮素、异鼠李素-3-O-新橙皮苷、香蒲新苷、槲皮素等，还含甾类、挥发油、多糖等。现行版《中国药典》规定：本品含异鼠李素-3-O-新橙皮苷（$C_{28}H_{32}O_{16}$）和香蒲新苷（$C_{32}H_{42}O_{20}$）的总量不得少于0.50%。本品有抗血栓形成、止血、抗心肌缺血、抗脑缺血等作用。另外，本品还有调节血脂、抗炎、利胆、镇痛等作用。

表 17-2　需了解和参考的化瘀止血药

药名	性味归经	功效	主治	用法用量	使用注意
花蕊石☆	苦、涩，平。归肝经	化瘀止血	咳血、吐血、衄血及外伤出血等多种出血证	4.5～9g，多研末吞服。外用适量，研末外掺或调敷	孕妇慎用

　　注：☆为大纲要求参考的药物

➕ 第三节　收敛止血药

　　本类药物大多味涩，或为炭类，或质黏，故能收敛止血。广泛用于各种出血病证。因其收涩，有留瘀敛邪之弊，故临床多与化瘀止血药或活血化瘀药同用。对于出血有瘀或出血初期邪实者，当慎用之。

白　及　Báijí 《神农本草经》

　　本品为兰科植物白及 *Bletilla striata* (Thunb.) Reichb. f. 的干燥块茎。主产于贵州、四川、湖南、湖北等地。夏、秋二季采挖，除去须根，洗净，置沸水中煮或蒸至无白心，晒至半干，除去外皮，晒干，生用。

　　【性味归经】苦、甘，涩，微寒。归肺、肝、胃经。

　　【功效】收敛止血，消肿生肌。

　　【性能特点】本品质黏味涩，为收敛止血之要药，可用治体内外诸出血证。因其主入肺、胃经，故尤多用于肺胃出血之证。本品外用，对于疮疡初起，能消散痈肿；对疮疡久溃不敛，或皮肤皲裂，或水火烫伤，能敛疮生肌。

　　【临床应用】

　　1. 咳血、吐血、外伤出血　治咳血、咯血，可用白及为末，与蔗糖粉混匀服用，或配伍藕节、枇杷叶等药；用治吐血，可与茜草、生地黄、牛膝等煎服或配伍大黄、三七制成散剂内服；用治外伤金创出血，可单味研末外掺或水调外敷，或与煅石膏研末外敷。

　　2. 疮疡肿毒，皮肤皲裂，烧烫伤　治疮疡初起，可单用本品研末外敷，或与金银花、皂刺、乳香等同用；若疮痈已溃，久不收口者，以之与黄连、贝母、轻粉等为末外敷；治手足皲裂、水火烫伤，可以本品研末，用油调敷，或与煅石膏粉、凡士林调膏外用。

　　【用法用量】煎服，6～15g；研末吞服，每次3～6g。外用适量。

　　【使用注意】不宜与川乌、制川乌、草乌、制草乌、附子同用。

　　【现代研究】本品主要含联苄类、二氢类、联菲类成分、二氢菲并吡喃类化合物、苄类化合物及蒽醌类成分和酚酸类成分。现行版《中国药典》规定：本品含1,4-二［4-（葡萄糖氧）苄基］-2-异丁基苹果酸酯（$C_{34}H_{46}O_{17}$）不得少于2.0%；饮片不得少于

1.5%。本品有止血、促进伤口愈合、抗胃溃疡等作用；对实验性烫伤、烧伤动物模型能促进肉芽生长，促进疮面愈合。另外，本品还有抗肿瘤、抗菌、免疫调节作用。

表17-3　需了解和参考的收敛止血药

药名	性味归经	功效	主治	用法用量	使用注意
仙鹤草△	苦、涩、平。归心、肝经	收敛止血，截疟，止痢，解毒，补虚	① 咳血、吐血、尿血、便血、崩漏下血 ②疟疾寒热 ③腹泻、痢疾 ④痈肿疮毒，阴痒带下 ⑤脱力劳伤	煎服，6～12g。外用适量	
棕榈炭△	苦、涩、平。归肝、肺、大肠经	收敛止血	吐血、衄血、尿血、便血、崩漏	煎服，3～9g	出血兼有瘀滞者不宜使用
血余炭△	苦，平。归肝、胃经	收敛止血，化瘀，利尿	① 吐血、咳血、衄血、血淋、尿血、便血、崩漏、外伤出血 ② 小便不利	煎服，5～10g。外用适量	
藕节☆	苦、涩、平。归肝、肺、胃经	收敛止血，化瘀	吐血、咳血、衄血、尿血、崩漏	煎服，9～15g。外用适量	
紫珠叶☆	苦、涩、凉。归肝、肺、胃经	凉血收敛止血，散瘀解毒消肿	① 衄血、咳血、吐血、便血、崩漏、外伤出血 ② 热毒疮疡，水火烫伤	煎服，3～15g；研末吞服1.5～3g。外用适量，敷患处	

注：△：为大纲要求了解的药物；☆：为大纲要求参考的药物

✚ 第四节　温经止血药

本类药物性属温热，能温内脏、益脾阳、固冲脉而统摄血液，具有温经止血之效。适用于脾不统血、冲脉失固之虚寒性出血病证。应用时，若属脾不统血者，应配益气健脾药；属肝肾亏虚、冲脉不固者，宜配益肾暖宫补摄之品。因其性温热，热盛火旺之出血证慎用。

艾　叶　Aiyè 《名医别录》

为菊科植物艾 Artemisia argyi Levl. et Vant. 的干燥叶。中国大部分地区均产。以湖北蕲州产者为佳，称"蕲艾"。夏季花未开时采摘，除去杂质，晒干或阴干，生用、捣绒或制炭用。

【性味归经】辛、苦，温；有小毒。归肝、脾、肾经。

【功效】温经止血，散寒止痛调经，安胎；外用祛湿止痒。

【性能特点】本品性温，专入三阴经而直走下焦，能温经脉，暖胞宫，止胎漏，定腹痛，具有止血、调经、安胎之功，为治妇科下焦虚寒证之要药。外用能祛湿止痒，主治湿疹、疥癣、皮肤瘙痒。

【临床应用】

1. 虚寒性吐血，衄血，崩漏，月经过多，胎漏下血 治下元虚冷、冲任不固所致的崩漏下血、月经过多，可单用本品，或配阿胶、芍药、干地黄等温经散寒，养血止血；治血热妄行所致的吐血、衄血、咯血等多种出血证，常配生地、生荷叶、生柏叶等清热凉血药。

2. 少腹冷痛，经寒不调，宫冷不孕，脘腹冷痛 治少腹冷痛、产后感寒腹痛，可用本品炒热熨敷脐腹；治下焦虚寒、月经不调、经行腹痛及带下清稀等证，常配吴茱萸、肉桂、当归等散寒止痛，养血调经之品。

3. 皮肤瘙痒 治湿疹、疥癣，皮肤瘙痒，可单味外用，或与黄柏、花椒等煎水熏洗。

4. 胎动不安，胎漏下血 治下焦虚寒、冲任不固、血不养胎所致胎动不安，或胎漏下血，与阿胶、芍药、当归等同用，以温经止血，养血安胎。

此外，将本品捣绒，制成艾条、艾炷等，用以熏灸体表穴位，能温煦气血，透达经络，为温灸的主要原料。

【用法用量】煎服，3～9g；外用适量，供灸治或熏洗用。粗艾炭温经止血，用于虚寒性出血，其余生用。

【现代研究】本品主要含挥发油：桉油精、香叶烯、α 及 β-蒎烯、芳樟醇、樟脑、异龙脑、柠檬烯等；三萜类成分：奎诺酸、羊齿烯醇；黄酮类成分：异泽兰黄素等。现行版《中国药典》规定：本品含桉油精（$C_{10}H_{18}O$）不得少于0.050%，含龙脑（$C_{10}H_{18}O$）不得少于0.020%。有止血、抗炎、镇痛、镇咳、平喘、抗过敏、抗氧化、抗肿瘤、保肝利胆、免疫调节等作用。

表 17-4　需了解和参考的温经止血药

药名	性味归经	功效	主治	用法用量	使用注意
炮姜△	辛，热。归脾、胃、肾经	温经止血，温中止痛	①阳虚失血，吐衄崩漏 ②脾胃虚寒，腹痛吐泻	煎服，3～9g	
灶心土☆	辛，温。归脾、胃经	温中止血，止呕，止泻	①脾气虚寒，不能统血之吐血、衄血、便血、崩漏 ②胃寒呕吐和脾虚久泻	煎服，15～30g；布包先煎；或60～120g，煎汤代水	

注：△为大纲要求了解的药物；☆为大纲要求参考的药物

🔖 学习指导与小结

1. 学习方法指导

以止血功效为主线，结合该类药物的性能特点与主治病证，理解药物的分类依据及各药的归属；各节药物以功效为核心，采取归纳、比较、鉴别法，掌握相似功效共性，分析区别各自药性、功效、临床应用特点，以便更好地把握本章节药物的基本知识和技能。关注蒲黄配五灵脂、白及配海螵蛸、艾叶配阿胶的意义。

2．学习层次要求

（1）明确药性、性能特点、功效、主治病证、用法、使用注意的药物：小蓟、地榆、三七、茜草、白及、艾叶；

（2）明确药性、功效、主治病证、用法、使用注意的药物：大蓟、槐花（附槐角）、白茅根、侧柏叶、蒲黄、炮姜；

（3）明确药性、功效、用法及使用注意的药物：苎麻根、仙鹤草、棕榈炭、血余炭；

（4）供课外拓展的药物：羊蹄、土大黄、花蕊石、藕节、紫珠叶、灶心土以及附药均为课外拓展的药物。

3．思维导图

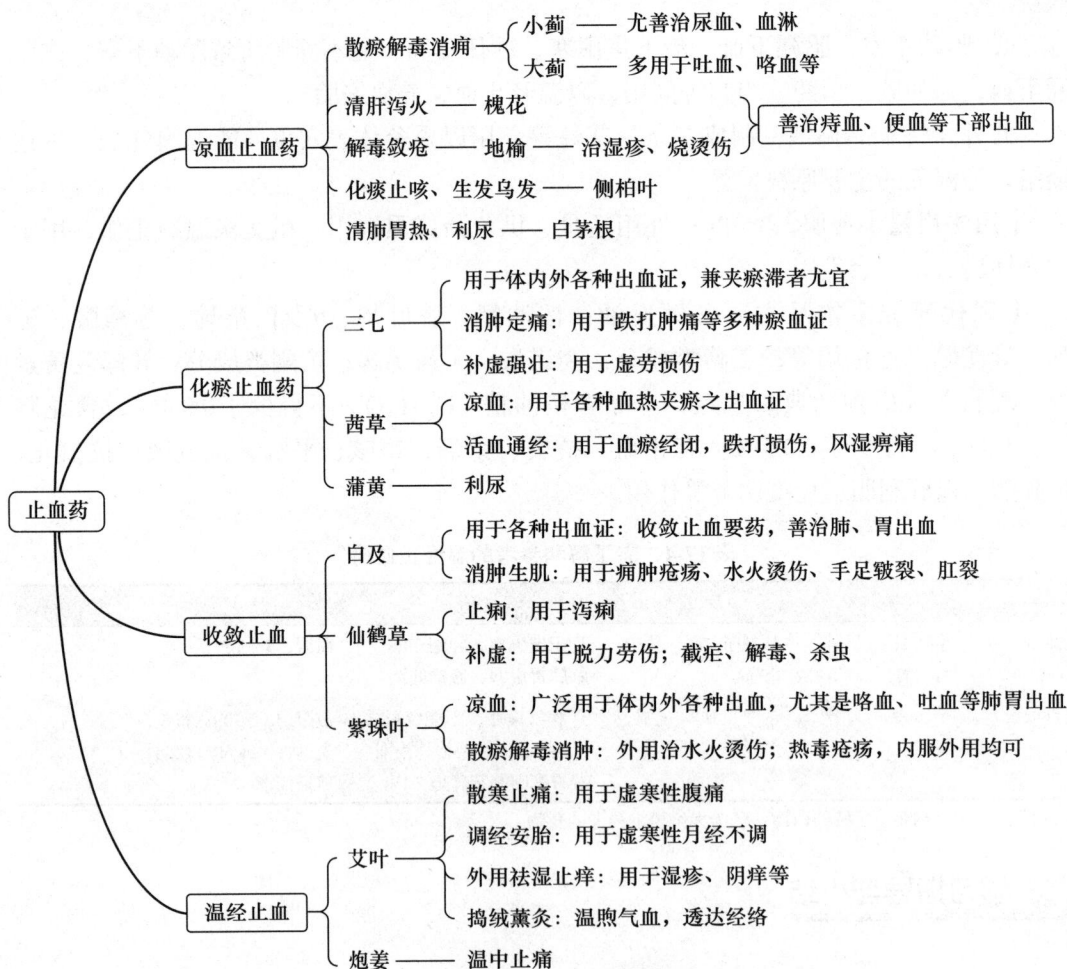

4．术语解释

［止血］指药物促进凝血而直接制止体内外出血的作用。单纯的止血作用具有向内收敛的特点，实际上都是收敛止血。

　　[凉血止血]指药物既直接止血，又可通过兼有的清热凉血功效祛除热邪，以间接缓和血热妄行的双重治疗作用。

　　[化瘀止血]指药物既直接止血，又可通过兼有的活血化瘀功效消散瘀滞，以间接缓和瘀滞出血的双重治疗作用。

　　[温经止血]指药物既直接止血，又可通过兼有的温经散寒功效祛除里寒，以间接缓解虚寒性出血的双重治疗作用。

思政案例

　　仙鹤草又名龙芽草，此草在江浙一带较为常见，一般在夏秋时节采收，此时的仙鹤草生长正旺，枝叶茂盛，药用成分含量最高。

　　关于仙鹤草的用途，历代的医者曾做过大量的研究，比如在《滇南本草》一书中就有记载，仙鹤草入药，可解"赤白带下，面寒腹痛，血痢不止"等症；《本草纲目拾遗》也曾说到，此草乃是止血良药，入药可解"吐血、疟疾、喉痹、崩痢、疔毒痈肿"诸症。

　　虽然古代的医者对于仙鹤草的药用价值认识稍有不同，但是其大致的方向还是一致的。到了现代，人们为了方便用药的准确性，最后认定了此草主要在"止血、止痢、消痈、杀虫、补虚"等方面具有明显的作用。

　　现代研究表明，仙鹤草主含鹤草酚、仙鹤草醇、芹黄素、儿茶酚、软脂酸、鞣质等。鹤草酚为间苯三酚类衍生物，现已能人工合成，是灭绦虫的有效成分。

　　其中鹤草芽有良好的驱杀绦虫的作用，其所含的鹤草酚对猪肉绦虫、羊肉绦虫、短小膜壳绦虫及莫氏绦虫有直接杀灭作用；并可驱杀血吸虫、蛔虫，还可抗疟、杀灭精子及阴道滴虫。其醇提取物有一定的抗肿瘤、抗菌作用。

　　此外，仙鹤草是一味常用止血良药，虽然人们将它划归为止血药物，但其功用不止止血，还兼有强心、补虚强壮的作用，可治疗劳力过度所导致的脱力劳伤，所以它有一个别称叫脱力草。国医大师干祖望贡献毕生最有心得的经验方——三仙汤，其中三味主药是药用仙茅、仙灵脾、仙鹤草，用来治疗原因不明的疲劳综合征。名中医谢海洲说："在南方春耕时，用仙鹤草喂养水牛，能使水牛体强力壮。"

　　明朝时期医学家蒋仪将仙鹤草用以医治食道癌和胃癌。他在医著中写道："滚噎膈之痰，平翻胃之哕。"（噎膈翻胃是古代人用于描述食道癌和胃癌的症状）"几乎行医者群相惧怕，认为绝症。""余得此剂，十投九效。"

止血药用药鉴别　　止血药自测题及答案

第十八章
活血化瘀药

活血化瘀药图片　　　活血化瘀药PPT

以疏通血脉、促进血行、消散瘀血为主要功效，主治瘀血证的药物称为活血化瘀药，又称活血祛瘀药，简称活血药或化瘀药，其中活血作用强、峻猛者，又称破血逐瘀药、破血药，或逐瘀药。

活血化瘀药多辛、苦，温，主入心、肝经。辛以行血、活血，苦以通泄，温能散寒通滞，均入血分，故能使血脉通畅、瘀滞消散，达到止痛、调经、疗伤、消癥等效果。

本类药物具有活血化瘀的功效，依据作用强弱、功效特点，又有活血止痛、活血调经、活血疗伤、破血消癥等。主要用于瘀血阻滞之证。瘀血既是病理产物，又是多种病证的致病因素，且致病的病种广泛。所以活血化瘀药的主治范围很广，遍及内科、外科、妇科、儿科、伤科等各科。如内科的胸痛、腹痛、头痛，痛如针刺，痛有定处，体内的癥瘕积聚，中风不遂，肢体麻木以及关节痹痛日久；伤科的跌仆损伤，瘀肿疼痛；外科的疮疡肿痛；妇科的月经不调、经闭、痛经、产后腹痛等。

根据活血化瘀药的作用特点及临床应用的不同，分为活血止痛药、活血调经药、活血疗伤药和破血消癥药四类。

使用活血化瘀药时，应根据瘀血形成的原因、各类药物的功用特点及血瘀证的临床表现选配药物。如寒凝血瘀者，当配温里散寒、温通经脉药；热毒血瘀、瘀热互结者宜配清热凉血、泻火解毒药；痰湿阻滞、血行不畅者，当配化痰除湿药；风湿痹阻、经脉不通者，伍以祛风除湿通络药；久瘀体虚或因虚致瘀者，宜加补虚药；癥瘕积聚者，配伍软坚散结药。由于气血之间的密切关系，"气行则血行，气滞则血瘀"，故在使用活血化瘀药时，常需配伍行气药，以增强活血化瘀之力。

活血化瘀药多辛散善行，走窜之力强，易耗血动血，特别是药性强烈的破血药，故妇女月经过多及出血证而无瘀滞者慎用；孕妇尤宜慎用或禁用，以防引起出血流产。部分活血化瘀药有毒，甚至有大毒，应控制剂量，选择适当使用方法，且忌久服。此外，破血逐瘀药易伤人体正气，体虚者慎用。

活血化瘀药在治疗瘀血证过程中表现出多环节、多靶点的综合调控作用。研究表明，此类药物可通过改善血液流变学特性、调节血流动力学参数、促进微循环功能恢复、刺激血管新生等多重途径发挥治疗效应。其显著作用机制主要体现在抑制血小板活化与聚集、增强纤溶酶活性、预防血栓形成等方面。这些协同作用共同构成了活血化瘀药治疗瘀血证的药理学基础。

🞖 第一节　活血止痛药

本节药物多辛温或辛苦温，或辛苦寒，以辛行辛散，活血每兼行气，善于走窜，以活血化瘀、行气散结为其特点，且以止痛见长，主治气滞血瘀的各种痛证，如头痛、胸胁痛、心腹痛、痛经、产后腹痛、风湿痹痛及跌打损伤瘀肿疼痛等，亦可用于其他瘀血证。

川　芎　Chuānxiōng　《神农本草经》

为伞形科植物川芎 *Ligusticum chuanxiong* Hort. 的干燥根茎。主产于四川（灌县）。夏季当茎上的节盘显著突出，并略带紫色时采挖，除去泥沙，晒后烘干，再去须根。炮制时除去杂质，分开大小，洗净，润透，切厚片，干燥。生用或酒炒。

微视频：活血止痛药概述与川芎

【药性】辛，温。归肝、胆、心包经。

【功效】活血行气，祛风止痛。

【性能特点】本品辛散温通，入血走气，上行头目，下行血海，中开郁结，旁通经络，为血中气药，善活血行气，祛风止痛，为气滞血瘀诸痛证的要药。治血瘀气滞诸痛，兼寒者最宜；为治头痛之要药，无论风寒、风热、风湿、血瘀、血虚头痛均可随证配用，故前人有"头痛不离川芎"之言。

【临床应用】

1. 血瘀气滞，胸痹心痛，胸胁刺痛，跌仆肿痛，月经不调，经闭痛经，癥瘕腹痛　治瘀血阻于心脉之胸痹心痛，常与丹参、三七、桂枝同用，以活血化瘀、通络止痛；治肝郁胁痛，常与柴胡、白芍、香附等同用，以疏肝理气，活血止痛；治血瘀经闭、痛经，配以桃仁、红花、当归，以养血活血；治产后恶露不下、瘀阻腹痛，则与全当归、炮姜、桃仁等配伍，以化瘀生新，温经止痛；治跌打损伤、瘀肿疼痛，可配乳香、没药、三七等，以化瘀消肿，止痛止血。

2. 头痛、牙痛　治外感风寒头痛，常配白芷、防风、细辛等，以疏风止痛；治风热头痛，可配黄连、升麻等，以疏散风热、止痛；对风湿头痛，常配伍羌活、藁本等，以祛风、胜湿、止痛；对血瘀头痛，常配桃仁、麝香同用，以活血化瘀、通窍活络；若血虚头痛，可与当归、熟地、白芍等配伍应用，以补血活血止痛。

也可治牙齿疼痛，以川芎配细辛为末，揩牙，以止痛。

3. 风湿痹痛　治风湿痹痛，多与独活、羌活等同用。

【用法用量】煎服，3～10g。

【使用注意】本品辛温升散，凡阴虚阳亢之头痛，阴虚火旺、舌红口干，多汗，月经过多及出血性疾病者，不宜使用。孕妇慎用。

【现代研究】本品主要含有苯酞类、萜烯类、有机酸及其酯、生物碱、多糖等多种类型的化学成分。现行版《中国药典》规定：川芎药材含阿魏酸（$C_{10}H_{10}O_4$）不得少于0.10%；藁本内酯（$C_{12}H_{14}O_2$）不得少于0.80%；饮片阿魏酸不得少于0.10%，藁本内酯不得少于0.50%。本品对心脑血管系统、神经系统、呼吸系统等多个系统有改善血管内皮功能及冠状动脉血流量、降低血流阻力及血压、抗氧自由基、抗炎、抗癌、抗血小板聚集、抗血栓形成、保护神经等作用。

延胡索　Yánhúsuǒ　《雷公炮炙论》

为罂粟科植物延胡索 Corydalis yanhusuo W. T. Wang 的干燥块茎。主产于浙江。夏初茎叶枯萎时采挖，置沸水中煮或蒸至恰无白心时，取出，晒干。切厚片或捣碎，生用或醋炙用。

【药性】辛、苦，温。归肝、脾、心经。

【功效】活血，行气，止痛。

【性能特点】本品辛散苦泄温通，既活血，又行气。"不论是血是气，积而不散者，服此力能通达"。尤以止痛擅长，《本草纲目》谓其："能行血中气滞，气中血滞，故专治一身上下诸痛，用之中的，妙不可言。"为治血瘀气滞诸痛之要药。

【临床应用】

血瘀气滞诸痛证　气滞血瘀，胸胁脘腹疼痛，胸痹心痛，经闭痛经，产后瘀阻，跌仆肿痛。治心血瘀阻之胸痹心痛，可与丹参、桂枝、薤白、瓜蒌等药同用；治热证胃痛，可与川楝子配伍；治寒凝血滞胃痛，可配伍高良姜、炮姜等温中散寒之品；治气滞胃痛，可配伍香附、木香、砂仁；治气滞血瘀之痛经、月经不调、产后血瘀腹痛，可与当归、川芎、红花、香附等活血止痛药同用；治肝郁气滞、胁肋胀痛，可与柴胡、郁金等药配伍；治寒疝腹痛，可配小茴香、吴茱萸等药使用；治跌打损伤，常与乳香、没药、自然铜配伍；治风寒湿痹，可配桂枝、当归、秦艽等；治肠痈腹痛，可配金银花、薏苡仁、败酱草、连翘等。

【用法用量】煎服，3～10g；研末吞服，一次1.5～3g。醋炙可加强止痛作用。

【使用注意】孕妇忌用。

【现代研究】本品含有生物碱、甾体、有机酸、糖等多种化学成分，主要活性成分为原小檗碱类生物碱，包括延胡索乙素、延胡索甲素、去氢紫堇碱等。现行版《中国药典》规定药材含延胡索乙素（$C_{21}H_{25}NO_4$）不得少于0.050%，饮片含延胡索乙素不得少于0.040%。本品的药理作用涉及镇痛、抗焦虑、镇静催眠、抗心肌缺血、抗脑缺血、抗胃溃疡作用、抗肿瘤、戒毒作用、增强内分泌系统功能、抗血小板聚集、抗抑郁等。

郁 金 Yùjīn 《药性论》

为姜科植物温郁金 Curcuma wenyujin Y. H. Chen et C. Ling、姜黄 Curcuma Longa L.、广西莪术 Curcuma kwangsiensis S. G. Lee et C. F. Liang 或蓬莪术 Curcuma phaeocaulis Val. 的干燥块根。前两者分别习称"温郁金"和"黄丝郁金",其余按性状不同习称"桂郁金"或"绿丝郁金"。主产浙江、四川、广西、云南等地。冬季茎叶枯萎后采挖,蒸或煮至透心,干燥。切薄片或打碎,生用。

【药性】辛、苦,寒。归肝、胆、心、肺经。

【功效】活血止痛,行气解郁,清心凉血,利胆退黄。

【性能特点】本品辛行苦降,寒能清热。主入肝、心经。既能活血祛瘀止痛,又能疏肝行气以解郁,"为调气行瘀血之要药"(《本草汇笺》)。对于血瘀气滞而有郁热之胸、胁、腹痛最为适宜。又能清心豁痰开窍、凉血顺气降火、清利肝胆湿热,适用于热病神昏、痰热癫痫、血热出血及湿热黄疸、胆胀胁痛等。

【临床应用】

1. **血瘀气滞,胸胁刺痛,胸痹心痛,月经不调,经闭痛经,乳房胀痛** 治瘀热阻滞心脉之胸痹心痛,常配伍丹参、赤芍、瓜蒌等;治气滞血瘀之胸痛,每与木香为伍;治肝郁有热、气滞血瘀之痛经、乳房作胀,常配柴胡、栀子等同用;治癥瘕痞块,可与五灵脂、枳壳、马钱子粉等同用。

2. **热病神昏,癫痫发狂** 适用于湿温病痰浊蒙蔽清窍之神志不清,及痰火蒙心之癫痫发狂。前者常配石菖蒲、栀子、竹沥等;后者每与白矾、薄荷同用。

3. **血热吐衄,妇女倒经** 治血热妄行之吐血、衄血、倒经等上部出血,可配牛膝、牡丹皮、栀子等同用;治热伤血络之尿血、血淋,常配小蓟、白茅根等同用;亦可与生地黄、蒲黄配伍。

4. **肝胆湿热,黄疸尿赤** 治湿热黄疸,可与茵陈、金钱草等同用;治湿热煎熬成石,胆胀胁痛者,可与金钱草、鸡内金等同用。

【用法用量】煎服,3～10g。

【使用注意】不宜与丁香、母丁香同用。

【现代研究】本品主要化学成分为挥发油(挥发性成分主要有萜类化合物、芳香族化合物、脂肪族化合物等,以倍半萜类化合物为主)和姜黄素类二酮化合物(姜黄素、脱甲氧基姜黄素、双脱甲氧基姜黄素等)。本品有抗肿瘤、保肝、降血脂、抑菌、抗炎、促凝血、抗氧化应激等作用。

姜 黄 Jiānghuáng 《新修本草》

为姜科植物姜黄 Curcuma Longa L. 的干燥根茎。主产于四川、福建等地。冬季茎叶枯萎时采挖，洗净，煮或蒸至透心，晒干，除去须根。润透后切厚片，干燥。生用。

【药性】辛、苦，温。归脾、肝经。

【功效】破血行气，通经止痛。

【性能特点】本品辛散苦泄温通，既入气分，又入血分。善能破血，兼能行气，通经止痛力强，广泛用于胸胁刺痛、胸痹心痛、痛经经闭、癥瘕、跌扑肿痛等血瘀气滞诸痛。且能外散风寒湿邪，因其善行肩臂而除痹痛，故为治风湿肩臂疼痛之良药。

【临床应用】

1. 血瘀气滞，胸胁刺痛，胸痹心痛，痛经经闭，癥瘕，跌仆肿痛 治寒凝血瘀气滞之心痛，每与肉桂、乌药为伍；治经闭、痛经、月经不调属寒凝血瘀气滞者，每与川芎、红花等同用；治跌打损伤、瘀滞肿痛，可与乳香、苏木等同用。

2. 风湿肩臂疼痛 常与羌活、防风、当归等配伍。

此外，因本品止痛效果强，以本品配白芷、细辛为末外用可治牙痛，牙龈肿胀疼痛；配大黄、白芷、天花粉等外敷，可用于疮疡痈肿；单用本品外敷可用于皮癣痛痒。

【用法用量】煎服，3～10g。外用适量。

【使用注意】本品为破血行气之品，孕妇慎用；血虚无气滞血瘀者慎用。

【现代研究】本品主要含有姜黄素类（姜黄素、去甲氧基姜黄素、双去甲氧基姜黄素）与萜类成分（芳姜黄酮、姜黄酮、姜黄烯、姜烯等）。现行版《中国药典》规定：姜黄药材含挥发油不得少于7.0%（mL/g），含姜黄素（$C_{21}H_{20}O_6$）不得少于1.0%；饮片含挥发油不得少于5.0%（mL/g）；含姜黄素不得少于0.90%。本品具有抗凝血、抗炎、抗肿瘤、抗氧化、降脂、利胆、止痛等药理作用。

附药：片姜黄　为姜科植物温郁金 *Curcuma wenyujin* Y. H. Chen et C. Ling 的干燥根茎。本品与姜黄同属姜科植物，名称及性能、功用基本相似。然姜黄以治气滞血瘀所致的心胸胁腹诸痛为宜，片姜黄以治风湿肩臂疼痛为良。

乳　香　Rǔxiāng　《名医别录》

为橄榄科植物乳香树 *Boswellia carterii* Birdw. 及同属植物 *Boswellia bhawdajiana* Birdw. 树皮渗出的树脂。分为索马里乳香和埃塞俄比亚乳香，每种乳香又分为乳香珠和原乳香。主产于索马里、埃塞俄比亚。春、夏季均可采收，以春季为盛产期。打碎，醋炙用。

【药性】辛、苦，温。归心、肝、脾经。

【功效】活血定痛，消肿生肌。

【性能特点】本品辛香行散，苦泄温通。主活血，兼行气，善散瘀通络而止痛伸筋，消肿生肌而愈伤疗疮，被誉为外伤科要药。为气滞血瘀病证常用之品，尤多用于各种痛症。

【临床应用】

1. 血瘀气滞，心腹诸痛，风湿痹痛，跌打损伤，产后瘀阻，筋脉拘挛 治妇女经闭、痛经及产后腹痛，常与当归、桃仁、红花等配伍；治气滞血瘀之胃脘痛，可与川楝子、延胡索等同用；治瘀血阻滞之心腹疼痛、癥瘕积聚，常配伍丹参、当归、没药等药；治风湿痹痛、肢体麻木，常与羌活、独活、秦艽等药同用；治跌仆损伤、瘀滞疼痛，常与没药、土鳖虫、血竭等配伍。

2. 痈肿疮疡 治疮疡肿毒初起，红肿热痛者，常配没药、金银花、白芷等；治疮疡溃破，久不收口，每与没药共研末外用，或与三七、血竭、冰片等同用。

知识链接：
一带一路与乳香

【用法用量】 煎汤或入丸、散，3～5g；宜炮制去油，外用适量，研末调敷。

【使用注意】 本品气味辛烈，对胃有较强的刺激性，易致恶心呕吐，故内服不宜大量多服，多炮制后入丸、散剂用，胃弱者慎用；产妇慎用。

【现代研究】 本品主要化学成分为萜类化合物和挥发油成分。现行版《中国药典》规定：索马里乳香药材含挥发油不得少于6.0%（mL/g），埃塞俄比亚乳香药材含挥发油不得少于2.0%（mL/g）。本品具有抗炎、抗病毒、抗菌、抗肿瘤、抗溃疡、胃保护、神经保护、肝肾保护等活性。

【按语】 产乳香的原植物不止 *Boswellia carterii* Birdw. 及同属植物 *Boswellia bhawdajiana* Birdw.，而是橄榄科乳香属的多种植物。产量最大、价值最高的是阿拉伯乳香树 *Boswellia sacra*，也叫神圣乳香树，它的种加词sacra是"神圣的"的意思，也叫也门乳香，产自阿拉伯半岛南部地区。此外，还有印度乳香 *Boswellia serrata*，产自印度西部。

表18-1 需了解和参考的活血止痛药

药名	性味归经	功效	主治	用法用量	使用注意
没药△	辛、苦，平。归心、肝、脾经	散瘀定痛，消肿生肌	①跌打损伤，痈肿疮毒；②气滞血瘀，胸痹心痛，胃脘疼痛，痛经闭经，产后瘀阻，癥瘕腹痛，筋脉拘挛	煎服，3～5g，炮制去油，多入丸散用，外用适量	本品气味辛烈，对胃有较强的刺激性，易致恶心呕吐，故内服不宜大量多服，多炮制后入丸、散剂用，胃弱者慎用；产妇忌用
五灵脂△	苦、咸、甘，温。归肝、脾经	活血止痛，化瘀止血，消积解毒	①瘀血阻滞诸痛证；②瘀滞出血证	煎服，3～10g，包煎；或入丸、散。外用适量，研末撒或调敷	孕妇慎用。血虚及无瘀滞者慎用。不宜与人参同用
降香☆	辛，温。归肝、脾经	化瘀止血，理气止痛	①肝郁胁痛，胸痹刺痛，跌仆伤痛；②吐血，衄血，外伤出血；③秽浊内阻，呕吐腹痛	煎服，9～15g，后下。外用适量，研细末敷患处	血热妄行及阴虚火旺而无瘀滞之出血忌用，孕妇忌用

注：△：为大纲要求了解的药物；☆：为大纲要求参考的药物

⊕ 第二节 活血调经药

本节药物大多辛散苦泄，具有活血祛瘀之功，尤善调畅血脉而以调经为其特点。主治血瘀痛经、月经不调，见经行腹痛，量少紫暗或伴血块，以及经闭、产后瘀滞腹痛等；亦可用于瘀血病证，如瘀滞疼痛、癥瘕积聚。

本类药物使用时，除了考虑寒凝、热邪、气滞、气虚等引起瘀血阻滞的原因进行配伍外，一般还要和疏肝理气之品同用。

孕妇慎用或忌用。

丹 参 Dānshēn 《神农本草经》

为唇形科植物丹参 Salvia miltiorrhiza Bge. 的干燥根和根茎。春、秋二季采挖，除去泥沙，干燥。主产四川、山东、河北等地。春秋二季均可采收，干燥，生用或酒炙用。

【药性】苦，微寒。归心、肝经。

【功效】活血祛瘀，通经止痛，清心除烦，凉血消痈。

【性能特点】本品活血止痛，祛瘀生新，作用平和，活血而不伤正，为活血化瘀要药，广泛用于各种血瘀证，因性偏寒凉，尤宜于血热瘀滞之证。且善调经，为妇科活血调经常用药，适用于妇女血瘀经产诸证。入心经，还善凉血清心而除烦安神，又能散结消痈，用治心神不安及疮疡痈肿等。

【临床应用】

1. 血瘀胸痹心痛，脘腹胁痛，癥瘕积聚，热痹疼痛，跌打损伤，月经不调，痛经经闭，产后腹痛 治血瘀之胸痹心痛，常与川芎、三七、红花等同用；治血瘀气滞之心腹刺痛，胃脘疼痛，可与檀香、砂仁同用；治癥瘕积聚，常配三棱、莪术；治跌打损伤、瘀肿疼痛，可配乳香、没药等；治月经不调、痛经、经闭及产后瘀阻腹痛等，可单用，或与红花、益母草、桃仁等同用；治风湿痹证，热者可配赤芍、忍冬藤、桑枝，寒者可配细辛、独活、羌活。

2. 心烦不眠 治温热病热入营血，烦躁不安，可与生地黄、玄参、连翘等配伍；治阴血不足，血不养心之心悸失眠，可与酸枣仁、茯苓等同用。

3. 疮疡肿痛 治疮痈肿毒，红肿热痛，常与金银花、蒲公英等药同用。

【用法用量】煎服，10～15g，活血化瘀宜酒炙用。

【使用注意】不宜与藜芦同用。

【现代研究】本品主要含二萜类（丹参酮Ⅰ、丹参醇A）、三萜类（齐墩果酸、熊果酸）、酚酸类（丹酚酸B、迷迭香酸）、黄酮类以及含氮类化合物（如沙尔威酮）、内酯类化合物（丹参内酯、新丹参内酯）、多糖等。其中二萜类与酚酸类化合物是丹参的主要活性成分。现行版《中国药典》规定：药材含丹参酮ⅡA（$C_{19}H_{18}O_3$）、隐丹参酮（$C_{19}H_{20}O_3$）和丹参酮Ⅰ（$C_{18}H_{12}O_3$）的总量不得少于0.25%，丹酚酸B（$C_{36}H_{30}O_{16}$）不得少于3.0%。本品具有改善微循环、扩张血管、防治动脉粥样硬化、抗炎、抗肿瘤、抗氧化、抗纤维化、保肝、降血压、降血脂、保护神经系统等作用。

红 花 Hónghuā 《本草图经》

为菊科植物红花 *Carthamus tinctorius* L. 的干燥花。主产于河南、四川、新疆。夏季花由黄变红时采摘，阴干或晒干。生用。

【药性】辛，温。归心、肝经。

【功效】活血通经，散瘀止痛。

【性能特点】本品辛散温通，入血分。为活血祛瘀之要药，广泛用于各种瘀血病症，尤为治妇科经闭痛经、产后瘀痛及伤科跌打伤痛之常用药物。还可用治血热瘀滞之斑疹紫暗，多与凉血解毒之品同用。

【临床应用】

1. 瘀滞之经闭、痛经，产后瘀滞腹痛、恶露不行 治经闭、痛经，可单用，亦可与桃仁、当归、川芎等配伍使用；治产后血瘀腹痛、恶露不行，可与当归、川芎、香附等药同用；治妇人难产或胞衣不下，可与牛膝、川芎、当归等同用。

2. 癥瘕积聚，瘀滞心腹胁痛，跌打损伤 治癥瘕积聚，常与三棱、莪术、虻虫、大黄等配伍；治瘀滞心脉、胸痹心痛，可配伍丹参、瓜蒌、薤白等；治瘀滞腹痛，常配伍桃仁、川芎、牛膝；治胁肋刺痛，可配伍大黄、桃仁、柴胡；对寒凝血瘀、胃脘疼痛者，可与丁香、木香、五灵脂等合用；对跌打损伤、瘀滞肿痛者，可与乳香、没药同用，亦可用红花油，或红花的酒剂涂擦，或与肉桂、川乌、草乌研末外敷。

3. 疮痈肿毒 治疮痈肿毒，可与金银花、连翘、赤芍等药配伍。

4. 热郁血瘀，斑疹紫暗 治热郁血瘀而致斑疹紫暗者，常配紫草、大青叶等。

【用法用量】煎服，3～10g。外用适量。

【使用注意】孕妇慎用。

【现代研究】本品含有黄酮、生物碱、聚炔、亚精胺、甾醇、木脂素、多糖等类化学成分。现行版《中国药典》规定药材含羟基红花黄色素A（$C_{27}H_{32}O_{16}$）不得少于1.0%，含山柰酚（$C_{15}H_{10}O_6$）不得少于0.050%。本品具有抗心肌缺血、调节血流动力学、抗炎、镇痛、抗糖尿病肾病、抗肿瘤、降血脂、双向调节子宫等作用。

附药：西红花（藏红花） 为鸢尾科植物番红花 *Crocus sativus* L. 的干燥柱头（即雌蕊），原产于伊朗、西班牙、印度等国。早年经印度传入西藏最后进入中国内陆。于是，人们把由西藏运入内地的番红花，误认为西藏所产，因而得此名。甘，平。归心、肝经。功能：活血化瘀，凉血解毒，解郁安神。用于经闭癥瘕，产后瘀阻，温毒发斑，忧郁痞闷，惊悸发狂。因其凉血解毒，西红花相较于红花更适宜于温热病热入血分发斑，热郁血瘀，斑色不红活者。1～3g，煎服或沸水泡服。孕妇忌用。

桃　仁　Táorén　《神农本草经》

为蔷薇科植物桃 *Prunus persica* (L.) Batsch 或山桃 *Prunus davidiana* (Carr.) Franch. 的干燥成熟种子。桃全国各地均产，多为栽培；山桃主产于辽宁、河北、河南等地，多为野生。果实成熟后采收。生用，燀用或炒制。

【药性】苦、甘，平。归心、肝、大肠、肺经。

【功效】活血祛瘀，润肠通便，止咳平喘。

【性能特点】本品苦甘性平，主入心肝血分，苦泄破瘀，活血力强，广泛用于各种瘀血病证，尤善治妇科经产诸疾及伤科跌打伤痛。兼入肺与大肠经，并富含油脂，能润燥滑肠、止咳平喘，为治肠燥便秘、肠痈、肺痈之佳品。治咳喘气逆，多作辅助品用。

【临床应用】

1. 瘀滞之经闭痛经，产后腹痛，癥瘕痞块，跌仆损伤　治血瘀经闭、痛经，常与红花、当归、川芎等配伍使用；治瘀血蓄积日久所致之癥瘕痞块，可与三棱、莪术等同用，亦可与桂枝、牡丹皮、赤芍等配伍；治下焦蓄血证，可配伍大黄、芒硝、桂枝等；治跌打损伤，可配红花、当归、大黄等。

2. 肺痈，肠痈　治热毒瘀滞之肺痈，可配苇茎、冬瓜仁等药；治瘀热互结肠痈，与大黄、牡丹皮等药同用。

3. 肠燥便秘　治肠燥津亏便秘，可配伍玄参、生地黄、麦冬等药；治肠燥血虚便秘，可与当归、麻子仁等药同用。

4. 咳嗽气喘　治咳嗽气喘，可单用做成粥食服用；亦可与苦杏仁、紫苏子等药配伍使用。但桃仁一般作为辅助性药物使用。

【用法用量】煎服，5～10g。用时捣碎。

【使用注意】孕妇及脾虚便溏者慎用。

【现代研究】本品主要含挥发油类、氰苷、黄酮类、脂肪酸类、甾醇类、桃仁蛋白等成分，传统认为桃仁氰苷中的苦杏仁苷是其特征性成分。现行版《中国药典》规定：药材含苦杏仁苷（$C_{20}H_{27}NO_{11}$）不得少于2.0%；燀桃仁含苦杏仁苷不得少于1.5%；炒桃仁含苦杏仁苷（$C_{20}H_{27}NO_{11}$）不得少于1.60%。本品有抗凝血、抑制血小板聚集、改善血液流变学、保护神经、抗炎、抗肿瘤、抗纤维化、通便、镇咳等作用，此外，本品还具有调节子宫、抗菌、抗氧化、镇痛、调节免疫、促进黑色素合成作用。

【按语】本品含苦杏仁苷，在体内可分解成氢氰酸，可麻痹延髓呼吸中枢，如大量服用可导致抑制太过致中毒，出现头晕、心悸，甚至呼吸衰竭而死亡，所以不可过量使用。

益母草　Yìmǔcǎo　《神农本草经》

为唇形科植物益母草 *Leonurus japonicus* Houtt. 的新鲜或干燥地上部分。全国大部分地区均产。鲜品春季幼苗期至初夏花前期采割；干品夏季茎叶茂盛、花未开或初开时采割，晒干，或切段晒干。鲜用，生用或熬膏用。

【药性】苦、辛，微寒。归肝、心包、膀胱经。

【功效】活血调经，利尿消肿，清热解毒。

【性能特点】本品辛行苦泄，主入血分。功善活血调经，常治妇女瘀血经产诸证，为妇科经产要药。"性滑而利，善调女人胎产诸证，故有益母之号。"(《本草正》)，又善利尿消肿，兼可清热解毒，对水瘀互结之水肿及瘀热阻滞之热毒疮肿等，用之亦宜。

【临床应用】

1. 瘀滞之月经不调，恶露不尽，经闭痛经　治瘀血所致的经闭、痛经、月经不调，及产后恶露不尽，可单品熬膏，或与当归、川芎、木香配伍使用。

2. 跌打损伤，瘀肿疼痛　常与乳香、没药、川芎等配伍。

3. 疮痈肿毒，皮肤瘾疹　用于热毒疮疡初起，可单用捣敷，或与金银花、蒲公英、紫花地丁等配伍。热毒性的皮肤瘾疹，可单用外洗或外敷，亦可配黄柏、蒲公英、苦参等煎汤内服或外洗。

4. 水肿尿少　治水肿，可单用，或与白茅根、泽兰等同用。治血热及瘀滞之血淋、血尿，常配伍车前子、石韦、木通等。

【用法用量】煎服，9～30g，鲜品12～40g。或熬膏服。外用适量。

【使用注意】孕妇慎用。

【现代研究】本品主要含有生物碱（水苏碱、益母草碱）、二萜、黄酮、苯乙醇苷、苯丙素、香豆素、三萜、有机酸、挥发油等类成分。现行版《中国药典》规定：益母草药材含盐酸水苏碱（$C_7H_{13}NO_2 \cdot HCl$）不得少于0.50%，含盐酸益母草碱（$C_{14}H_{21}O_5N_3 \cdot HCl$）不得少于0.050%；饮片含盐酸水苏碱不得少于0.40%，含盐酸益母草碱不得少于0.040%。本品具有利尿、保护心肌、改善血液微循环障碍、抗炎、抗血小板聚集、抗氧化、抑菌、抑制肌酸激酶活性和抑制血管平滑肌对缩血管物质的收缩反应等作用。

附药：茺蔚子　为唇形科植物益母草 *Leonurus japonicus* Houtt. 的干燥成熟果实。辛、苦，微寒。归心包、肝经。功能活血调经，清肝明目。用于月经不调，经闭痛经，目赤翳障，头晕胀痛。煎服，5～10g。瞳孔散大者慎用。

牛　膝　Niúxī　《神农本草经》

为苋科植物牛膝 *Achyranthes bidentata* Bl. 的干燥根。主产于河南。冬季茎叶枯萎时采挖，除去须根和泥沙，捆成小把，晒干。生用，或酒炙用。

【药性】苦、甘、酸，平。归肝、肾经。

【功效】逐瘀通经，补肝肾，强筋骨，利尿通淋，引血下行。

【性能特点】本品苦酸疏利降泄，性善下行，长于逐瘀通经，常用于妇科、伤科瘀血之证。主入肝、肾，能补肝肾，强筋骨，为治肾虚腰痛及久痹腰膝酸痛无力之常品。能利尿通淋，为"淋证要药"（《本草备要》）。能导热下泄，引火（血）下行，以降上亢之阳、上炎之火、上逆之血。此外，"能引诸药下行"，故临床用药欲其下行者，常用本品作引经药。

【临床应用】

1. 血瘀经闭痛经，瘀血阻滞之经闭，痛经，胞衣不下　治妇人瘀滞痛经、经闭，月经不调，产后腹痛，常与桃仁、红花、当归配伍，亦可与川芎、三棱、莪术同用；治胞衣不下，可与当归、瞿麦、冬葵子等同用。

2. 跌打伤痛　常配伍续断、红花、骨碎补、当归等药。本品苦泄下行，功善活血祛瘀，通经止痛，治跌打损伤，瘀肿疼痛。

3. 腰膝酸痛，筋骨无力　本品味苦通泄，性质平和，主归肝、肾经，既能活血祛瘀，又能补益肝肾，强筋健骨，善治肝肾不足证。治肝肾亏虚，腰膝酸软无力，与杜仲、续断、补骨脂等同用；治风湿日久，累及肝肾，所致腰膝疼痛者，常与独活、桑寄生、茯苓等同用；治湿热成痿，足膝痿软，可配伍苍术、黄柏。

4. 淋证，水肿　治淋证（血淋、砂淋、热淋），常配伍车前子、瞿麦、冬葵子等；治水肿、小便不利，可配伍生地黄、泽泻、车前子。

5. 气火逆上之吐血、衄血，牙痛口疮，阴虚阳亢之头痛眩晕　治气火上逆，迫血妄行之吐血、衄血，常配伍生地黄、郁金、栀子；治胃火上炎之牙龈肿痛、口舌生疮，可与生地黄、石膏、知母等同用；治阴虚阳亢，头痛眩晕，可配伍代赭石、牡蛎、白芍。

【用法用量】煎服，5～12g。活血通经，利尿通淋、引血下行宜生用；补肝肾，强筋骨宜酒炙用。

【使用注意】孕妇慎用。

【现代研究】本品主要化学成分为牛膝皂苷酶、甾酮、多糖以及多肽类物质，此外还含有有机酸、生物碱、黄酮、甾醇、氨基酸和挥发油等化学成分。现行版《中国药典》规定：药材中 β-蜕皮甾酮（$C_{27}H_{44}O_7$）不得少于0.030%。本品具有抗骨质疏松、抗凝血、改善血液流变学、抗动脉粥样硬化、降血压、调节免疫、抗肿瘤、抗炎、镇痛、兴奋子宫、保护神经等作用。

附药：川牛膝　为苋科植物川牛膝 *Cyathula officinalis* Kuan 的干燥根。主产于四川、贵州。甘、微苦，平。归肝、肾经。功能逐瘀通经，通利关节，利尿通淋。用于经闭癥瘕，胞衣不下，跌仆损伤，风湿痹痛，足痿筋挛，尿血血淋。一般认为怀牛膝强于补肝肾、强筋骨，川牛膝偏于活血化瘀。煎服，5～10g。孕妇慎用。

鸡血藤　Jīxuèténg　《本草纲目拾遗》

为豆科植物密花豆 *Spatholobus suberectus* Dunn 的干燥藤茎。主产于广西、云南。秋、冬二季采收，切片晒干。生用，或熬膏用。

【药性】苦、甘，温。归肝、肾经。

【功效】活血补血，调经止痛，舒筋活络。

【性能特点】本品苦而不燥，温而不烈，药性和缓，既能活血又能补血，且活血而不伤正，补血而不滞血。无论血瘀、血虚，或血虚夹瘀诸证皆可应用，尤为妇科调经之要药。又能"活血宣络"（《本草正义》），养血荣筋，适用于风湿痹痛、手足麻木、肢体瘫痪等。

【临床应用】

1. 月经不调，经闭，痛经　治瘀滞所致者，常与当归、川芎、香附等配伍；治血虚所致者，常与当归、白芍、川芎等同用。

2. 血虚萎黄　可与黄芪、当归、熟地黄等同用；亦可单品熬膏服。

3. 风湿痹证，肢体麻木　对于风湿痹痛兼血虚或瘀滞者均可选用。血虚者，可配伍桑寄生、怀牛膝、独活等药；血瘀者，可与羌活、川芎、威灵仙等同用；痹症日久者，与桑寄生、五加皮等配伍。治气血亏虚，血不养筋，肢体麻木者，可与当归、黄芪、杜仲、木瓜、白芍同用；中风所致之手足麻木，肢体瘫痪，常与黄芪、地龙、丹参等配伍。

【用法用量】煎服，9～15g。或熬膏服、浸酒服。

【现代研究】本品主要化学成分有黄酮、苯丙素、甾醇、萜类等。本品具有改善造血系统功能、抗肿瘤、抗炎、抗氧化等作用。

表18-2　需了解和参考的活血调经药

药名	性味归经	功效	主治	用法用量	使用注意
泽兰☆	苦、辛，微温。归肝、脾经	活血调经，祛瘀消痈，利水消肿	① 血瘀月经不调，经闭痛经，产后瘀阻腹痛； ② 跌打伤痛，疮痈肿毒； ③ 水肿，腹水	煎服，6～12g，炮制去油，多入丸散用	
王不留行☆	苦，平。归肝、胃经	活血通经，下乳消肿，利尿通淋	① 血瘀经闭，痛经，难产； ② 产后乳汁不下，乳痈肿痛； ③ 淋证涩痛	煎服，5～10g。外用适量	孕妇慎用

续表

药名	性味归经	功效	主治	用法用量	使用注意
月季花☆	甘，温。归肝经	活血调经，疏肝解郁	① 气滞血瘀，月经不调，痛经，闭经，胸胁胀痛	煎服，3～6g，后下，不宜久煎。亦可泡服或研末服。外用适量	孕妇慎用，用量不宜过大，多服、久服可引起腹痛、腹泻以及便溏
凌霄花☆	甘，酸，寒。归肝、心包经	活血通经，凉血祛风	① 血滞经闭，月经不调，癥瘕，产后乳肿，跌打损伤；② 风疹发红，皮肤瘙痒，痤疮；③ 便血，崩漏	煎服，5～9g。外用适量	孕妇及气血虚弱者忌服

注：△：为大纲要求了解的药物；☆：为大纲要求参考的药物

➕ 第三节　活血疗伤药

本节药物味多辛、苦或咸，归心、肝、肾经。辛散苦泄，咸入血分，活血化瘀以疗伤见长，善于消肿止痛、续筋接骨、止血生肌，故主要适用于跌打损伤、瘀肿疼痛、骨折筋伤、金疮出血等伤科病证，也可用于其他瘀血证。

伤科疼痛症状显著，故常与活血止痛药配伍；若用于金疮出血者，则需配伍化瘀止血生肌药；骨折筋伤久不愈合时，就需配伍补肝肾、强筋骨药。

马钱子　Mǎqiánzǐ　《本草纲目》

为马钱科植物马钱 *Strychnos nuxvomica* L. 的干燥成熟种子。主产于印度、越南、缅甸。我国云南、广东、海南等地亦产。冬季采收成熟果实，取出种子，晒干。生用或炒制用。

【药性】苦，温；有大毒。归肝、脾经。

【功效】通络止痛，散结消肿。

【性能特点】本品苦泄温通，毒力甚强，"开通经络，透达关节之力，实远胜于他药"，善能搜筋骨间风湿，且止痛力强，为伤科疗伤止痛之佳品，又为治风湿顽痹、拘挛疼痛、麻木瘫痪之常用药。尚能攻毒散结消肿，善"疗咽喉痛痹，消痞块坚硬"，适用于疮痈肿毒，咽喉肿痛。唯毒性强烈，应用须严守用法、用量规定。

【临床应用】

1. 跌打损伤，骨折肿痛　常配伍麻黄、乳香、没药等，内服外敷，或与土鳖虫、骨碎补、续断等同用。

2. 风湿顽痹，麻木瘫痪　单用，或与乳香、全蝎、牛膝等配伍；或与人参、当归、乳香等同用。

3. 痈疽疮毒，咽喉肿痛　治痈疽初起，红肿疼痛，多作外用，可单用，亦可与乳香、山芝麻等药研末内服；治咽喉肿毒，多作散剂应用，可配山豆根等份为末，吹喉。

此外，马钱子通过不同配伍还可用于手足癣、三叉神经痛、重症肌无力、呼吸肌麻痹、慢性支气管炎、精神分裂症、癫痫、漏肩风、面神经麻痹、慢性风湿性关节炎、类风湿性关节炎、慢性肥大性关节炎、神经性皮炎等多种病症。

【用法用量】0.3～0.6g，炮制后入丸散用。

【使用注意】

1. 本品内服不宜生用，必须经过炮制方可入药，且不可多服、久服；运动员慎用；有毒成分能经皮肤吸收，外用不宜大面积涂敷，涂于口腔黏膜时，尤宜谨慎。

2. 孕妇及体虚者忌用。

【现代研究】本品主要含生物碱、环烯醚萜苷、黄酮苷等，主要毒性成分为马钱子碱和番木鳖碱。现行版《中国药典》规定：士的宁（$C_{21}H_{22}N_2O_2$）应为1.20%～2.20%，马钱子碱（$C_{23}H_{26}N_2O_4$）不得少于0.80%。本品有兴奋中枢、抗炎、镇痛、激动或抑制心肌细胞离子通道、抗血栓、抗肿瘤、镇咳、祛痰等作用。成人一次服5～10mg士的宁可致中毒，30mg致死，死亡原因为强直性惊厥反复发作造成衰竭及窒息死亡。士的宁有兴奋脊髓的反射功能和镇痛、镇咳、祛痰作用。

表18-3　需了解和参考的活血疗伤药

药名	性味归经	功效	主治	用法用量	使用注意
土鳖虫△	咸，寒；有小毒。归肝经	破血逐瘀，续筋接骨	① 跌打损伤，筋伤骨折；② 血瘀经闭，产后瘀阻腹痛，癥瘕痞块	内服，入汤剂，3～10g；研末服，1～1.5g	孕妇禁用
血竭△	甘、咸，平。归心、肝经	活血定痛，化瘀止血，生肌敛疮	① 跌打损伤，心腹瘀痛；② 外伤出血；③ 疮疡不敛	研末，1～2g，或入丸剂。外用研末撒或入膏药用	无瘀血者不宜用。孕妇及月经期忌用
自然铜△	辛，平。归肝经	散瘀止痛，续筋接骨	① 跌打损伤，筋伤骨折，瘀肿疼痛	内服，若入汤剂，先煎；入丸散，3～9g；外用适量	孕妇慎用；不宜久服，凡阴虚火旺，血虚无瘀者，均应慎用
苏木△	甘、咸，平。归心、肝、脾经	活血祛瘀，消肿止痛	① 跌打损伤，瘀滞肿痛；② 血瘀经闭，产后瘀阻；③ 胸腹瘀痛，痈疽肿痛	煎服，3～9g；外用适量，研末撒敷	月经过多和孕妇慎用
骨碎补△	苦，温。归肝、肾经	疗伤止痛，补肾强骨；外用消风祛斑	① 跌仆闪挫，筋骨折伤；② 肾虚腰痛，筋骨痿软，久泻不止；③ 耳聋耳鸣，牙松齿痛；④ 斑秃，白癜风	煎服，3～9g。外用适量，研末调敷或鲜品捣敷，亦可浸酒擦患处	孕妇血热风燥者慎用，无瘀者不宜服用

续表

药名	性味归经	功效	主治	用法用量	使用注意
儿茶☆	苦、涩，微寒。归肺、心经	活血止痛，止血生肌，收湿敛疮，清肺化痰	① 跌仆伤痛； ② 外伤出血，吐血衄血； ③ 疮疡不敛，湿疹，湿疮，牙疳，下疳，痔疮； ④ 肺热咳嗽	内服1～3g，多入丸散，煎汤则可适当增量。外用适量，研末撒敷或调敷	入汤剂，宜包煎
刘寄奴☆	辛、苦，温。归心、肝、肾经	散瘀止痛，疗伤止血，破血通经，消食化积	① 跌打损伤，肿痛出血； ② 血瘀经闭，产后瘀痛； ③ 食积腹痛，赤白痢疾； ④ 疮痈肿毒	内服，入汤剂3～10g；外用适量，研末撒或调敷，亦可用鲜品捣烂外敷	孕妇慎用
北刘寄奴	苦，寒。归脾、胃、肝、胆经	活血祛瘀，通经止痛，凉血，止血，清热利湿	① 跌打损伤，外伤出血； ② 瘀血经闭，月经不调，产后瘀痛； ③ 癥瘕积聚； ④ 血痢，血淋； ⑤ 湿热黄疸，水肿腹胀，白带过多	煎服，6～9g	

注：△：为大纲要求了解的药物；☆：为大纲要求参考的药物

✚ 第四节　破血消癥药

本节药物味多辛苦，虫类药居多，兼有咸味，咸入血分。大多药性强烈，故能破血逐瘀、消癥散积，主治瘀滞时间长、程度重的癥瘕积聚，亦可用于血瘀经闭、瘀肿疼痛、中风偏瘫等病症。

本类药物性猛力峻，大多有毒，易耗血动血，耗气伤阴，故凡出血、阴血亏虚、气虚体弱者及孕妇、月经期妇女忌用或慎用。

莪　术　Ézhú　《药性论》

为姜科植物蓬莪术 Curcuma phaeocaulis VaL.、广西莪术 Curcuma kwangsiensis S. G. Lee et C. F. Liang 或温郁金 Curcuma wenyujin Y. H. Chen et C. Ling 的干燥根茎。后者习称"温莪术"。主产于四川、广西、浙江。冬季茎叶枯萎后采挖，洗净，蒸或煮至透心，晒干或低温干燥。生用或醋制用。

【药性】辛、苦，温。归肝、脾经。

【功效】行气破血，消积止痛。

【性能特点】本品辛散苦泄，温通行滞，既入血分，又行气分，能破血散瘀，行气止痛，药力颇强，为破血消癥要药，适用于血瘀气滞之重证，尤为治癥瘕积聚之要药。

又能"攻饮食气滞不消"（《本草正》），有较强的行气、消积、止痛之功，适用于宿食不消之脘腹胀痛较甚者。

【临床应用】

1. 癥瘕痞块，血瘀经闭，胸痹心痛　适用于气滞血瘀、食积日久而成的癥瘕积聚以及气滞、血瘀、食滞、寒凝所致的诸般痛证，常与三棱相须为用。治癥瘕痞块、经闭腹痛、腹中有包块者，常与三棱、当归、香附等同用；治胁下痞块，可配丹参、三棱、鳖甲、柴胡等药用；治血瘀经闭、痛经，常配当归、红花、牡丹皮等；治胸痹心痛，可配伍丹参、川芎等；若体虚而瘀血久留不去者，需配伍黄芪、党参等补虚药以消补兼施。

2. 食积气滞，脘腹胀痛　治饮食不节，宿食不化，脘腹胀满疼痛甚者，可与青皮、槟榔等药配伍；若因脾虚所致，还需加上党参、白术、山药等补气健脾药同用。

此外，与苏木、骨碎补等配伍也可用于跌打损伤、瘀肿疼痛。

【用法用量】煎服，6～9g。醋制后可增强祛瘀止痛作用。

【使用注意】孕妇及月经过多者忌用。

【现代研究】本品主要含挥发油、姜黄素类（姜黄素、脱甲氧基姜黄素、双脱甲氧基姜黄素）及多糖类。现行版《中国药典》规定：药材含挥发油不得少于1.5%（mL/g），炮制品含挥发油不得少于1.0%（mL/g）。本品有抗肿瘤、抗炎、镇痛、改善血液流变学、减少血小板聚集、抗动脉粥样硬化、抗氧化、降血糖等作用。

水　蛭　Shuǐzhì　《神农本草经》

为水蛭科动物蚂蟥 *Whitmania pigra* Whitman、水蛭 *Hirudo nipponia* Whitman 或柳叶蚂蟥 *Whitmania acranulata* Whitman 的干燥全体。全国大部分地区均产。夏、秋二季捕捉，用沸水烫死，晒干或低温干燥。生用，或滑石粉烫后用。

【药性】咸、苦，平；有小毒。归肝经。

【功效】破血通经，逐瘀消癥。

【性能特点】本品咸苦入血，破血逐瘀，力峻效宏，为破血逐瘀消癥之良药。多用治癥瘕积聚、血瘀经闭、跌打损伤之重症。

【临床应用】

1. 癥瘕积聚，血瘀经闭　单用，或与虻虫相须为用，也常配大黄、桃仁、红花等药；若体虚者，可配人参、当归等补气血药。

2. 跌打损伤　治一般跌打损伤，可与苏木、自然铜等同用；如跌损致瘀血内阻，心腹疼痛，二便不通，则当配伍大黄、牵牛子同用。

3. 中风偏瘫，瘀滞心腹疼痛　治气虚血瘀络阻型中风，症见半身不遂或偏瘫麻木，口眼㖞斜，言语不利者，可与人参、全蝎、蜈蚣等药配伍。

此外，本品外用，还可用于疮痈肿毒、目赤、云翳等症，如治疮痈肿毒，炒研末，与芒硝等份，水调敷；也可将活水蛭外用吸血，可消痈肿、丹毒。

【用法用量】内服，入汤剂，一般用1～3g；研末服，每次用0.3～0.5g。以入丸散或研末服为佳。或以活水蛭放于瘀肿局部以吸血消瘀。

【使用注意】孕妇禁用，月经过多者禁用。

【现代研究】本品主要含蛋白质。唾液中含有水蛭素，还含有肝素、抗血栓素及组胺样物质。现行版《中国药典》规定：每1g含抗凝血酶活性：水蛭应不低于16.0U；蚂蟥、柳叶蚂蟥应不低于3.0U。本品具有较强的抗凝血作用，可显著改善血液流变学指标，有效抑制血小板聚集和血栓形成。其活性成分能降低血脂水平，促进动脉粥样硬化斑块的消退，同时增加心肌营养性血流量。在神经系统方面，本品可促进脑血肿吸收，缓解颅内压升高症状。此外，本品还具有肾脏保护作用，能显著降低血清尿素氮和肌酐水平。研究还发现，本品水煎剂具有终止妊娠的作用，其有效成分水蛭素对多种肿瘤细胞均表现出抑制作用。

表18-4　需了解和参考的破血消癥药

药名	性味归经	功效	主治	用法用量	使用注意
三棱△	辛、苦，平。归肝、脾经	破血行气，消积止痛	①气滞血瘀，癥瘕积聚；②血瘀经闭，产后瘀痛；③食积气滞，脘腹胀满	煎服，5～10g。醋制后可加强祛瘀止痛作用	孕妇及月经过多者禁用。不宜与芒硝、玄明粉同用
虻虫☆	苦、咸，凉；有毒。归肝经	破血通经，逐瘀消癥	①血瘀经闭，癥瘕积聚；②跌打损伤，瘀滞疼痛	内服，煎汤，1.5～3g；研末，0.3～0.6g；或入丸剂。外用适量，研末敷或调搽	孕妇禁用，体虚无瘀血者及腹泻者不宜使用
斑蝥☆	辛，热；有大毒。归肝、胃、肾经	破血逐瘀，散结消癥，攻毒蚀疮	①血瘀经闭，癥瘕积聚；②顽癣，赘疣，瘰疬，痈疽不溃，恶疮死肌	内服多入丸散，研末冲服，每次0.03～0.06g，或入丸散用。外用适量，研末或浸酒醋，或制油膏涂敷患处，不宜大面积用	本品有大毒，内服慎用；孕妇禁用。外用对皮肤、黏膜有很强的刺激作用，能引起皮肤发红、灼热、起泡，甚至腐烂，故不宜久敷和大面积使用

注：△：为大纲要求了解的药物；☆：为大纲要求参考的药物

🔷 学习指导与小结

1. 学习方法指导

以活血化瘀功效为主线，结合本章药物的性能特点与主治病证，理解药物的分类依据及归属；各节药物以功效为核心，归纳比较各药功效异同，记诵相似功效共性，分析区别各自药性、功效、临床使用特点，以掌握本章药物的基本知识和技能。关注土鳖虫、马钱子、虻虫、斑蝥的用法用量；香附与郁金、郁金与姜黄、乳香与没药功效异同；川芎配柴胡和香附、川芎配菊花、川芎配红花、红花配桃仁、莪术配三棱、郁金配石菖蒲、郁金配白矾、牛膝配苍术和黄柏的配伍意义。

2．学习层次要求

（1）明确药性、性能特点、功效、主治病证、用法、使用注意的药物：川芎、郁金、延胡索、益母草、红花、丹参、牛膝、莪术、土鳖虫。

（2）明确药性、功效、主治病证、用法、使用注意的药物：乳香、没药、姜黄、桃仁、血竭、自然铜、骨碎补、三棱、水蛭。

（3）明确药性、功效、用法及使用注意的药物：鸡血藤、王不留行、马钱子、儿茶、虻虫、斑蝥。

（4）供课外拓展的药物：五灵脂、降香、西红花、茺蔚子、川牛膝、泽兰、月季花、凌霄花、苏木、刘寄奴、北刘寄奴。

3．思维导图

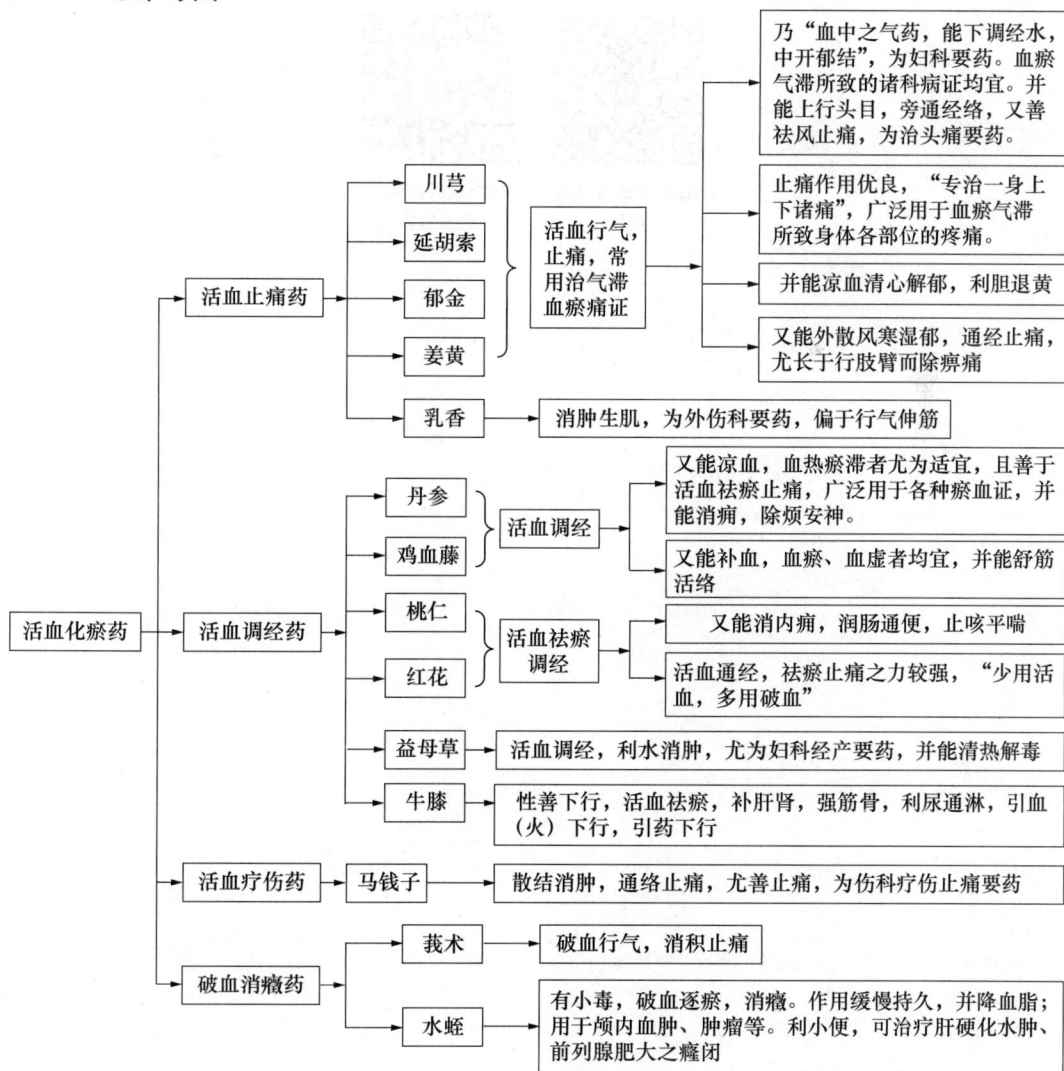

4. 术语解释

［活血化瘀］中药通利血脉、促进血行、消散瘀血的作用，药如川芎、丹参、红花等。

［活血调经］中药通利血脉、调畅月经，治疗血行不畅所致月经不调、痛经等病证的作用，药如川芎、红花、桃仁、益母草等。

［破血消癥］中药破血逐瘀、消癥散积，治疗血瘀所致癥瘕积聚的作用，药如莪术、三棱、王不留行等。

［活血伸筋］流通血脉，使筋脉伸展。适用于风湿痹证日久致血行不畅，关节酸痛，手足麻木，肢体瘫痪等筋脉屈伸不利的病证，药如鸡血藤、伸筋草。

［活血行气］既能活血，又能行气的药物作用，谓之活血行气。活血行气药有较好的止痛作用，适用于气滞血瘀所致的各种疼痛，药如川芎、乳香、没药、郁金、姜黄。

活血化瘀药用药
鉴别

活血化瘀药自测
题及答案

第十九章

化痰止咳平喘药

以祛痰或消痰为主要功效，常用于治疗痰证的药物，称为化痰药；以制止或减轻咳嗽喘息为主要功效，常用于治疗咳喘证的药物，称为止咳平喘药。由于咳嗽、气喘与痰涎三类症状常兼具，病机上又相互影响，化痰药常兼有止咳、平喘作用，止咳平喘药常具化痰之功，因此两类药物也合称为化痰止咳平喘药。

化痰药，大都味苦、辛。苦可清泄、燥湿，辛能散、能行。其中性温而燥者，可温化寒痰，燥化湿痰；亦有性寒凉者，能清化热痰；其中兼甘味质润者，能润肺燥、化燥痰。尚有兼味咸者，可化痰软坚散结，用于痰核、瘰疬、瘿瘤。止咳平喘药，主归肺经，味或苦，或辛，或酸；性或寒，或温。可宣降肺气，以奏止咳平喘之功，兼可润肺燥，化痰湿，清肺热，敛肺气，散肺寒，主治不同病因、病机所致的咳嗽、气喘。

化痰药具有祛除或消除痰浊的功效。止咳平喘药由于药物性味的不同，分别具有宣肺、降肺、泻肺、清肺、润肺、敛肺止咳平喘的作用。部分化痰止咳平喘药还兼有散结消肿、息风定惊、清热利尿、润肠通便等功效。主要用于痰阻于肺之咳喘痰多；痰蒙清窍或引动肝风之眩晕、癫痫昏厥；痰阻经络之肢麻不遂，口眼㖞斜；痰火扰心之睡眠不安，神志失常；痰火互结之瘰疬、瘿瘤；痰凝肌肉，流注骨节之阴疽等；以及外感、内伤所致的各种咳嗽、喘息之证等。

根据药性、功效及临床应用的不同，一般将化痰止咳平喘药分为温化寒痰药、清化热痰药、止咳平喘药三类。

使用化痰止咳平喘药时，根据痰、咳、喘三者主证不同，针对性选择相应化痰药或止咳平喘药，因咳喘每多夹痰，痰多又易引发咳嗽，故化痰药与止咳平喘药常配伍同用。根据形成痰、咳、喘的不同病因、病机及主症配伍用药：因脾虚失运、聚湿生痰者，宜配健脾燥湿药；痰饮阻滞气机者，宜配理气药，以"气行则痰消"；里热所致者，宜配清热泻火药；里寒所致者，宜配温肺散寒药；外感所致者，宜配解表药；肺肾虚劳者，宜配补肺益气或补肺肾纳气药。此外，治疗眩晕、癫痫、惊厥、昏迷者，宜相应配伍平肝息风、开窍、安神药；治疗痰核、瘿瘤、瘰疬者，宜配软坚散结药；治阴疽、流注者，宜配温阳散寒通滞药；若咳嗽兼咯血者，尚需配伍止血药。

药性温燥之化痰药，热痰、燥痰者慎用或忌用；药性寒凉者，寒痰、湿痰者慎用或忌用；表证、麻疹初起而咳者，不宜单用止咳平喘药；孕妇以及咳嗽兼咯血或痰中带血等有出血倾向者，不宜使用温燥之性强烈的化痰药。部分药物有毒，应注意炮制、用法、用量及不良反应的防治。

化痰止咳平喘药一般具有祛痰、镇咳、平喘、抑菌、抗病毒、消炎、利尿等作用，部分药物还有镇静、镇痛、抗惊厥、改善血液循环、免疫调节作用。

第一节　温化寒痰药

本节药物味多辛苦，性温，有较好的燥湿化痰或温肺化痰的作用，适用于寒痰、湿痰证。临床表现为咳嗽气喘，痰多易咯，清稀色白，舌苔白腻；以及寒痰、湿痰所致之眩晕、中风痰迷、肢体麻木、阴疽流注、肿瘤等。部分药物兼软坚散结或消肿止痛之功。

温燥之性较强或具有刺激性的化痰药，不宜用于热痰、燥痰、痰中带血、阴虚内热证。

微视频：
温化寒痰药概述

半　夏　Bànxià　《神农本草经》

为天南星科植物半夏 *Pinellia ternata* (Thunb.) Breit. 的干燥块茎。全国大部分地区均产。主产于四川、湖北、河南等地。夏、秋二季茎叶茂盛时采挖，除去外皮及须根。生用，或用姜汁、明矾炮制后使用。

【药性】辛，温。有毒。归脾、胃、肺经。

【功效】燥湿化痰，降逆止呕，消痞散结。

【性能特点】本品辛温而燥，能行水湿，降逆气，水湿去则脾健而痰涎自消，逆气降则胃和而痞满呕吐自止。为燥湿化痰、降逆止呕之要药，善治脏腑寒痰、湿痰证以及各种呕吐；又能化痰消痞散结，可治痰气互结之胸脘痞闷、梅核气等。生品外用可消肿散结，适用于痈疽肿毒等证。

【临床应用】

1. 温化寒痰，咳嗽痰多，痰饮眩悸，风痰眩晕，痰厥头痛　治湿痰阻肺之咳喘痰多，常与陈皮等燥湿化痰药同用；治寒痰咳嗽气喘，痰白清冷，常与细辛、干姜等温肺化饮药同用；湿痰蒙蔽清窍之头痛、眩晕，可与天麻、白术等配伍。

2. 胃气上逆，胃反呕吐　治痰饮或胃寒所致呕吐，常与生姜同用，既制半夏之毒性，又增温胃散寒、化饮止呕之效；若治胃热呕吐，可与黄连等清胃止呕药同用；治胃气虚、胃阴虚之呕逆，分别与补气药、养阴药配伍。

3. 心下痞满，结胸，梅核气　治痰热停于心下，痞满不适，与黄连、黄芩等配伍；治痰热互结之结胸，可与瓜蒌、黄连等清热、化痰药同用；治痰气郁结于喉间之梅核气，可与紫苏、厚朴、茯苓等配伍。

4. 瘿瘤，痰核，痈疽肿毒，蛇毒咬伤　本品外用能消肿止痛。治瘿瘤、痰核，常与消痰软坚散结药同用；治痈疽肿毒，可生品研末调敷或鲜品捣敷。

【**用法用量**】煎服，3～9g，一般宜炮制后使用。其中，姜半夏偏于降逆止呕，宜治呕吐；法半夏偏于燥湿和胃，宜治痰湿中阻者；清半夏偏于化湿痰，宜治湿痰咳嗽、眩晕等；半夏曲偏于化痰消食，宜治痰食积滞；竹沥半夏偏于清化热痰，宜治热痰、风痰之证。生半夏，外用适量，偏于消肿散结，宜治瘿瘤痰核、痈疽肿毒、蛇虫咬伤等。

【**使用注意**】本品性燥，阴虚燥咳、血证、热痰、燥痰应慎用；备孕期妇女、孕妇及肝功能异常者慎用。不宜与乌头类药物同用。本品毒性大，内服宜慎用。

【**现代研究**】本品含挥发油、β-谷甾醇、葡萄糖苷、多种氨基酸、皂苷、生物碱、胆碱及少量脂肪。其辛辣刺激性物质为原儿茶醛。本品具有镇咳、祛痰、镇吐、平喘、抗心律失常、镇静、催眠、抗肿瘤、抗胃溃疡等作用。半夏蛋白有抗早孕作用。

【**按语**】生半夏对胃、肠、眼、咽喉等黏膜有强烈的刺激性，可引起失音、呕吐、水泻等副作用，严重的喉头水肿可致呼吸困难，甚至窒息。但这种刺激作用可通过煎煮而除去。半夏对动物遗传物质有损害作用，故用于妊娠呕吐时应慎重。久用半夏制剂口服或肌内注射，少数病例出现肝功能异常和血尿。

附药：**半夏曲**　为法半夏、赤小豆、苦杏仁、鲜青蒿、鲜辣蓼、鲜苍耳草与面粉经加工发酵而成。味甘、微辛，温；归脾、胃经。功能化痰止咳，消食化积。适用于咳嗽痰多，胸脘痞满，呕恶苔腻，以及脾胃虚弱，饮食不消，泄泻，呕吐，腹胀等症。煎服，3～9g。

天南星　Tiānnánxīng　《神农本草经》

为天南星科植物天南星 *Arisaema erubescens* (Wall.) Schott、异叶天南星 *Arisaema heterophyllum* Bl. 或东北天南星 *Arisaema amurense* Maxim. 的干燥块茎。天南星主产于河南、河北、四川等地；异叶天南星主产于江苏、浙江等地；东北天南星主产于辽宁、吉林等地。秋、冬二季茎叶枯萎时采挖，除去须根及外皮，干燥。生用或制用。

【**药性**】苦、辛，温。有毒。归肺、肝、脾经。

【**功效**】燥湿化痰，祛风止痉，散结消肿。

【**性能特点**】本品苦温燥烈，能燥湿化痰，治痰功似半夏而力强，善治顽痰咳嗽，又主入肝经，善祛经络风痰而止痉，治风痰所致诸证。此外，尚有散结消肿之功，外用可治痈肿疮毒、瘰疬痰核等。

【**临床应用**】

1. 顽痰咳嗽，胸膈胀闷　治顽痰阻肺之咳嗽痰多，常与陈皮、半夏等同用；治寒痰证，可与干姜、细辛等温肺化饮药同用；若治热痰黄稠，选胆南星，并与黄芩、瓜蒌等同用。

2. 风痰眩晕，中风口眼㖞斜，半身不遂，癫痫，破伤风　治风痰眩晕，可与半夏、天麻等同用；治风痰留滞经络，中风半身不遂，手足顽麻，口眼㖞斜等，可与川乌、半夏、白附子配伍；治癫痫之口吐痰涎，手脚抽搐，可与全蝎、僵蚕等同用；治破伤风之角弓反张，可与白附子、天麻、防风等同用。

3. 痈疽肿痛，瘰疬痰核，蛇虫咬伤 治痈疽肿痛，痰核，可研末调敷。若治蛇虫咬伤，常与雄黄等配伍，外用。

【用法用量】煎服，3～9g，多制用。外用生品适量，研末以醋或酒调敷患处。

【使用注意】阴虚燥痰及孕妇忌用。血热出血、干咳少痰者及哺乳期妇女慎用。生品毒性大，内服宜慎用。

【现代研究】本品含三萜皂苷、甘露醇、安息香酸、D-甘露糖、凝集素、多糖、秋水仙碱、氨基酸、微量元素等。现行版《中国药典》规定：本品含总黄酮以芹菜素（$C_{15}H_{10}O_5$）计不得少于0.050%。本品有祛痰、抗惊厥、镇痛、镇静、抗肿瘤、抗心律失常等作用。

附药：胆南星 为制天南星的细粉与牛、羊或猪胆汁加工而成，或为生天南星细粉与牛、羊或猪胆汁发酵而成。性味苦、微辛，凉；归肺、肝、脾经。功能清热化痰，息风定惊。适用于痰热咳嗽、咯痰黄稠、中风痰迷、癫狂惊痫。煎服，3～6g。

白附子　Báifùzǐ　《中药志》

为天南星科植物独角莲 *Typhonium giganteum* Engl. 的块茎。主产于河南、甘肃、湖北等地。秋季采挖，除去须根和外皮，晒干。生用，或用白矾、生姜制用。

【药性】辛，温。有毒。归胃、肝经。

【功效】祛风痰，定惊搐，解毒散结，止痛。

【性能特点】本品性味辛温，能升能散，功能祛风痰而解痉止痛，善治头面部风痰证为其主要特点。常用于中风所致的口眼㖞斜、偏正头痛或痰厥头痛等症。此外，外用能解毒散结，治瘰疬痰核、毒蛇咬伤。

【临床应用】

1. 中风痰壅，口眼㖞斜，惊风癫痫，破伤风 治中风口眼㖞斜，常与全蝎、僵蚕配伍；治风痰壅盛之惊风、癫痫，常与半夏、天南星同用；治破伤风之角弓反张，可与防风、天麻、天南星等药同用。

2. 痰厥头痛，偏正头痛 治湿痰上扰清窍之头痛、眩晕，常与半夏、天南星等同用；治偏头风痛，可与白芷等配伍。

3. 瘰疬痰核，毒蛇咬伤 本品外用治瘰疬痰核，可鲜品捣烂外敷；治毒蛇咬伤可磨汁内服并外敷，亦可与其他解毒散结药同用。

【用法用量】煎服，3～6g，一般炮制后用。外用适量，生品捣烂，熬膏或研末以酒调敷患处。

【使用注意】阴虚、血虚动风或热盛动风者不宜使用。孕妇及儿童慎用。对本品过敏者禁用。生品内服宜慎。

【现代研究】本品含琥珀酸、棕榈酸、油酸、亚油酸、棕榈酸甘油酯、胆碱、尿嘧啶、缬氨酸、酪氨酸、谷氨酸、亮氨酸、β-谷甾醇、胡萝卜苷、*dl*-肌醇、糖蛋白凝集素、桂皮酸、黏液质和蔗糖等。本品有祛痰、镇静、催眠、抗惊厥、抗破伤风、抗炎、抑制结核杆菌等作用。

附药：关白附　为毛茛科植物黄花乌头 *Aconitum coreanum* (Levl.) Raipics. 的干燥块根。性味辛、甘，热；有毒。归胃、肝经。功能祛风痰，定惊痫，散寒止痛。适用于中风痰壅、口眼㖞斜、惊风癫痫、破伤风、偏正头痛、风湿痹痛及湿疹瘙痒等病症。煎服，1.5～4g；或入丸散。因毒性较大，临床少用，勿与白附子混淆。

表19-1　需了解和参考的温化寒痰药

药名	性味归经	功效	主治	用法用量	使用注意
芥子△	辛，温。归肺经	温肺豁痰利气，散结通络止痛	①寒痰咳嗽，悬饮胸胁胀痛 ②痰滞经络，关节麻木、疼痛，痰湿流注，阴疽肿毒	煎服，3～9g。外用适量	气虚阴亏及有出血倾向者忌用；消化道溃疡、出血、皮肤过敏者及孕妇慎用
大皂角△	辛、咸，温。有小毒。归肺、大肠经	祛痰开窍，散结消肿	①顽痰喘咳，咳痰不爽 ②痰涎壅盛，关窍闭阻 ③痈疽肿毒	煎服，3～10g。外用适量	
皂角刺△	辛，温。归肝、胃经	消肿排脓，祛风杀虫	①疮疡初起或脓成不溃 ②疥癣，麻风等	煎服，3～10g。外用适量	
旋覆花△	苦、辛、咸，微温。归肺、脾、胃、大肠经	降气，消痰，行水，止呕	①风寒咳嗽，痰饮蓄结，胸膈痞闷，喘咳痰多 ②呕吐噫气，心下痞硬	煎服，3～9g。包煎	阴虚劳嗽及肺燥咳嗽者慎用。孕妇慎用
金沸草△	苦、辛、咸，温。归肺、大肠经	降气，消痰，行水	外感风寒，痰饮蓄结，咳喘痰多，胸膈痞满	煎服，5～10g	
白前△	辛、苦，微温。归肺经	降气，消痰，止咳	肺气壅实，咳嗽痰多，胸满喘急	煎服，3～10g	生用对胃黏膜有刺激性，消化道溃疡或有出血倾向者应慎用
猫爪草☆	甘、辛，温。归肝、肺经	化痰散结，解毒消肿	①瘰疬痰核 ②疔疮肿毒，蛇虫咬伤	煎服，15～30g，单味药可用至120g。外用适量，捣敷或研末调敷	

注：△：为大纲要求了解的药物；☆：为大纲要求参考的药物

⊕ 第二节　清化热痰药

本节药物性偏寒凉，有清化热痰之功。部分药物质润，兼能润燥；部分药物味咸，兼能软坚散结。主治热痰或燥痰证，热痰证咳嗽气喘，痰黄质稠，舌苔黄腻，脉滑数，并伴热象；燥痰证痰黏稠难咯，干咳，唇舌干燥。亦治中风、痫病、痰核、瘰疬、瘿瘤、中风等属痰火所致者。

本节药物性寒凉，不宜用于寒痰与湿痰之证。

川贝母　Chuānbèimǔ　《神农本草经》

为百合科植物川贝母 *Fritillaria cirrhosa* D. Don、暗紫贝母 *Fritillaria unibracteata* Hsiao et K. C. Hsia、甘肃贝母 *Fritillaria przewalskii* Maxim.、梭砂贝母 *Fritillaria delavayi* Franch.、太白贝母 *Fritillaria taipaiensis* P. Y. Li 或瓦布贝母 *Fritillaria unibracteata* Hsiao et K. C. Hsia var. *wabuensis* (S. Y. Tang et S. C. Yue) Z. D. Liu，S. Wang et S. C. Chen 的干燥鳞茎。按性状不同分别习称"松贝""青贝""炉贝"和"栽培品"。主产于四川、云南、甘肃等地。夏、秋二季或积雪融化后采挖，除去须根、粗皮及泥沙，晒干或低温干燥。生用。

知识链接：贝母考证；杏林春暖，医德典范

【药性】苦、甘，微寒。归肺、心经。

【功效】清热润肺，化痰止咳，散结消痈。

【性能特点】川贝母苦寒清热，甘寒润肺，既能清热化痰，又能润肺止咳，为肺热燥咳及虚劳咳嗽之要药。同时苦寒开泄，有散结消痈之效，治疗瘰疬、痈肿之未溃者及乳痈、肺痈等证。

【临床应用】

1. 肺热燥咳，干咳少痰，阴虚劳嗽，痰中带血　治阴虚久咳劳嗽，常与养阴润肺药同用；治肺热燥咳，咯痰不爽，常与知母等清热润燥药同用；治外感咳嗽，常与解表宣肺药同用。

2. 瘰疬，乳痈，肺痈，疮毒　治痰火互结之瘰疬，可与玄参、牡蛎等同用；治热毒壅结之乳痈，常与蒲公英等清热解毒、消痈散结药配伍；治肺痈咳吐脓血，常与桔梗、芦根、鱼腥草等同用。

【用法用量】煎服，3～10g；研粉冲服，1次1～2g。

【使用注意】不宜与乌头类药物同用。脾胃虚寒及有湿痰者不宜用。

【现代研究】本品含生物碱，主要有川贝碱、西贝素、白炉贝素、炉贝碱、松贝碱甲、松贝碱乙、青贝碱等；还含琼贝酮、代拉文酮等；另含川贝母皂苷及无机元素等。本品有缓解支气管平滑肌痉挛、松弛肠肌等作用；其所含生物碱有镇咳、祛痰、兴奋子宫、降血压及升高血糖等作用。

附药：平贝母　为百合科植物平贝母 *Fritillaria ussuriensis* Maxim. 的干燥鳞茎。味苦、甘，性微寒；归肺、心经。功能清热润肺，化痰止咳。常用于肺热燥咳，干咳少痰，阴虚劳嗽，咳痰带血。煎服3～9g，研粉冲服，1次1～2g，本品不宜与乌头类同用。

伊贝母 为百合科植物新疆贝母*Fritillaria walujewii* Regel或伊犁贝母*Fritillaria pallidiflora* Schrenk的干燥鳞茎。味苦、甘，性微寒；归肺、心经。功能清热润肺，化痰止咳。常用于肺热燥咳，干咳少痰，阴虚劳嗽，咳痰带血。煎服，3～9g，不宜与乌头类同用。

浙贝母　Zhèbèimǔ　《本草正》

为百合科植物浙贝母*Fritillaria thunbergii* Miq. 的干燥鳞茎。原产于浙江象山，现主产于浙江鄞县。此外，江苏、安徽、湖南、江西等地亦产。初夏植株枯萎时采挖，洗净。大小分开，大者除去芯芽，习称"大贝"；小者不去芯芽，习称"珠贝"。生用。

【药性】苦，寒。归肺、心经。

【功效】清热化痰止咳，解毒散结消痈。

【性能特点】浙贝母功似川贝母，但苦泄清热力强，无甘润之性，长于清肺化痰，降泻肺气，适宜于痰热或风热咳嗽痰稠者；清热解毒而消痈，又善化痰而开郁散结，功效强于川贝母。治火毒或痰热互结引起的瘰疬、瘿瘤及疮毒乳痈、肺痈吐脓，较川贝母更为常用。

【临床应用】

1. 痰热咳嗽，风热咳嗽 治痰热郁肺，咳嗽痰黄，常与瓜蒌、黄芩、知母等同用；治外感风热，咳嗽有痰，常与桑叶、菊花、前胡等配伍。

2. 瘰疬，疮痈，乳痈，肺痈 治瘰疬，常与夏枯草、玄参、牡蛎等同用；治热毒壅盛之疮痈，可与连翘、野菊花等同用；治热毒壅结之乳痈，常与蒲公英等解毒消痈散结药配伍；治肺痈咳吐脓血，常与鱼腥草、芦根等清肺排脓之品同用。

【用法用量】煎服，5～10g。

【使用注意】不宜与乌头类药材同用。风寒或寒痰咳嗽忌服，脾胃虚寒者慎服。

【现代研究】本品主要含生物碱，如贝母甲素、贝母乙素、贝母辛、贝母甲素、乙素的氮氧化物，浙贝宁、浙贝素、丁香脂素、2,5-二甲基苯酯等；尚含胆碱、脂肪酸、β-谷甾醇及大量淀粉。现行版《中国药典》规定：含贝母甲素（$C_{27}H_{45}NO_3$）和贝母乙素（$C_{27}H_{45}NO_3$）的总量不得少于0.080%。本品有镇咳、祛痰、平喘、降血压、镇静、镇痛、提高肠道平滑肌收缩、扩瞳、抑菌、抗肿瘤、抗溃疡、抗甲亢等作用。

附药：湖北贝母 为百合科植物湖北贝母*Fillaria hupehensis* Hsiao et K. C. Hsia的干燥鳞茎。味微苦，性凉。归肺、心经。功能清热化痰，止咳，散结。用于热痰咳嗽，瘰疬痰核，痈肿疮毒。3～9g，研粉冲服，不宜与乌头类同用。

土贝母 为葫芦科植物土贝母*Bolbostemma paniculatum* (Maxim.) Franquet的干燥块茎。味苦，性微寒。归肺、脾经。功能解毒、散结、消肿。用于乳痈、瘰疬、痰核。煎服，5～10g。

瓜　蒌　Guālóu　《神农本草经》

为葫芦科植物栝楼 *Trichosanthes kirilowii* Maxim. 或双边栝楼 *Trichosanthes rosthornii* Harms 的干燥成熟果实。全国大部分地区均产，主产于河北、河南、安徽、浙江、山东、江苏等地。秋季果实成熟时，连果梗剪下，置通风处阴干。生用。

【药性】甘、微苦，寒。归肺、胃、大肠经。

【功效】清热涤痰，宽胸散结，润燥滑肠。

【性能特点】本品味甘质润，微苦降泄，性寒善清肺热，润肺燥，涤痰浊，治肺热、痰热、肺燥之咳喘；又善利气宽胸散结，为治胸痹之要药；亦能散结消痈，治热毒疮痈；还可润肠通便，治肠燥便秘。

【临床应用】

1. 肺热咳嗽，痰浊黄稠　治痰热壅肺，咳痰黄稠，胸膈痞满，大便秘结，可与黄芩、胆南星、枳实等同用；治燥热伤肺，咳嗽少痰，或咯痰不畅，常与润肺化痰药同用。

2. 胸痹心痛，结胸痞满　治痰浊闭阻胸中，胸阳不宣之胸痹短气，胸痛彻背之胸痹，常与薤白、半夏等通阳散结、化痰行气药配伍；治痰热互结之结胸，胸膈痞满，按之痛，可与黄连、半夏等同用。

3. 乳痈，肺痈，肠痈　治疗肺痈、肠痈、乳痈等，多与清热解毒、消痈散结药配伍。

4. 肠燥便秘　治肠燥便秘，常与火麻仁、郁李仁、桃仁等同用。

【用法用量】煎服，9～15g。瓜蒌皮长于清热化痰，宽胸利气；瓜蒌子长于润肺化痰，润肠通便；瓜蒌或全瓜蒌（皮、子），兼皮、子二者之功。

【使用注意】脾虚便溏及湿痰、寒痰者忌用。不宜与乌头类药物同用。

【现代研究】本品主要含油脂类成分。果皮含有挥发油，如棕榈酸、月桂酸和肉豆蔻酸等；尚含氨基酸、微量元素、菠菜甾醇、栝楼酯碱等。果皮及种子含有蜡酸、木蜡酸、蜂蜜酸、香草酸、苜蓿素等。本品有镇咳、祛痰、抗炎、提高细胞免疫、抗病原微生物、抗溃疡、扩张冠状动脉血管、增加冠状动脉流量、降血压、抗肿瘤等作用。

附药：瓜蒌皮　为栝楼或双边栝楼的干燥成熟果皮。味甘，性寒。归肺、胃经。功效清热化痰，利气宽胸。用于痰热咳嗽，胸闷胁痛。煎服，6～10g。不宜与乌头类药材同用。

瓜蒌子　为栝楼或双边栝楼的干燥成熟种子。味甘，性寒。归肺、胃、大肠经。功效润肺化痰，滑肠通便。用于燥咳痰黏，肠燥便秘。煎服，9～15g。不宜与乌头类药材同用。

桔　梗　Jiégěng　《神农本草经》

为桔梗科植物桔梗 *Platycodon grandiflorum* (Jacq.) A. DC. 的干燥根。全国大部分

地区均产。春、秋二季采挖，洗净，除去须根，趁鲜剥去外皮或不去外皮，干燥。生用。

【药性】苦、辛，平。归肺经。

【功效】宣肺，祛痰，利咽，排脓。

【性能特点】桔梗辛散苦泄，入肺经，善开提肺气，为肺经之要药。宣肺祛痰，治咳嗽痰多，无论外感内伤、属寒属热均可随证配伍应用。宣肺以利咽，治咽痛音哑。宣肺以排脓，治肺痈。其性升浮，为"舟楫之剂"，能载诸药上行。

【临床应用】

1. 咳痰不爽，胸闷不畅　治外感风寒咳嗽，痰稀色白，常与紫苏子、苦杏仁、半夏等同用；治风热或温病初起咳嗽，身热不甚，常与桑叶、菊花、苦杏仁等同用；治痰壅气滞，胸膈满闷，常与瓜蒌、枳实、陈皮等同用。

2. 咽喉音哑　治风热犯肺，咽痛失音者，常配甘草，以助清热消痈、宣肺利咽之功；治热毒壅盛之咽喉肿痛，常与板蓝根、射干、山豆根等清热解毒利咽之品配伍。

3. 肺痈吐脓　治肺痈胸痛，咳吐脓血，痰黄腥臭，常与鱼腥草、芦根、天花粉等清热解毒、祛痰排脓之品配伍。

肺与大肠相表里，桔梗开提肺气间接疏通肠胃功能，治癃闭、便秘。

【用法用量】煎服，3～10g。

【使用注意】用量过大易致恶心呕吐。气机上逆之呕吐、呛咳、眩晕及阴虚火旺咳血者不宜用。

【现代研究】本品主要含有五环三萜的多糖苷，尚含有多聚糖、甾体及其糖苷、脂肪油、脂肪酸等。三萜皂苷（如桔梗皂苷、远志皂苷等）是其主要的药理活性成分。根中含有桔梗聚糖、菊糖、氨基酸、亚麻酸、硬脂酸、油酸、棕榈酸等；另含无机元素、微量元素。现行版《中国药典》规定：含桔梗皂苷D（$C_{57}H_{92}O_{28}$）的总量不得少于0.10%。本品及其所含皂苷有较强的祛痰作用，并有镇咳、抗菌、抗炎、增强免疫、镇静、镇痛、抗过敏、抑制胃液分泌、抗溃疡、降血压、降胆固醇、保肝、降血糖、抗肿瘤、抗氧化等作用。桔梗皂苷有局部刺激和溶血作用。

竹　茹　Zhúrú　《本草经集注》

为禾本科植物青秆竹 *Bambusa tuldoides* Munro、大头典竹 *Sinocalamus beecheyanus* (Munro) McClure var. *pubescens* P. F. Li 或淡竹 *Phyllostachys nigra* (Lodd.) Munro var. *henonis* (Mitf.) Stapf ex Rendle 茎秆的干燥中间层。主产于长江流域和南方各省。全年均可采制，取新鲜茎，除去外皮，将稍带绿色的中间层刮成丝条，或削成薄片，捆扎成束，阴干。生用，或姜汁炙用。

【药性】甘，微寒。归肺、胃、心、胆经。

【功效】清热化痰，除烦，止呕。

【性能特点】本品甘寒性润，入肺、胃、心、胆经，善清化痰热而除烦，又能清胃热而止呕。善治肺热咳嗽，痰热咳嗽、心烦，胃热或痰热互结之呃逆、呕哕。

【临床应用】

1. 肺热咳嗽，胆火夹痰，惊悸不宁，心烦失眠 治疗肺热痰嗽，痰黄稠厚，常与瓜蒌、黄芩、桑白皮等同用。治疗胆胃不和、痰热内扰之心烦不眠，常与枳实、半夏、陈皮等化痰、理气之品同用。

2. 中风痰迷，舌强不语 治疗中风痰迷，舌强不语，可与生姜、牛黄等同用。

3. 胃热呕吐，妊娠恶阻，胎动不安 治疗胃热、痰热互结所致呕逆，常与黄连、生姜等配伍。治胃虚有热之呕吐，可与人参、陈皮、生姜等同用；治妊娠恶阻，呕吐时作，常与紫苏、砂仁等同用。

【用法用量】煎服，5～10g。生竹茹偏于清化痰热；姜竹茹偏于和胃止呕。

【现代研究】青秆竹和大头典竹含多糖、氨基酸、酚性物质、树脂类及黄酮类成分。淡竹含2,5-二甲氧基对苯醌、对羟基苯甲酸、丁香醛、松柏醇酯醛、香荚兰酸、阿魏酸、对香豆酸等。本品对白色葡萄球菌、枯草杆菌、大肠杆菌有较强的抑制作用。此外，还有延缓衰老的作用。

表 19-2　需了解和参考的清化热痰药

药名	性味归经	功效	主治	用法用量	使用注意
前胡△	苦、辛，微寒。归肺经	降气化痰，散风清热	①痰热咳喘，咳痰黄稠 ②风热咳嗽，痰多	煎服，3～10g	
竹沥△	甘，寒。归心、肺、肝经	清热豁痰，定惊利窍	①痰热咳喘 ②中风痰迷，惊痫癫狂	冲服，30～50ml	本品性寒滑利，寒痰及脾虚便溏者忌用
天竺黄△	甘，寒。归心、肝经	清热豁痰，凉心定惊	①热病神昏，中风痰迷 ②小儿痰热惊痫、抽搐、夜啼	煎服，3～9g	
海藻△	苦、咸，寒。归肝、胃、肾经	消痰软坚散结，利水消肿	①瘿瘤，瘰疬，睾丸肿痛 ②痰饮，水肿。	煎服，6～12g	脾胃虚寒者不宜用，不与甘草同服
昆布△	咸，寒。归肝、胃、肾经	消痰软坚散结，利水消肿	①瘿瘤，瘰疬，睾丸肿痛 ②痰饮，水肿	煎服，6～12g	脾胃虚寒者慎用
黄药子△	苦，寒；有小毒。归肺、肝、心经	化痰散结消瘿，清热凉血解毒	①瘿瘤，瘰疬 ②咽喉肿痛，疮疡肿毒，毒蛇咬伤 ③血热出血	煎服，4.5～9g。外用适量，研末服，1～2g	本品有毒，不宜过量久服。多服，久服可引起吐泻腹痛等消化道反应，并对肝、肾有一定损害。故脾胃虚弱及肝、肾功能损伤者慎用

续表

药名	性味归经	功效	主治	用法用量	使用注意
海蛤壳△	苦、咸，寒。归肺、肾、胃经	清热化痰，软坚散结，制酸止痛，外用收湿敛疮	①痰火咳嗽 ②瘰疬、瘿瘤 ③胃痛吞酸 ④湿疹、烫伤等	煎服，6～15g，先煎。外用适量，研极细粉，撒布或油调后敷患处	脾胃虚寒者不宜用
胖大海☆	甘，寒。归肺、大肠经	清热润肺，利咽开音，润肠通便	①肺热声哑，干咳无痰，咽喉干痛 ②热结便秘，头痛目赤	沸水泡服，或煎服，2～3枚	
罗汉果☆	甘，凉。归肺、大肠经	清热润肺，利咽开音，滑肠通便	①肺热燥咳 ②咽痛失音 ③肠燥便秘	沸水泡服，或煎服，9～15g	
海浮石☆	咸，寒。归肺、肾经	清热化痰，软坚散结，利尿通淋	①痰热咳喘 ②瘰疬、瘿瘤 ③血淋、石淋	煎服，10～15g，宜打碎先煎	
瓦楞子☆	咸，平。归肺、胃、肝经	消痰化瘀，软坚散结，制酸止痛	①顽痰胶结，黏稠难咯 ②瘰疬、瘿瘤，癥瘕痞块 ③胃痛泛酸	煎服，9～15g，先煎。消痰化瘀，软坚散结宜生用；制酸止痛宜煅用	无瘀血痰积者慎用
礞石☆	咸，平。归肺、肝经	坠痰下气，平肝镇惊	①顽痰胶结，咳逆喘急 ②癫痫发狂，烦躁胸闷，惊风抽搐	多入丸散服，3～6g；煎汤，10～15g，布包先煎	脾胃虚弱，小儿慢惊风及孕妇忌用，本品重坠性猛，非痰热内结不化之实证不宜使用

注：△：为大纲要求了解的药物；☆：为大纲要求参考的药物

🕀 第三节 止咳平喘药

本节药物味或辛或苦或甘，药性或温或寒。由于药物性味不同，质地润燥有异，止咳平喘机理有宣肺、清肺、润肺、降肺、敛肺及化痰之别，也有偏止咳、偏平喘，或二者兼有之别，适用于多种咳嗽、喘息之证。部分药物兼有润肠通便、利水消肿、降逆止呕等作用，还可用治肠燥便秘、胸腹积水、胃热呕逆等。

对于表证、麻疹初起，不可单投止咳药，当以疏解宣发为主，少佐止咳药物，更不能过早使用敛肺止咳药。个别麻醉镇咳定喘药，因易成瘾或恋邪，用之宜慎。

苦杏仁 Kǔxìngrén 《神农本草经》

为蔷薇科植物山杏 *Prunus armeniaca* L. var. *ansu* Maxim.、西伯利亚杏 *Prunus sibirica* L.、东北杏 *Prunus mandshurica* (Maxim.) Koehne 或杏 *Prunus armeniaca* L. 的干

燥成熟种子。主产我国东北、内蒙古、华北等地。夏季采收成熟果实，除去果肉和核壳，取出种子，晒干。生用或炒用。

【药性】苦，微温；有小毒。归肺、大肠经。

【功效】降气止咳平喘，润肠通便。

【性能特点】本品味苦降泄，主入肺经，长于肃降上逆之肺气，又兼宣发壅闭之肺气，以降为主，降中兼宣，故可调肺之宣肃而止咳平喘，为止咳平喘要药，不论有无外感、内伤、新久、寒热虚实之多种咳喘均可配用。此外，本品质润多脂，尚可润肠通便，用于肠燥便秘。

【临床应用】

1. 咳嗽气喘，胸满痰多　本品苦降之性，长于降泻上逆之肺气，又兼宣发壅闭之肺气，治风寒外束、肺气不宣之咳喘痰多，常与麻黄、甘草等同用；治风热咳嗽，多与桑叶、菊花等配伍；治肺热咳喘，常与黄芩、鱼腥草等清泄肺热药配伍；治寒痰咳喘，可与细辛、半夏等配伍；治燥热咳嗽者，可与桑叶、沙参等润肺养阴药配伍。

2. 肠燥便秘　本品质润，能润肠通便，治大肠燥结或津液亏虚之便秘，可与火麻仁、郁李仁等润肠通便药物同用。

【用法用量】煎服，5～10g。生品入煎剂宜后下。

【使用注意】内服不宜过量，以免中毒。大便溏泻者慎用。婴儿慎用。

【现代研究】本品含苦杏仁苷及脂肪油；此外，尚含有挥发性成分、蛋白质和多种游离氨基酸。现行版《中国药典》规定：含苦杏仁苷（$C_{20}H_{27}NO_{11}$）的总量不得少于3.0%。饮片燀苦杏仁不得少于2.4%，炒苦杏仁不得少于2.4%。苦杏仁苷有止咳、镇痛和抗肿瘤作用；苦杏仁苷及其降解物有抗动脉粥样硬化、抗肾间质纤维化、抗肺纤维化、免疫抑制、免疫调节、抗炎等作用；苦杏仁油对蛔虫、钩虫、蛲虫及伤寒杆菌、副伤寒杆菌有抑制作用，且有润滑性泻下作用。

附药：甜杏仁　为蔷薇科植物杏 *Prunus armeniaca* L. 及其栽培变种的干燥成熟味甜的种子。味甘性平，归肺、大肠经。功能润肺止咳，润肠通便。适用于虚劳咳嗽，肠燥便秘。煎服，5～10g。

紫苏子　Zǐsūzǐ　《本草经集注》

为唇形科植物紫苏 *Perilla frutescens* (L.) Britt. 的干燥成熟果实。主产江苏、安徽、河南等地。秋季果实成熟时采收，除去杂质，晒干。生用或微炒，用时捣碎。

【药性】辛，温。归肺经。

【功效】降气化痰，止咳平喘，润肠通便。

【性能特点】本品辛温化痰，润降下气，主入肺经，善降肺气，化痰涎，止咳喘，适用于痰壅气逆，咳喘痰多；质润多油，润燥滑肠，且能降泄肺气以助大肠传导，适用于肠燥津亏之便秘。

【临床应用】

1. 痰壅气逆，咳嗽气喘 本品性降质润，主入肺经，善于降肺气，化痰涎而止咳平喘，治咳喘痰多，胸闷食少，常与芥子、莱菔子配伍；治肾虚久咳痰喘，下肢肿胀，可与半夏、厚朴、肉桂等同用；治热痰哮喘，痰黄胸闷，与桑白皮、苦杏仁等配伍。

2. 肠燥便秘 治肠燥便秘常与杏仁、火麻仁等润肠通便药配伍。

【用法用量】煎服，3～10g。

【使用注意】阴虚喘咳及脾虚便溏者慎用。

【现代研究】本品含不饱和脂肪酸、亚油酸、亚麻酸等脂肪油和氨基酸及微量元素。现行版《中国药典》规定：含迷迭香酸（$C_{18}H_{16}O_8$）的总量不得少于0.25%。苏子油具有止咳平喘、抗菌、抗过敏作用，并能调脂肪、抗动脉硬化、降血糖、抗肿瘤、抗衰老、增强记忆力等。

百 部 Bǎibù 《名医别录》

为百部科植物直立百部 *Stemona sessilifolia* (Miq.) Miq.、蔓生百部 *Stemona japonica* (Bl.) Miq. 或对叶百部 *Stemona tuberosa* Lour. 的干燥块根。主产安徽、江苏、湖北等地。春、秋二季采挖，除去须根，洗净，置沸水中略烫或蒸至无白心，取出，晒干。生用或蜜炙用。

【药性】甘、苦，微温。归肺经。

【功效】润肺下气止咳，杀虫灭虱。

【性能特点】本品甘润苦降，微温不燥，主入肺经，功专止咳，蜜制则润肺。凡治咳嗽，无论外感、内伤、暴咳、久咳，皆可用之，尤以治阴虚劳咳、小儿顿咳为良。外用能燥湿止痒，更长于杀虫灭虱。

【临床应用】

1. 新久咳嗽，肺痨咳嗽，顿咳 治风寒咳嗽，可与荆芥、桔梗、陈皮等配伍；治风热咳嗽，常与桑叶、菊花等配伍；治气阴两虚之久咳，多与黄芪、沙参、麦冬等益气润肺之品同用；治阴虚肺痨咳嗽，痰中带血，可与阿胶、川贝、百合等养阴润肺止血药同用。

2. 疥癣，蛲虫病，阴道滴虫，头虱，体虱等 治蛲虫病，以本品浓煎，睡前保留灌肠；治阴道滴虫，可单用，也可与蛇床子、苦参等同煎坐浴外洗；治头虱、体虱及疥癣，可制成20%乙醇液，或50%水煎剂外搽患处。

【用法用量】煎服，3～9g。外用适量，水煎或酒浸。久咳宜蜜炙用，杀虫灭虱宜生用。

【使用注意】脾虚食少便溏者慎服。

【现代研究】本品含多种生物碱，如百部碱、百部定碱、原百部碱等，还含糖、脂类、蛋白质以及琥珀酸、乙酸、苹果酸、草酸等。百部所含的对叶百部碱有显著的镇咳、驱虫作用。百部乙醇提取液对肺炎杆菌、金黄色葡萄球菌、乙型溶血性链球菌、绿脓杆菌、大肠杆菌、枯草杆菌、白色念珠菌等多种病菌都有不同程度的抑制作用；对多种皮肤真菌也有抑制作用。此外，百部碱尚有抗结核、镇静、镇痛作用。5%～50%百部醇浸液对头虱、体虱、阴虱均有一定杀灭作用。

紫　菀　Zǐwǎn　《神农本草经》

为菊科植物紫菀 *Aster tataricus* L. f. 的干燥根及根茎。主产东北、华北、西北等地。春、秋二季采挖，除去有节的根茎（习称"母根"）和泥沙，编成辫状晒干，或直接晒干。生用或蜜炙用。

【药性】辛、苦，温。归肺经。

【功效】润肺下气，化痰止咳。

【性能特点】紫菀味辛苦而温，质地柔润，温散却不灼热伤阴，质润不燥又不滋腻，长于润肺下气，开肺郁，化痰浊而止咳。临证凡遇咳嗽之证，无论外感、内伤，不问病程长短、寒热虚实，皆可使用，尤宜于肺虚久咳，痰多，或兼咯血者。

【临床应用】

痰多咳喘，新久咳嗽，劳嗽咳血　本品辛散苦降，温润不燥，长于润肺下气，辛开肺郁，化痰浊而止咳。治外感风寒、咳嗽咽痒，可与桔梗、荆芥、白前等同用；治肺热咳嗽，痰黄而稠，可与黄芩、桑白皮、浙贝母等同用；治阴虚劳嗽，痰中带血，可与阿胶、知母、川贝母等养阴止血药配伍。

【用法用量】煎服，5～10g。外感暴咳宜生用，肺虚久咳宜蜜炙用。

【现代研究】本品含紫菀皂苷、紫菀酮、槲皮素、紫菀酮苷、紫菀苷、环氯亭；还含有挥发油、芳香族酸、脂肪酸、烃等。现行版《中国药典》规定：含紫菀酮（$C_{30}H_{50}O$）的总量不得少于0.15%，饮片不得少于0.10%。本品有祛痰、镇咳、平喘、抗菌、抗病毒、抗氧化活性、抗肿瘤等作用。

款冬花　Kuǎndonghuā　《神农本草经》

为菊科植物款冬 *Tussilago farfara* L. 的干燥未开放的头状花序。主产河南、甘肃、山西等地。12月或地冻前当花尚未出土时采挖，除去花梗和泥沙，阴干。生用或蜜炙用。

【药性】辛、微苦，温。归肺经。

【功效】润肺下气，止咳化痰。

【性能特点】款冬花主入肺经，温而不燥，有邪可散，无邪可润，润肺下气，止咳化痰是其所长。大凡咳喘之证，无论寒热虚实，病程长短，皆可随证配伍，尤宜于肺寒咳嗽者。

【临床应用】

新久咳嗽，喘咳痰多，劳嗽咳血 本品辛散而润，温而不燥，长于润肺下气止咳，兼具化痰作用，治寒邪伤肺，久咳不止，常与紫菀相须为用；治外感风寒，痰饮内停，咳喘痰多，配麻黄、细辛、半夏等以解表散寒、宣肺化痰平喘；治肺热咳喘，配伍知母、桑白皮等；治肺气虚而咳者，配伍人参、黄芪等，以补肺益气；治阴虚燥咳，配沙参、麦冬等，以养阴润燥止咳。

【用法用量】煎服，5～10g。外感暴咳宜生用，内伤久咳蜜炙用。

【使用注意】本品辛温，易耗气助热，故咳血或肺痈咳吐脓血者慎服。

【现代研究】本品含黄酮类、生物碱类、挥发性成分等，如槲皮素、芸香苷、金丝桃苷、三萜苷、款冬酮、千里碱、款冬素、香芹酚、苯甲醇、苯乙醇、款冬二醇等。现行版《中国药典》规定：含款冬酮（$C_{23}H_{34}O_5$）的总量不得少于0.070%，饮片同药材。本品有镇咳、祛痰、收缩血管、兴奋呼吸、缓解胃肠平滑肌痉挛等作用，并有一定抗肿瘤作用。款冬花素能抗血小板聚集。

【按语】款冬花功似紫菀，亦有润肺降气、止咳化痰作用。紫菀长于化痰，款冬花长于止咳，均可治疗多种原因所致咳嗽，不论新久、寒热虚实均可，常与紫菀相须为用。款冬花性温，尤宜于肺寒咳嗽者。

枇杷叶　Pípáyè　《名医别录》

为蔷薇科植物枇杷 *Eriobotrya japonica* (Thunb.) Lindl. 的干燥叶。全国大部分地区均有栽培。全年均可采收，晒干。生用或蜜炙用。

【药性】苦，微寒。归肺、胃经。

【功效】清肺止咳，降逆止呕。

【性能特点】本品味苦降泄，性寒清热，入肺经，能清肺热、降肺气，化痰止咳平喘；入胃经，清胃热、降胃气而止呕逆。

【临床应用】

1. 肺热咳嗽，气逆喘急 治肺热痰咳，咽干口苦，常与桑白皮、前胡、黄芩等配伍；治燥热伤肺，或肺虚久咳，咳嗽少痰或干咳无痰，可与补肺、润肺药同用。

2. 胃热烦渴，呕逆，烦热口渴 治疗胃热呕吐，呃逆，烦热口渴，可与黄连、竹茹等同用。

此外，本品能清胃热以止渴，治热病口渴及消渴，可与天花粉、知母等同用。

【用法用量】煎服，6～10g。止咳宜蜜炙用，止呕宜生用。

【现代研究】本品含皂苷、熊果酸、齐墩果酸、苦杏仁苷、丁香素、枸橼酸、鞣质、维生素B、维生素C、山梨糖醇等。新鲜叶中含挥发油（主要为橙花椒醇和金合欢醇）。现行版《中国药典》规定：含齐墩果酸（$C_{30}H_{48}O_3$）和熊果酸（$C_{30}H_{48}O_3$）的总量不得少于0.70%，饮片同药材。本品提取物具有抗肿瘤、抗病毒、降糖、降血脂、保肝利胆、调节机体免疫功能、镇咳祛痰平喘等作用。此外，尚能抗氧化、镇痛等。

桑白皮　Sāngbáipí　《神农本草经》

为桑科植物桑 *Morus alba* L. 的干燥根皮。全国大部分地区均产，主产安徽、河南、浙江等地。秋末叶落时至次春发芽前采挖根部，刮去黄棕色粗皮，纵向剖开，剥取根皮，晒干。生用或蜜炙用。

【药性】甘，寒。归肺经。

【功效】泻肺平喘，利水消肿。

【性能特点】本品性寒清降，专入肺经，功善清泻肺火，兼泻肺中水饮而平喘，用治邪热壅肺之喘咳；又能通利水道以消肿，适用于肺失宣肃，水气不行之水肿尿少，尤宜于风水、皮水等阳水实证。

【临床应用】

1. 肺热咳喘痰多　治热邪壅肺，咳喘发热者，可与鱼腥草、黄芩、地骨皮等清肺热药配伍；若水饮停肺，咳逆上气，喘息不得平卧，可与温肺化饮、降气平喘药同用。

2. 水肿胀满尿少，面目肌肤水肿　治疗全身面目浮肿，小便不利，可与茯苓皮、大腹皮等利水消肿药同用。

【用法用量】煎服，6～12g。泻肺利水、平肝清火宜生用；肺虚咳喘宜蜜炙用。

【现代研究】本品含多种黄酮衍生物，如桑皮素、桑根皮素、桑皮色烯素、环桑素、环桑皮色烯素等；还含有作用类似乙酰胆碱的降压成分；此外，还含有伞形花内酯、东莨菪素、鞣质、黏液质、挥发油等成分。桑白皮总黄酮具有镇咳、祛痰作用；本品多种成分有利尿、降血压、降脂、降糖、镇静、镇痛、抗炎、抗菌、兴奋肠和子宫平滑肌、抗肿瘤等作用。

葶苈子　Tínglìzǐ　《神农本草经》

为十字花科植物播娘蒿 *Descurainia sophia* (L.) Webb. ex Prantl. 或独行菜 *Lepidium apetalum* Willd. 的干燥成熟种子。前者称"南葶苈"，主产于江苏、山东、安徽等地。后者称"北葶苈"，主产于河北、辽宁、内蒙古等地；夏季果实成熟时采收。生用或炒用。

【药性】辛、苦，大寒。归肺、膀胱经。

【功效】泻肺平喘，行水消肿。

【性能特点】本品辛行苦降，大寒清热，性急力峻，专泻肺中水饮及痰火而平喘，尤宜于痰涎壅盛，肺失肃降所致的喘咳胸闷不得卧。上可泻肺以通调水道，下入膀胱而利水消肿，又可治胸腹积水，小便不利等。

【临床应用】

1. 痰涎壅肺，喘咳痰多，胸胁胀满，不得平卧 治痰涎壅盛，咳喘痰多者，可与大枣配伍；治肺热停饮，面目浮肿，喘咳不得平卧者，可与桑白皮、苦杏仁等同用。

2. 水肿，胸腹积水，小便不利 本品能泻肺气壅闭而通调水道，利水消肿，治水饮内停，水肿胀满，小便不利，常与利水消肿药配伍。若治热痰停肺，胸胁积水或腹水胀满实证，常与清热化痰、峻下逐水类药物同用。

【用法用量】煎服，3～10g，宜包煎。炒用可缓和其寒性。

【使用注意】本品苦寒，泻肺力强，肺虚寒饮喘促、脾虚肿满者禁用。炒葶苈子可降低其寒性，增强疗效。不宜过量，过量可引起心律不齐等中毒症状。

【现代研究】南葶苈子含有强心苷类，如毒毛旋花子配基、葶苈苷；还含有异硫氰酸苄酯、异硫氰酸烯丙酯、异硫氰酸丁烯酯等挥发油；尚含有亚麻酸、亚油酸、油酸、芥酸、棕榈酸、硬脂酸等脂肪油。北葶苈子中含有脂肪油、芥子苷、蛋白质、糖类。现行版《中国药典》规定：南葶苈子含槲皮素-3-O-β-D-葡萄糖-7-O-β-D-龙胆双糖苷（$C_{33}H_{40}O_{22}$）不得少于0.075%，饮片不得少于0.080%。本品有强心、利尿、抗病原微生物、抗肿瘤、调节血脂等作用。葶苈子芥子苷有镇咳作用，苄基芥子油有抗菌作用。

白 果 Báiguǒ 《日用本草》

为银杏科植物银杏 *Ginkgo biloba* L. 的干燥成熟种子。全国各地均有栽培。秋季种子成熟时采收，除去肉质外种皮，洗净，稍蒸或略煮后，烘干。生用或炒用。

【药性】甘、苦、涩，平。有毒。归肺、肾经。

【功效】敛肺定喘，止带缩尿。

【性能特点】本品味涩主收，主入肺经，能敛肺定喘，兼有一定化痰之功，为治咳喘日久痰多之良药。且收涩而固下焦，适用于妇女带下，小便白浊，遗尿尿频等。

【临床应用】

1. 喘咳，气逆痰多 治外感风寒之喘咳痰多，可与麻黄、细辛、生姜等同用；治肺热燥咳，咳喘无痰，可与润肺止咳药配伍；治肺肾两虚之虚喘，常与其他敛肺止咳平喘药同用。

2. 带下，白浊，遗尿，尿频等 治脾肾两虚之带下清稀量多，可与补肾健脾药同用；治疗湿热带下，色黄腥臭，多与黄柏、车前子等同用；治小便混浊，可与萆薢、益智等配伍；治膀胱虚寒之小便频数，遗尿等，常与补肾、缩尿药物同用。

【用法用量】煎服，5～10g。用时捣碎。

【使用注意】本品有毒，不可过量，小儿尤当注意。忌生食。

【现代研究】本品含黄酮类化合物，如山奈黄素、山奈黄素-3-鼠李葡萄糖苷、七乙酰基山奈黄素葡萄糖苷、槲皮黄素、芦丁、白果素、银杏素、穗花双黄酮等。外种皮含有毒成分如白果酸、氢化白果酸、白果酚、白果醇等。本品有祛痰、平喘、抗病原微生物、抗氧化、延缓衰老、抗实验性脑缺血等作用。

附药：银杏叶　为银杏科植物银杏 *Ginkgo biloba* L. 的干燥叶。味甘、苦、涩，性平。归心、肺经。功效活血化瘀，通络止痛，敛肺平喘，化浊降脂。常用于瘀血阻络，胸痹心痛，中风偏瘫，肺虚咳喘，高脂血症。煎服，9～12g。有实邪者忌用。

表19-3　需了解和参考的止咳平喘药

药名	性味归经	功效	主治	用法用量	使用注意
马兜铃△	苦，微寒。归肺、大肠经	清肺降气，止咳平喘，清肠消痔	①肺热咳喘，痰中带血 ②肠热痔血，痔疮肿痛	煎服，3～9g，外用适量，煎汤熏洗，肺虚久咳蜜炙用，其余生用	本品含马兜铃酸，长期、大剂量服用可引起肾损伤。儿童及老年人慎用；孕妇、婴幼儿及肾功能不全者禁用
青木香※	辛、苦，寒。归肝、胃经	行气止痛，解毒消肿	①胸胁、脘腹疼痛 ②泻痢腹痛 ③疔疮肿毒，皮肤湿疮，毒蛇咬伤	煎服，3～9g，研末服1.5～2g。外用适量，研末敷患处磨汁涂	本品含马兜铃酸，长期、大剂量服用可引起肾损伤。儿童及老年人慎用；孕妇、婴幼儿及肾功能不全者禁用
天仙藤※	苦，温。归肝、脾经	理气，祛湿，活血止痛	①胃脘痛，疝气痛，产后腹痛 ②妊娠水肿 ③风湿痹痛 ④癥瘕积聚	煎服，3～6g	本品含马兜铃酸，长期、大剂量服用可引起肾损伤。儿童及老年人慎用；孕妇、婴幼儿及肾功能不全者禁用
矮地茶※	辛、微苦，平。归肺、肝经	化痰止咳，清利湿热，活血化瘀	①新久咳嗽，喘满痰多 ②湿热黄疸 ③经闭瘀阻，风湿痹痛，跌打损伤	煎服，15～30g	
洋金花※	辛，温；有毒。归肺、肝经	平喘止咳，解痉定痛	①哮喘咳嗽 ②脘腹冷痛，风湿痹痛，小儿慢惊风，癫痫 ③外科麻醉 ④脘腹冷痛，风湿痹痛	0.3～0.6g，宜入丸散。亦可卷烟分次燃吸（1日用量不超过1.5g）	孕妇、外感及痰热咳喘、青光眼、高血压及心动过速患者禁用

注：△：为大纲要求了解的药物；※：为大纲要求参考的药物

⊛ 学习指导与小结

1. 学习方法指导

以化痰止咳平喘功效为主线，结合本章药物的性能特点与主治病证，理解药物的分类依据及归属；各节药物以功效为核心，归纳比较各药功用异同，记诵相似功效共性，分析区别各自药性、功效、临床应用特点，以掌握本章药物的基本知识和技能。关注半夏、天南星的用法用量；桔梗与甘草、苦杏仁与紫苏的配伍意义。

2．学习层次要求

（1）明确药性、性能特点、功效、主治病证、用法、使用注意的药物：半夏（附半夏曲）、天南星（附胆南星）、川贝母（附平贝母、伊贝母）、浙贝母、瓜蒌（附瓜蒌皮、瓜蒌子）、桔梗、竹茹、苦杏仁（附甜杏仁）、紫苏子、百部、桑白皮、葶苈子；

（2）明确药性、功效、主治病证、用法、使用注意的药物：白附子（附关白附）、紫菀、款冬花、枇杷叶、白果（附银杏叶）；

（3）明确药性、功效、用法及使用注意的药物：芥子、大皂角（附皂角刺）、旋覆花（附金沸草）、白前、前胡、竹沥、天竺黄、海藻、昆布、黄药子、蛤壳；

（4）供课外拓展的药物：猫爪草、胖大海、罗汉果、海浮石、瓦楞子、礞石、马兜铃（附青木香、天仙藤）、矮地茶、洋金花。

3．思维导图

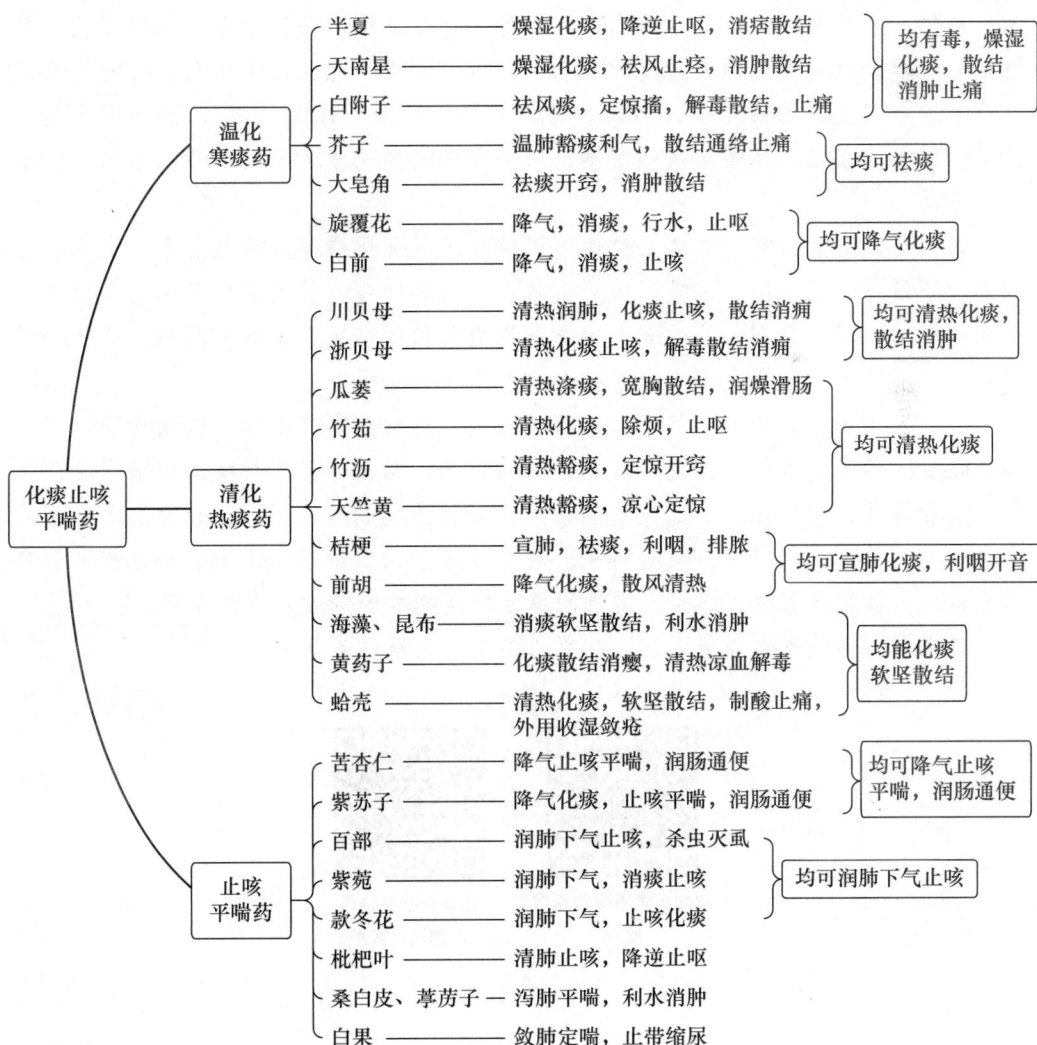

4. 术语解释

［痰火扰心］指痰火上扰心神，火热痰浊引起神志错乱的病变。如神志失常，言语错乱，甚至狂躁妄动，舌尖红，苔黄腻，脉滑数。多见于精神分裂症、癫病患者等。

［润肺止咳］润肺燥，止咳喘。药物性味多甘寒，适用于阴虚肺燥咳嗽，干咳或痰少、痰黏难咯之症。

［泻肺平喘］泄降肺火或肺中水气、痰饮，以平定气喘。泻肺药性味苦寒或甘寒，适用于肺热、肺中水气或痰饮所致的咳喘。

［敛肺止咳］收敛肺气，制止咳喘。敛肺药大多酸涩，适用于肺气耗散，久咳气喘，或肺肾两虚、咳喘不愈之证。

思政案例

韩懋，字天爵，其父常年统领士兵在外，南征北战，条件艰苦，积劳成疾。韩懋是一大孝之人，为照顾父亲遂放弃功名，苦学医术，为父侍奉汤药。后游历大江南北，遍访名医，为民治病，名声大振。他著述医案《韩氏医通》，该书记载其行医经验以及为父亲、兄嫂治病的医案，书中充满父慈子孝、兄友弟恭的亲情，读来令人感动。

韩天爵成名后，有一天有三位读书人请他为其父母看病，这几位老人大都有胸部满闷不适、食欲不振、咳嗽、咳喘症状，而且都有痰，韩天爵想既然这几位老人都有这样的表现，那全天下的老人应该普遍有类似的情况，他苦思冥想，终于构思出一个广泛适用于有此类症状的老年人的方子——三子养亲汤。

三子养亲汤由芥子、紫苏子、莱菔子组成，可治疗寒痰壅肺、咳喘胸闷、痰多难咳之症。芥子温肺豁痰，利气散结，通络止痛；紫苏子降气行痰，止咳平喘；莱菔子消食导滞，行气祛痰。三药均能行气，皆属治痰利气常用药，合而用之，可使患者气顺痰消，食积得化，咳喘得平。目前临床上以三子养亲汤为基础，辨证加减用于治疗慢性支气管炎、哮喘、慢性阻塞性肺疾病和肺肿瘤，疗效显著。

韩天爵的赤诚孝心和悲天悯人的善心值得广大医学生学习。

化痰止咳平喘药用药
鉴别

化痰止咳平喘药
自测题及答案

第二十章

安 神 药

以安定神志为主要功效，常用于心神不宁病证的药物，称为安神药。

安神药多为质重或甘平之品，主入心、肝经。具有镇惊安神或养心安神的功效。部分安神药分别兼有平肝潜阳、纳气平喘、清热解毒、活血、敛汗、润肠通便、祛痰等功效。主要用于心悸、怔忡、失眠、多梦、健忘之心神不宁病证，也可用于惊风、癫痫发狂等心神失常病证。部分安神药尚可用治肝阳上亢、肾虚气喘、疮疡肿毒、瘀血阻滞、自汗盗汗、肠燥便秘、痰多咳喘等病证。

根据安神药的药性、功效及主治病症，分为重镇安神药、养心安神药两类。

使用安神药时，应根据导致心神不宁的证型和兼证，选择针对性的安神药并做适当的配伍。如心神不宁的实证，应选择重镇安神药物，若心神不宁因火热所致者，配伍清泻心火、清泻肝火药；因肝阳上扰所致者，配伍平肝潜阳药；因痰所致者，配伍化痰药；因血瘀所致者，配伍活血化瘀药；兼血瘀气滞者，配伍活血或疏肝理气药；惊风、癫狂者，应以化痰开窍或平肝息风药为主，本类药物多作为辅药应用。

使用矿石类安神药及有毒药物时，只宜暂用，不可久服。

矿石类安神药，如作丸散剂服时，须配伍养胃健脾之品，中病即止，以免耗伤胃气。

安神药一般具有不同程度的中枢神经抑制作用，具有镇静、催眠、抗惊厥等作用。部分药物还有祛痰止咳、抑菌防腐、强心、改善冠状动脉血液循环及提高机体免疫功能等作用。

➕ 第一节　重镇安神药

本节药物多为矿石、化石、介类药物，具有质重沉降之性，故有重镇安神、平惊定志、平肝潜阳等作用。主要适用心火炽盛、阳气躁动、痰火扰心、肝郁化火及惊吓所致的心悸、失眠、多梦等心神不宁实证，惊风、癫痫、发狂、肝阳上亢等亦可选用本类药物。

朱　砂　Zhūshā　《神农本草经》

为硫化物类矿物辰砂族辰砂，主含硫化汞（HgS）。主产于贵州、湖南、四川，传统以产于古之辰州（今湖南沅陵）者为道地药材。采挖后，选取纯净者，用磁铁吸净含铁的杂质和铁屑，再用水淘去杂石和泥沙。照水飞法水飞，晾干或40℃以下干燥。

【药性】甘，微寒；有毒。归心经。

【功效】清心镇惊，安神，明目，解毒。

【性能特点】本品甘、微寒，质重，寒能降火，重可镇怯，专归心经，既能清心经实火，又能镇惊安神，为清心、镇惊安神之要药。因其善清心火、重镇祛怯而有镇惊止痉之功，宜于温热病热入心包或痰热内闭的癫痫发狂、小儿惊风等症。

【临床应用】

1. 心神不宁，心悸易惊，失眠多梦 治心火亢盛、内扰神明之心神不宁，惊悸怔忡，烦躁不眠者，配黄连、甘草等以清心火；治心火亢盛、阴血不足之失眠多梦，心中烦热，心悸怔忡，配当归、地黄等以补血养心。

2. 癫痫发狂，小儿惊风 治温热病热入心包或痰热内闭，高热烦躁，神昏谵语，惊厥抽搐，配牛黄、麝香等，以清热解毒、镇惊开窍。治癫痫，配磁石、六神曲以交通心肾。治小儿惊风，配牛黄、全蝎、羚羊角等。

3. 视物昏花 治心肾不交之视物昏花，耳鸣耳聋，心悸失眠，配磁石、六神曲，以明目、清心降火。

4. 口疮，喉痹，疮疡肿毒 治热毒疮疡肿痛，配雄黄、山慈菇、大戟等以清热解毒；治咽喉肿痛，口舌生疮，配冰片、硼砂等外用；治喉痹，配牛黄、珍珠、冰片等吹喉。

【用法用量】多入丸散服，不宜入煎剂，0.1～0.5g。外用适量。

【使用注意】本品有毒，不宜大量服用，也不宜久服；孕妇及肝、肾功能不全者禁用；忌火煅，宜水飞入药。

【现代研究】本品主要含硫化汞（HgS）。另含硒、铅、钡、镁、铁、锌等多种微量元素，及雄黄、磷灰石、沥青质、氧化铁等杂质。《中国药典》规定本品含硫化汞（HgS）不得少于96.0%，饮片不得少于98.0%。本品有镇静、催眠及抗惊厥作用。

【按语】朱砂中毒的主要原因：一是长期大剂量口服引起蓄积中毒；二是朱砂挂衣入煎剂时，因其不溶于水而沉附于煎器底部，经长时间受热发生化学反应，可析出汞及其他有毒物质，增加毒性。

磁 石 Císhí 《神农本草经》

为氧化物类矿物尖晶石族磁铁矿，主含四氧化三铁（Fe_3O_4）。主产于辽宁、河北、山东等地。采挖后，除去杂石，砸碎。生用，或煅用。

【药性】咸，寒。归心、肝、肾经。

【功效】镇惊安神，平肝潜阳，聪耳明目，纳气平喘。

【性能特点】本品质重沉降，入心经，能镇惊安神，又能平肝潜阳，适用于阴虚阳亢的惊悸失眠，头晕目眩；味咸入肾，又兼有益肾之功，而聪耳明目；又能引肺气下行使气纳喘平，故可用于肾不纳气之虚喘。

【临床应用】

1. 心神不宁，惊悸，失眠 治肾虚肝旺，肝火上炎，扰动心神或惊恐气乱，神不守舍所致的心神不宁，惊悸，失眠及癫痫者，配朱砂、神曲以交通心肾、重镇安神。

2. 肝阳上亢，头晕目眩 治肝阳上亢之头晕目眩、急躁易怒等症，配石决明、珍珠、牡蛎等以平肝潜阳；治阴虚甚者，配熟地黄、白芍、龟甲等以滋阴潜阳；治热甚者，配钩藤、菊花、夏枯草等以清热平肝。

3. 视物昏花，耳鸣耳聋 治肾虚耳鸣、耳聋，配熟地黄、山茱萸、五味子等，以益肾阴、聪耳明目；治肝肾不足，视物昏花，配枸杞子、菊花、女贞子等以补肝肾、明目。

4. 肾虚气喘 治肾气不足，摄纳无权之虚喘，配五味子、胡桃肉、蛤蚧等以纳气平喘。

【用法用量】煎服，9～30g，先煎。镇惊安神、平肝潜阳宜生用；聪耳明目、纳气平喘宜醋淬后用。

【使用注意】因吞服后不易消化，如入丸散，不可多服。脾胃虚弱者慎用。

【现代研究】本品主要含四氧化三铁（Fe_3O_4），另含硅、钙、钡、锰、镉、铬、钴、铜、锌、铅、钛等。《中国药典》规定本品含铁（Fe）不得少于50.0%，煅磁石含铁（Fe）不得少于45.0%。磁石具有降低中枢神经兴奋性、镇静、催眠及抗惊厥作用，且炮制后作用显著增强。此外，磁石有抗炎、镇痛、促凝血等作用。

龙 骨 Lónggǔ 《神农本草经》

为古代哺乳动物如三趾马类、犀类、鹿类、牛类、象类等骨骼的化石或象类门齿的化石。主产于山西、内蒙古、陕西。全年均可采挖，挖出后，除去泥土及杂质，贮于干燥处。生用或煅用。

【药性】甘、涩，平。归心、肝、肾经。

【功效】镇惊安神，平肝潜阳，收敛固涩。

【性能特点】本品质重沉降，入心、肝经，能镇惊安神，平肝潜阳，为重镇安神的常用药。心神不宁，肝阳眩晕，每多用之；味涩能敛，有收敛固涩之功，内服可固脱，外用可敛疮，故适用于多种体虚滑脱证及诸疮不敛。

【临床应用】

1. 心神不宁，心悸失眠，惊痫癫狂 治心神不宁、心悸失眠、健忘多梦等症，配石菖蒲、远志等以安神益智，也常配酸枣仁、柏子仁、琥珀等；治痰热内盛、惊痫抽搐、癫狂发作者，配牛黄、胆南星、羚羊角等清热化痰、息风止痉药，以镇惊安神、平肝潜阳。

2. 肝阳上亢，头晕目眩 治肝阴不足、肝阳上亢之头晕目眩，烦躁易怒等，配代赭石、牡蛎、白芍等以滋阴潜阳。

3. 正虚滑脱诸证　治肾虚遗精、滑精，配芡实、沙苑子、牡蛎等以固精止遗；治心肾两虚、小便频数、遗尿者，配桑螵蛸、龟甲等以调补心肾、固精止遗；治气虚不摄、冲任不固之崩漏，配黄芪、海螵蛸、五倍子等以益气健脾、固冲摄血；治表虚自汗、阴虚盗汗者，配牡蛎、浮小麦、五味子等；治大汗不止、脉微欲绝的亡阳证，配牡蛎、人参、附子等，以回阳救逆固脱。

4. 湿疮痒疹，疮疡久溃不敛　治湿疮流水、痒疹，配牡蛎同用，研粉外敷，以敛疮生肌；治疮疡溃久不敛，常与枯矾等份，共研细末，掺敷患处。

【用法用量】煎服，15～30g，先煎。外用适量。镇惊安神、平肝潜阳宜生用，收敛固涩宜煅用。

【使用注意】湿热积滞者不宜使用。

【现代研究】本品主要含碳酸钙、磷酸钙、氧化镁，另含铁、钾、钠、氯、铜、锰等多种无机元素及氨基酸等。龙骨水煎剂有中枢抑制和骨骼肌松弛作用，能调节机体免疫功能，有镇静、催眠、抗惊厥、促进血液凝固、降低血管通透性等作用。

附药：龙齿　为古代哺乳动物如三趾马类、犀类、鹿类、牛类、象类等的牙齿化石。性味甘、涩，凉；归心、肝经。功专镇惊安神。煎服，15～30g，先煎。

✚ 第二节　养心安神药

本节药物多为植物种子、种仁类药物，具有甘润滋养之性，性味多甘平，故以养心安神为主要作用。主治阴血不足，心脾两虚，心失所养之心悸怔忡、虚烦不眠、健忘多梦等心神不宁虚证。

酸枣仁　Suānzǎorén　《神农本草经》

为鼠李科植物酸枣 *Ziziphus jujuba* Mill. var. *spinosa* (Bunge) Hu ex H. F. Chou 的干燥成熟种子。主产于辽宁、河北、山西、内蒙古、陕西。秋末冬初采收成熟果实，除去果肉和核壳，收集种子，晒干。生用或炒用，用时捣碎。

【药性】甘、酸，平。归肝、胆、心经。

【功效】养心补肝，宁心安神，敛汗，生津。

【性能特点】本品味甘，入心、肝经，能养心阴、益肝血而宁心安神，为养心安神之要药，适用于心肝阴血亏虚、心失所养之虚烦不眠，惊悸多梦等；味酸能敛，有收敛止汗之效；味甘酸，有生津止渴之功。

【临床应用】

1. 虚烦不眠，惊悸多梦　治心肝阴血亏虚，心失所养之虚烦不眠，惊悸多梦，配知母、茯苓、川芎等以养血安神、清热除烦；治心脾气血亏虚，惊悸不安，体倦失眠者，配黄芪、当归、人参等以补养气血；治阴虚血少，心悸失眠，虚烦神疲，梦遗健忘，手足心热，口舌生疮，舌红少苔，脉细而数者，配生地黄、五味子、丹参等，以滋阴养血、补心安神。

2. 体虚多汗 治体虚自汗、盗汗，配五味子、山茱萸、黄芪等以益气固表止汗。

3. 津伤口渴 治津伤口渴，配生地黄、麦冬、天花粉等以养阴生津。

【用法用量】煎服，10～15g。

【现代研究】本品主要含三萜皂苷类成分：酸枣仁皂苷A、B等；生物碱类成分：荷叶碱、欧鼠李叶碱等；黄酮类成分：斯皮诺素、当药素等。本品还含挥发油、糖类、蛋白质及有机酸等。《中国药典》规定：本品按干燥品计算，含斯皮诺素（$C_{28}H_{32}O_{15}$）不得少于0.070%，含酸枣仁皂苷A（$C_{58}H_{94}O_{26}$）不得少于0.030%；饮片同药材。酸枣仁总皂苷、总黄酮、总生物碱、不饱和脂肪酸部分有催眠、镇静作用；酸枣仁煎剂有镇痛、降体温作用。此外，酸枣仁还有改善心肌缺血、提高耐缺氧能力、降血压、降血脂、增强免疫功能、抗血小板聚集、抗肿瘤等作用。

表20-1 需了解和参考的安神药

药名	性味归经	功效	主治	用法用量	使用注意
琥珀△	甘，平。归心、肝、膀胱经	镇惊安神，活血散瘀，利尿通淋	① 心神不宁，心悸失眠，惊风，癫痫 ② 血滞经闭痛经，心腹刺痛，癥瘕积聚 ③ 淋证，癃闭	研末冲服，或入丸散，每次1.5～3g；不入煎剂。外用适量	
柏子仁△	甘，平。归心、肾、大肠经	养心安神，润肠通便，止汗	① 阴血不足，虚烦失眠，心悸怔忡 ② 肠燥便秘 ③ 阴虚盗汗	煎服，3～10g	本品质润，便溏及痰多者慎用
远志△	苦，辛，温。归心、肾、肺经	安神益智，交通心肾，祛痰开窍，消散痈肿	① 心肾不交的失眠多梦，健忘惊悸，神志恍惚 ② 癫痫惊狂 ③ 咳痰不爽 ④ 疮疡肿毒，乳房肿痛	煎服，3～10g	胃溃疡及胃炎患者慎用
灵芝☆	甘，平。归心、肺、肝、肾经	补气安神，止咳平喘	① 心神不宁，失眠心悸 ② 肺虚咳喘 ③ 虚劳短气，不思饮食	煎服，6～12g	
首乌藤☆	甘，平。归心、肝经	养血安神，祛风通络	① 失眠多梦 ② 血虚身痛，风湿痹痛 ③ 皮肤瘙痒	煎服，9～15g。外用适量，煎水洗患处	
合欢皮☆	甘，平。归心、肝、肺经	解郁安神，活血消肿	① 心神不安，失眠多梦 ② 肺痈，疮肿 ③ 跌仆伤痛	煎服，6～12g。外用适量，研末调敷	孕妇慎用

注：△: 为大纲要求了解的药物；☆: 为大纲要求参考的药物

🏥 学习指导与小结

1. 学习方法指导

以安神定志功效为主线，结合本章药物的性能特点与主治病证，理解药物的分类依据及归属；各节药物以功效为核心，归纳比较各药功用异同，记诵相似功效共性，分析区别各自药性、功效、临床应用特点，以掌握本章药物的基本知识和技能。关注朱砂的毒性与服用方法；朱砂与磁石的功效异同，针对实证、虚证、虚实夹杂证和病症特点辨证使用重镇安神药与养心安神药。

2. 学习层次要求

（1）明确药性、性能特点、功效、主治病证、用法、使用注意的药物：朱砂、磁石、龙骨、酸枣仁；

（2）明确药性、功效、主治病证、用法、使用注意的药物：琥珀、柏子仁、远志；

（3）明确药性、功效、用法及使用注意的药物：首乌藤、合欢皮；

（4）供课外拓展的药物：灵芝。

3. 思维导图

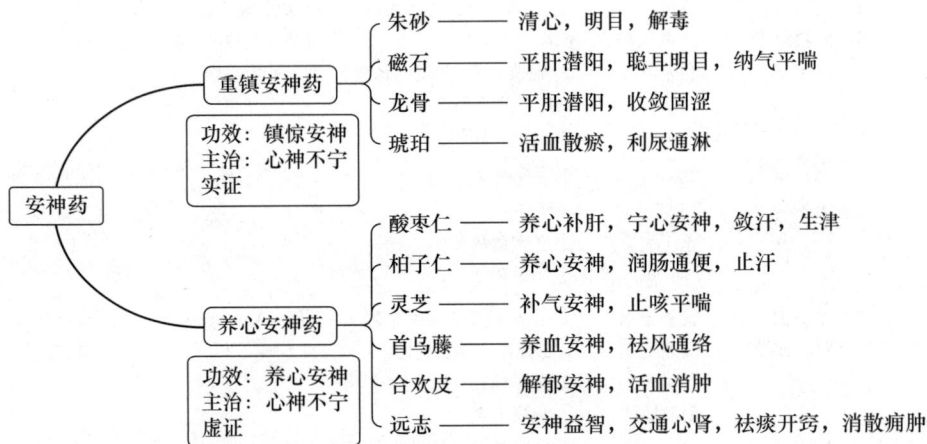

4. 术语解释

［安神］是指安定神志，以消除心神不宁证的治疗作用。

［养心安神］是指药物既能养心又能安神，对心神不宁之虚证有双重治疗作用。

［镇惊安神］习惯上指用矿石、介类安神药治疗心神不宁之惊悸实证的作用。

第二十一章

平肝息风药

以平肝潜阳、息风止痉为主要功效，常用于肝阳上亢或肝风内动病证的药物，称为平肝息风药。

平肝息风药大多为咸寒之品，均入肝经，多为动物药及矿石类药物，寒能清热泻火、滋阴除蒸、凉肝息风，咸能软坚散结，可养肝血、益肝阴、疏散内外之风。

本类药物具有平肝潜阳、息风止痉的功效。部分药以其质重、性寒、沉降之性，兼有镇惊安神、清肝明目、重镇降逆、凉血以及祛风通络等功效。

根据平肝息风药的药性、功效及临床应用的不同，一般将其分为平抑肝阳药和息风止痉药两类。

使用平肝息风药时，应根据引起肝阳上亢和肝风内动的病因、病机及兼证的不同，选择药物并作适当的配伍。主要用于治疗肝阳上亢证及肝风内动证。如属阴虚阳亢者，多配伍滋养肝肾之阴药，益阴以制阳；若肝火亢盛，则当配伍清泻肝火药。由于肝风内动以肝阳化风多见，故息风止痉药常与平抑肝阳药合用。若热极生风，当配伍清热泻火解毒之品；若血虚生风，则配伍滋补阴血之品；脾虚慢惊风，多与补气健脾药同用。兼窍闭神昏者，当配伍开窍药；兼心神不安、失眠多梦者，当配伍安神药；兼夹痰邪者，应与化痰药配伍。

由于介类、矿石类药质地坚硬，故入汤剂应打碎先煎。个别有毒性的药物用量不宜过大，孕妇慎用。

本类药物有性偏寒凉或性偏温燥的不同，故应区别使用。若脾虚慢惊者，不宜用寒凉之品；阴虚血亏者，当忌温燥之药。

平肝息风药一般具有镇静、抗惊厥、降血压作用。部分药物还有解热、抗炎、镇痛及抑制血小板聚集、抗血栓等作用。

➕ 第一节　平抑肝阳药

本节药物多为质重之介类或矿石类药物，性偏寒凉，具质重潜降之性，主入肝经，有平肝潜阳之功效。主治肝阳上亢证，症见头晕目眩、头痛、耳鸣、急躁易怒、少寐多梦等。部分平抑肝阳药兼有清肝火、明目等功效，又可用治肝火上攻之面红、口苦、目赤肿痛、目生翳膜等。此外，本类药亦可用治肝阳化风之痉挛抽搐及肝阳上扰之烦躁失眠。

石决明　Shíjuémíng　《名医别录》

为鲍科动物杂色鲍 *Haliotis diversicolor* Reeve、皱纹盘鲍 *Haliotis discus Hannai* lno、羊鲍 *Haliotis ovina* Gmelin、澳洲鲍 *Haliotis ruber* Leach、耳鲍 *Haliotis asinina* Linnaeus 或白鲍 *Haliotis laevigata* Donovan 的贝壳。我国主产于广东、山东、福建；进口澳洲鲍主产于澳大利亚、新西兰，耳鲍主产于印度尼西亚、菲律宾、日本。夏、秋二季捕捞，去肉，洗净，干燥。生用或煅用，用时打碎。

【药性】咸，寒。归肝经。

【功效】平肝潜阳，清肝明目。

【性能特点】本品咸寒质重，专入肝经，长于潜降肝阳，清泄肝热，兼益肝阴，为平肝凉肝之要药；有明目退翳之功，亦为治目疾常用药，凡目赤肿痛、翳膜遮睛、视物昏花、青盲雀目等目疾，不论虚实，均可应用。

【临床应用】

1. 肝阳上亢，头痛眩晕　治肝肾阴虚，阴不制阳而致肝阳上亢之头痛眩晕，配珍珠母、牡蛎等以平抑肝阳；治邪热灼阴所致筋脉拘急、手足蠕动、头晕目眩之症，配白芍、生地黄、阿胶等以滋阴养血、柔肝息风；治肝阳上亢兼肝火亢盛之头晕头痛、烦躁易怒者，配羚羊角、夏枯草、白芍等以清热、平肝。

2. 目赤翳障，视物昏花，青盲雀目　治肝火上炎，目赤肿痛，配黄连、龙胆草、夜明砂等；治肝虚血少、目涩昏暗、雀盲眼花者，配熟地黄、枸杞子、菟丝子等以养肝明目；治风热目赤、翳膜遮睛，配蝉蜕、菊花、蔓荆子等以清肝热、疏风明目；治目生翳障，配木贼、决明子、桑叶等。

此外，本品煅用有收敛、制酸、止血之功，用于疮疡久溃不敛，胃痛泛酸及外伤出血等。

【用法用量】煎服，6～20g，先煎。平肝、清肝宜生用，外用点眼宜煅用、水飞。

【使用注意】本品咸寒，易伤脾胃，故脾胃虚寒，食少便溏者慎用。

【现代研究】本品主要含碳酸钙，还含有壳角质、钠、钙、钛等微量元素。现行版《中国药典》规定本品含碳酸钙（$CaCO_3$）不得少于93.0%，煅石决明含碳酸钙（$CaCO_3$）不得少于95.0%。本品有镇静、解痉、降血压、止痛、止血、解热、消炎、保肝、降脂、抗氧化等作用。

【按语】

（1）石决明与决明子均能清肝明目，用治肝热目赤肿痛、翳膜遮睛等。但石决明咸寒质重，凉肝镇肝，兼益肝阴，故无论实证、虚证之目疾均可应用，尤多用于血虚肝热之羞明、目暗；并善治阴虚阳亢之头痛眩晕。决明子苦寒，功偏清泻肝火而明目，常用治肝经实火之目赤肿痛；并能润肠通便，治疗肠燥便秘。

（2）九孔鲍提取液对金黄色葡萄球菌、大肠杆菌、绿脓杆菌等有抑菌作用，对实验性四氯化碳肝损伤有保护作用；家兔体内外凝血实验表明，其酸性提取液有显著的抗凝作用。此外，本品含大量钙盐，能中和胃酸。

牡　蛎　Mǔlì《神农本草经》

为牡蛎科动物长牡蛎 Crassostrea gigas (Thunberg)、大连湾牡蛎 Crassostrea talienwhanensis (Crosse) 或近江牡蛎 Crassostrea ariakensis (Wakiya) 的贝壳。主产于广东、福建、浙江等地。全年均可捕捞，去肉，洗净，晒干。生用或煅用，用时打碎。

【药性】咸，微寒。归肝、胆、肾经。

【功效】潜阳补阴，重镇安神，软坚散结，收敛固涩，制酸止痛。

【性能特点】本品咸寒质重，入肝经，有重镇安神、平肝潜阳之功，并能益阴，多用治水不涵木、阴虚阳亢之证；味咸，兼能软坚散结。本品煅后有与煅龙骨相似的收敛固涩作用，可用于多种滑脱不禁之证。

【临床应用】

1. 肝阳上亢，眩晕耳鸣　治眩晕耳鸣之证，配龟甲、龙骨、白芍等以滋阴潜阳；治热病日久，灼烁真阴，虚风内动，四肢抽搐之症，配龟甲、鳖甲、生地黄等，以滋阴息风止痉。

2. 心神不宁，惊悸失眠　治心神不安，惊悸怔忡，失眠多梦等症，配龙骨相须为用；亦可配朱砂、琥珀、酸枣仁等。

3. 瘰疬痰核，癥瘕痞块　治痰火郁结之瘰疬、痰核、瘿瘤等，配浙贝母、玄参等以清热化痰、软坚散结；治血瘀气滞之癥瘕痞块，配鳖甲、丹参、莪术等。

此外，煅牡蛎收敛固涩，制酸止痛，用于自汗盗汗，遗精滑精，崩漏带下，胃痛吞酸。

【用法用量】煎服，9～30g，宜打碎先煎。潜阳补阴、重镇安神、软坚散结宜生用；收敛固涩、制酸止痛宜煅用。

【现代研究】本品主要含碳酸钙、磷酸钙及硫酸钙，还含有铜、铁、锌、锰、锶、铬等微量元素及多种氨基酸。现行版《中国药典》规定本品含碳酸钙（$CaCO_3$）不得少于94.0%。本品有镇静、抗惊厥、抗癫痫、镇痛、抗肝损伤、增强免疫、抗肿瘤、抗氧化、抗衰老、抗胃溃疡等作用。牡蛎多糖具有降血脂、抗凝血、抗血栓等作用。

【按语】龙骨与牡蛎均有平肝潜阳、重镇安神、收敛固涩作用，常相须为用，治疗阴虚阳亢、头晕目眩，心神不安、惊悸失眠及各种滑脱不禁的病证。但龙骨主入心经，长于镇惊安神，且收敛固涩之功优于牡蛎，外用还能收湿敛疮；牡蛎主入肝经，平肝之功较著，又能育阴潜阳，可治虚风内动之证，味咸又有软坚散结之功，煅后还能制酸止痛。

代赭石　Dàizhěshí　《神农本草经》

为氧化物类矿物刚玉族赤铁矿，主含三氧化二铁（Fe_2O_3）。现行版《中国药典》称为赭石。主产于山西、河北等地。采挖后，除去杂石。砸碎，生用，或煅后醋淬、研成粗粉用。

【药性】苦，寒。归肝、心、肺、胃经。

【功效】平肝潜阳，重镇降逆，凉血止血。

【性能特点】本品味苦性寒，质重沉降，长于镇潜肝阳、清降肝火，为重镇潜阳常用之品；质重性降，为重镇降逆之要药，尤善降上逆之肺、胃气而具平喘、止呕、止呃、止噫之效；苦寒，入心肝血分，有凉血止血之效。

【临床应用】

1. **肝阳上亢，眩晕耳鸣**　治肝肾阴虚，肝阳上亢所致的头痛眩晕、耳鸣目胀等症，配生牡蛎、生龙骨、生白芍等以滋阴潜阳；治肝阳上亢，肝火上升所致的头晕头痛，心烦难寐，配珍珠母、猪胆汁、冰片等以醒脑安神。此外，取其重镇平肝之功，亦可用治小儿急慢惊风，吊眼撮口，抽搐不止，如《仁斋直指方》单用本品醋煅，细研水飞，白汤调下。

2. **呕吐，噫气，呃逆**　治胃气上逆之呕吐、呃逆、噫气不止，配旋覆花、半夏、生姜等以降逆化痰、益气和胃。

3. **气逆喘息**　本品重镇降逆，可降上逆之肺气而平喘，治哮喘有声、卧睡不得者，可单味研末，米醋调服；治肺肾不足，阴阳两虚之虚喘，配党参、山茱萸、核桃仁等以补肾纳气；治肺热咳喘，配桑白皮、黄芩、苏子等以清肺降气。

4. **血热吐衄，崩漏下血**　本品尤适宜于气火上逆，迫血妄行之出血证。《斗门方》单用本品煅烧醋淬，研细调服，治疗吐血、衄血。如因热而胃气上逆所致吐血、衄血、胸中烦热者，配白芍、竹茹、牛蒡子等。治血热崩漏下血，配禹余粮、赤石脂、五灵脂等。

【用法用量】煎服，9～30g，先煎。平肝潜阳、重镇降逆宜生用；止血宜煅用。

【使用注意】本品苦寒，易伤脾胃，故脾胃虚寒、食少便溏者慎用。孕妇慎用。

【现代研究】本品主要含三氧化二铁（Fe_2O_3），并含镉、钴、铬、铜、锰、镁等多种微量元素。现行版《中国药典》规定本品含铁（Fe）不得少于45.0%。本品具有镇静、抗惊厥、抗炎、止血作用；所含铁质能促进红细胞及血红蛋白的新生；内服能收敛胃肠壁，保护黏膜面，并可兴奋肠管，使肠蠕动亢进。

【按语】磁石与代赭石均为铁矿石类重镇之品，均能平肝潜阳、降逆平喘，用于肝阳上亢之眩晕及气逆喘息之证。然磁石主入肾经，偏于益肾阴而镇浮阳、纳气平喘、镇惊安神。代赭石主入肝经，长于平肝潜阳、凉血止血，善降肺胃之逆气而止呕、止呃、止噫。

🔵 第二节　息风止痉药

本节药物多为虫类药，主入肝经，有平息肝风、制止痉挛抽搐的作用。适用于温热病热极动风、肝阳化风及血虚生风等所致之眩晕欲仆、项强肢颤、痉挛抽搐等。亦可用于风阳夹痰，痰热上扰之癫痫、惊风抽搐，或风毒侵袭、引动内风之破伤风、痉挛抽搐、角弓反张等。

羚羊角　Língyángjiǎo　《神农本草经》

为牛科动物赛加羚羊 *Saiga tatarica* Linnaeus 的角。主产于俄罗斯。猎取后锯取其角，晒干。镑片用，或砸碎，粉碎成细粉用。

【药性】咸，寒。归肝、心经。

【功效】平肝息风，清肝明目，清热解毒。

【性能特点】本品性寒，主入肝经，兼入心经。平肝阳、清肝热，用治头痛眩晕、目赤肿痛。更能息肝风、止痉搐，为治肝风内动、惊痫抽搐之要药；有清心凉肝、泻火解毒之功，对温热病壮热神昏，温毒发斑甚效。

【性能应用】

1. 肝风内动，惊痫抽搐，妊娠子痫，高热惊厥，癫痫发狂　治温热病热邪炽盛、热极动风之高热神昏、惊厥抽搐，配钩藤、菊花、白芍等以清热平肝；治癫痫发狂，配钩藤、天竺黄、郁金等以息风止痉、化痰开窍。

2. 肝阳上亢，头痛眩晕　治肝阳上亢所致之头晕目眩、烦躁失眠、头痛如劈等症，配石决明、龟甲、生地等。

3. 肝火上炎，目赤翳障　治肝火上炎之目赤肿痛、羞明流泪、目生翳障，配决明子、夏枯草、龙胆等。

4. 温热病壮热神昏，温毒发斑　治温热病壮热神昏，谵语躁狂，甚或惊厥抽搐，配生石膏、寒水石、麝香等以清热开窍、息风止痉；治温毒发斑，配生地黄、赤芍、大青叶等以清热凉血解毒。

5. 痈肿疮毒　治热毒炽盛，疮疡肿痛，配黄连、栀子、金银花等以清热解毒。

此外，本品尚有清肺热之效，临证配伍也可用于肺热咳喘。

【用法用量】煎服，1～3g，宜另煎2小时以上；磨汁或研粉服，每次0.3～0.6g。

【使用注意】本品性寒，脾虚慢惊者忌用。

【现代研究】本品主要含角质蛋白，水解后可得18种氨基酸及多肽物质；还含有多种磷脂、磷酸钙、胆固醇、维生素 A 等。此外，本品含锌、铝、铬、锰、铁、铜等多种微量元素。本品对中枢神经系统有抑制作用，能镇静、抗惊厥、降血压，并有解热、镇痛、抗病毒及增强免疫等作用。

　　附药：山羊角　为牛科动物青羊 *Naemorhedus goral* Ltardwicke 的角。性味咸，寒；归肝经。功能平肝，镇惊。适用于肝阳上亢、头晕目眩，肝火上炎、目赤肿痛，惊风抽搐。本品功用与羚羊角相似而药力较弱，可作为羚羊角的代用品使用。煎服，10～15g。

牛　黄　Niúhuáng　《神农本草经》

　　为牛科动物牛 *Bos taurus domesticus* Gmelin 的干燥胆结石。主产于华北、东北、西北。宰牛时，如发现有牛黄，即滤去胆汁，将牛黄取出，除去外部薄膜，阴干。研极细粉末用。

　　【药性】苦，凉。归心、肝经。

　　【功效】清心，豁痰，开窍，凉肝，息风，解毒。

　　【性能特点】本品味苦性凉，入心、肝经，有清心凉肝、息风止痉之功；气味芳香，既能清心热，又能豁痰开窍而苏醒神志；适用于温热病热入心包或痰热阻闭心窍之神昏谵语、高热烦躁等；亦可清热解毒，常用于咽喉肿痛、牙龈肿痛、口舌生疮、痈肿疔毒等热毒证。

　　【临床应用】

　　1. 温热病及小儿急惊风，惊厥抽搐，癫痫发狂　治小儿急惊风，壮热神昏，惊厥抽搐，配胆南星、朱砂、天竺黄等；治痰蒙清窍之癫痫发作，配全蝎、钩藤、胆南星等，以加强豁痰息风、开窍醒神之功。

　　2. 热病神昏，中风痰迷　治温热病热入心包及中风、惊风、癫痫等痰热阻闭心窍所致神昏谵语，高热烦躁，口噤舌謇，痰涎壅盛等症，配麝香、冰片、黄连等以开窍醒神，清热解毒；亦可单用本品为末，竹沥水送服。

　　3. 咽喉肿痛，口舌生疮，痈肿疔疮　治火热内盛之咽喉肿痛、牙龈肿痛、口舌生疮、目赤肿痛，配黄芩、冰片、大黄等；若咽喉肿痛，溃烂，可与珍珠为末吹喉；治痈肿疔疮、瘰疬，配麝香、乳香、没药等，以清热解毒、活血散结。

　　【用法用量】0.15～0.35g，多入丸、散用。外用适量，研末敷患处。

　　【使用注意】非实热证不宜使用。孕妇慎用。

　　【现代研究】本品主要含胆红素、胆甾酸类成分、氨基酸、脂肪酸、卵磷脂、维生素D及无机元素等。现行版《中国药典》规定：含游离胆酸以胆酸（$C_{24}H_{40}O_5$）及去氧胆酸（$C_{24}H_{40}O_4$）的总量计，不得超过8.0%；含结合胆酸以牛磺胆酸（$C_{26}H_{45}NO_7S$）、牛磺去氧胆酸（$C_{26}H_{45}NO_6S$）、甘氨胆酸（$C_{26}H_{43}NO_6$）及甘氨去氧胆酸（$C_{26}H_{43}NO_5$）的总量计，不得少于4.0%，含胆红素（$C_{33}H_{36}N_4O_6$）不得少于25.0%。本品对中枢神经系统具有镇静、抗惊厥作用；对心血管系统具有强心、抗心律失常、扩血管、降血压作用。此外，本品还有解热、抗炎、镇痛、抗病原微生物、利胆、保肝、降血脂、镇咳、平喘、祛痰等作用。

附药：体外培育牛黄、人工牛黄

1. 体外培育牛黄　以牛科动物牛 *Bos taurus domesticus* Gmelin 的新鲜胆汁作母液，加入去氧胆酸、胆酸、复合胆红素钙等制成。性味归经、功能主治、用法用量、使用注意与牛黄相同。偶有轻度消化道不适。

2. 人工牛黄　由牛胆粉、胆酸、猪去氧胆酸、牛磺酸、胆红素、胆固醇、微量元素等加工制成。性味苦，凉。归心、肝经。功能清热解毒，化痰定惊。适用于痰热谵狂、神昏不语、小儿急惊风、咽喉肿痛、口舌生疮、痈肿疔疮。1 次 0.15～0.35g，多入配方用。外用适量敷患处。非实热证不宜用。孕妇慎用。

钩　藤　Gōuténg　《名医别录》

为茜草科植物钩藤 *Uncaria rhynchophylla* (Miq.) Miq. ex Havil.、大叶钩藤 *Uncaria macrophylla* Wall.、毛钩藤 *Uncaria hirsuta* Havil.、华钩藤 *Uncaria sinensis* (Oliv.) Havil. 或无柄果钩藤 *Uncaria sessilifructus* Roxb. 的干燥带钩茎枝。主产于广西、广东、湖南等地。秋、冬二季采收。

【药性】甘，凉。归肝、心包经。

【功效】息风定惊，清热平肝。

【性能特点】本品味甘性凉，入肝、心包二经，长于清心包之火，泻肝经之热，有息风止痉、清肝平肝作用，为治肝风内动、惊痫抽搐、头痛眩晕之常用药，尤宜于热极生风，四肢抽搐及小儿高热惊厥等；性凉有轻清疏泄之性，能清透热邪、定惊止搐，用于感冒夹惊、风热头痛等，又能凉肝止惊，用治小儿惊啼。

【临床应用】

1. 肝风内动，惊痫抽搐，高热惊厥　治小儿急惊风、壮热神昏、牙关紧闭、手足抽搐，配天麻、全蝎、僵蚕等以平肝息风、清热安神；治温热病热极生风、痉挛抽搐，配羚羊角、白芍、菊花等以凉肝息风、增液舒筋；治妊娠子痫，配龟甲、鳖甲、天麻等以滋阴潜阳。

2. 头痛眩晕　治肝火上攻或肝阳上亢之头胀、头痛、眩晕等症。属肝火上攻者，配夏枯草、龙胆、栀子等；属肝阳上亢者，配天麻、石决明、牛膝等。

3. 感冒夹惊，小儿惊啼　治小儿惊哭夜啼，配蝉蜕、薄荷等。

【用法用量】煎服，3～12g，后下。

【现代研究】本品主要含吲哚类生物碱：钩藤碱、异钩藤碱、去氢钩藤碱、异去氢钩藤碱类；三萜类成分：常春藤苷元、钩藤苷元等；黄酮类成分：槲皮素、槲皮苷等。本品对中枢神经系统有镇静、抗惊厥、抗苯丙胺依赖、抗脑缺血、保护脑组织作用；对心血管系统有降血压、扩张血管、抗心律失常作用。此外，本品还有抑制血小板聚集、抗血栓、降血脂、抗内毒素血症、平喘、调节平滑肌等作用。

天　麻　Tiānmá 《神农本草经》

为兰科植物天麻 *Gastrodia elata* Bl. 的干燥块茎。主产于湖北、四川、云南等地。立冬后至次年清明前采挖，冬季茎枯时采挖者名"冬麻"，质量优良；春季发芽时采挖者名"春麻"，质量较差。采挖后，立即洗净，蒸透，敞开，低温干燥。切薄片生用。

【药性】甘，平。归肝经。

【功效】息风止痉，平抑肝阳，祛风通络。

【性能特点】本品主入肝经，功擅息风止痉，且味甘质润，药性平和，故治疗肝风内动，惊痫抽搐，不论寒热虚实，皆可配伍应用；既息肝风，又平肝阳，善治多种原因之眩晕、头痛，为止眩晕之良药；既息内风，又祛外风，并能通经络、止痛。

【临床应用】

1. 小儿惊风，癫痫抽搐，破伤风　治小儿急惊风，配钩藤、全蝎、僵蚕等以平肝息风、清热安神；治小儿脾虚慢惊，配人参、白术、僵蚕等；治小儿诸惊，配全蝎、制天南星、僵蚕等；治破伤风，痉挛抽搐、角弓反张，配天南星、白附子、防风等以祛风化痰、定搐止痉。

2. 肝阳上亢，头痛眩晕　治肝阳上亢之眩晕、头痛，配钩藤、石决明、牛膝等以平肝息风、清热活血、补益肝肾；治风痰上扰之眩晕、头痛，痰多胸闷者，配半夏、茯苓、白术等以健脾燥湿；治头风头痛，头晕欲倒者，配等量川芎为丸。

3. 手足不遂，肢体麻木，风湿痹痛　治中风手足不遂，筋骨疼痛等，配没药、制乌头、麝香等。治风湿痹痛，肢体麻木，关节屈伸不利者，配秦艽、羌活、桑枝等以祛风湿。

【用法用量】煎服，3～10g。

【现代研究】本品主要含酚类成分：天麻素、对羟基苯甲醇（天麻苷元）、4-羟苄基甲醚、4-（4-羟苄氧基）苄基甲醚；脂肪酸类成分：棕榈酸、十七烷酸；多糖：天麻多糖、杂多糖GE-Ⅰ、Ⅱ、Ⅲ。本品还含有胡萝卜苷、多种氨基酸、多种微量元素（如铬、锰、铁、钴、镍、铜、锌等）。现行版《中国药典》规定本品含天麻素（$C_{13}H_{18}O_7$）和对羟基苯甲醇（$C_7H_8O_2$）的总量不得少于0.25%。本品具有镇静催眠、抗惊厥、改善学习记忆、保护神经元、抗焦虑、抗抑郁、降血压、扩张血管、保护心肌细胞、抗凝血、抗血栓、抗血小板聚集、抗炎、镇痛等作用，并能抗衰老、抗氧化、抗缺氧、抗辐射、保肝、保护胃黏膜、兴奋肠管。天麻多糖还有增强机体非特异性免疫和细胞免疫的作用。

【按语】

（1）羚羊角、钩藤、天麻均有息风止痉、平肝潜阳之功，均可治疗肝风内动、肝阳上亢之证。但羚羊角性寒，息风止痉力最佳，为治肝风惊厥抽搐之要药；又能清热解毒、清肝明目，治疗高热神昏、热毒发斑及肝热目赤肿痛。

（2）钩藤性凉，轻清透达，长于清热息风，多用治热极生风或小儿高热急惊风。天麻甘平质润，虽清热之力不及羚羊角、钩藤，但肝风内动，惊痫抽搐，不论寒热虚实，皆可配伍应用；又为治眩晕、头痛之要药。

附药：蜜环菌　为白蘑科真菌假蜜环菌 *Armillariella mellea* (Vahl. ex Fr.) Karst.的子实体。性味甘，平；归肝经。功能平肝息风，祛风通络，强筋壮骨。适用于肝阳上亢、头晕、头痛、失眠，以及风湿痹证、四肢麻木、腰腿疼痛等。煎服，30～60g。蜜环菌为依赖天麻种子和块茎供给营养而生长的一种发光真菌，因其具有与天麻相似的药理作用和临床疗效，故可作为天麻的代用品使用。

表21-1　需了解和参考的平肝息风药

药名	性味归经	功效	主治	用法用量	使用注意
地龙△	咸，寒。归肝、脾、膀胱经	清热定惊，通络，平喘，利尿	①高热神昏，惊痫抽搐，癫狂 ②关节痹痛，半身不遂，肢体麻木 ③肺热喘咳 ④湿热水肿，小便不利或尿闭不通	煎服，5～10g	
全蝎△	辛，平；有毒。归肝经	息风镇痉，通络止痛，攻毒散结	①肝风内动，痉挛抽搐，小儿惊风，中风口㖞，半身不遂，破伤风 ②风湿顽痹，偏正头痛 ③疮疡，瘰疬	煎服，3～6g。外用适量	本品有毒，用量不宜过大。孕妇禁用
蜈蚣△	辛，温；有毒。归肝经	息风镇痉，通络止痛，攻毒散结	①肝风内动，痉挛抽搐，小儿惊风，中风口㖞，半身不遂，破伤风 ②风湿顽痹，顽固性偏正头痛 ③疮疡，瘰疬，蛇虫咬伤	煎服，3～5g。外用适量	本品有毒，用量不宜过大。孕妇禁用
僵蚕△	咸、辛，平。归肝、肺、胃经	息风止痉，祛风止痛，化痰散结	①肝风夹痰，惊痫抽搐，小儿急惊风，破伤风 ②中风口眼㖞斜 ③风热头痛，目赤咽痛，风疹瘙痒 ④瘰疬痰核，发颐痄腮	煎服，5～10g。散风热宜生用，其余多制用	

续表

药名	性味归经	功效	主治	用法用量	使用注意
珍珠母☆	咸，寒。归肝、心经	平肝潜阳，安神定惊，明目退翳	①肝阳上亢，头痛眩晕 ②心神不宁，惊悸失眠 ③目赤翳障，视物昏花	煎服，10~25g，先煎	本品属性寒镇降之品，故脾胃虚寒及孕妇慎用
紫贝齿☆	咸，平。归肝经	平肝潜阳，镇惊安神，清肝明目	①肝阳上亢，头晕目眩 ②惊悸失眠 ③目赤翳障，目昏眼花	煎服，10~15g；先煎，或研末入丸、散剂	脾胃虚弱者慎用
刺蒺藜☆	辛、苦，平；有小毒。归肝经	平肝疏肝，活血祛风，明目，止痒	①肝阳上亢，头痛眩晕 ②胸胁胀痛，乳闭胀痛 ③目赤翳障 ④风疹瘙痒，白癜风	煎服，6~10g	孕妇慎用
罗布麻叶☆	甘、苦，凉。归肝经	平肝安神，清热利水	①肝阳眩晕，心悸失眠 ②浮肿尿少	6~12g	
珍珠☆	甘、咸，寒。归心、肝经	安神定惊，明目消翳，解毒生肌，润肤祛斑	①惊悸失眠 ②惊风癫痫 ③目赤翳障 ④口舌生疮，咽喉溃烂，疮疡不敛 ⑤皮肤色斑	0.1~0.3g，多入丸散用。外用适量	

注：△：为大纲要求了解的药物；☆：为大纲要求参考的药物

✚ 学习指导与小结

1. 学习方法指导

以平肝息风功效为主线，结合本章药物的性能特点与主治病证，理解药物的分类依据及归属；各节药物以功效为核心，归纳比较各药功用异同，记诵相似功效共性，分析区别各自药性、功效、临床应用特点，以掌握本章药物的基本知识和技能。关注牡蛎、代赭石的用法；蜈蚣与全蝎的毒性，僵蚕与地龙、珍珠与珍珠母的功效异同。

2. 学习层次要求

（1）明确药性、性能特点、功效、主治病证、用法、使用注意的药物：石决明、牡蛎、代赭石、羚羊角（附：山羊角）、牛黄（附：体外培育牛黄、人工牛黄）、钩藤、天麻（附：蜜环菌）；

（2）明确药性、功效、主治病证、用法、使用注意的药物：地龙、全蝎、蜈蚣、僵蚕；

（3）明确药性、功效、用法及使用注意的药物：珍珠母、刺蒺藜；

（4）供课外拓展的药物：紫贝齿、珍珠、罗布麻叶。

3. 思维导图

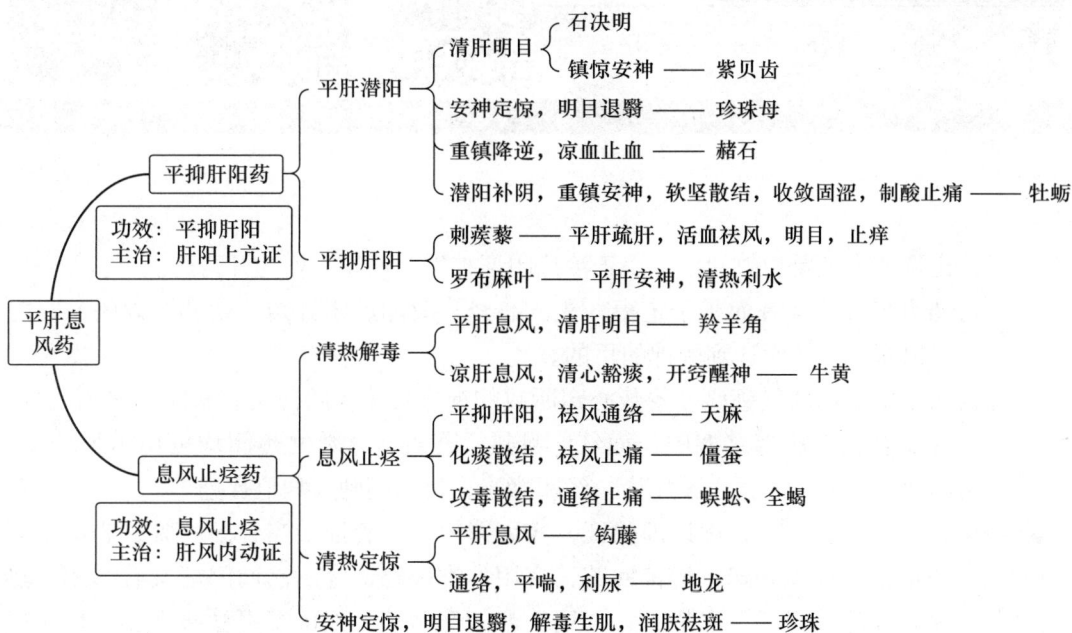

```
                                                          ┌── 石决明
                                            清肝明目
                                    平肝潜阳                  └── 镇惊安神 ── 紫贝齿
                          平抑肝阳药               安神定惊，明目退翳 ── 珍珠母
                          功效：平抑肝阳              重镇降逆，凉血止血 ── 赭石
                          主治：肝阳上亢证            潜阳补阴，重镇安神，软坚散结，收敛固涩，制酸止痛 ── 牡蛎
                                    平抑肝阳            刺蒺藜 ── 平肝疏肝，活血祛风，明目，止痒
  平肝息                                              罗布麻叶 ── 平肝安神，清热利水
  风药
                                    清热解毒            平肝息风，清肝明目 ── 羚羊角
                                                      凉肝息风，清心豁痰，开窍醒神 ── 牛黄
                                    息风止痉            平抑肝阳，祛风通络 ── 天麻
                          息风止痉药                  化痰散结，祛风止痛 ── 僵蚕
                          功效：息风止痉              攻毒散结，通络止痛 ── 蜈蚣、全蝎
                          主治：肝风内动证            平肝息风 ── 钩藤
                                    清热定惊            通络，平喘，利尿 ── 地龙
                                    安神定惊，明目退翳，解毒生肌，润肤祛斑 ── 珍珠
```

4. 术语解释

［平肝潜阳］指平抑肝阳，以减轻或消除肝阳上亢证的治疗作用，又称平潜肝阳，简称平肝阳或平肝。

［息风止痉］指平息肝风，制止痉挛抽搐，以消除肝风内动证的治疗作用。

［软坚散结］治疗浊痰瘀血等结聚而形成结块诸证的方法。常用药物有海藻、昆布、牡蛎、鳖甲、三棱、莪术、芒硝等，适用于浊痰凝聚之瘰疬、瘿瘤，久疟而脾脏肿大，热结胃肠的燥粪等。

［清热息风］是指既能清热，又能息风止痉的药物，对热盛动风证有双重治疗作用。

第二十二章
开 窍 药

开窍药图片　　微视频：开窍药　　开窍药PPT

以开窍醒神为主要功效的，常用于治疗闭证神昏的药物，称为开窍药。

开窍药大多气味辛香而善于走窜，主入心经。故能启闭开窍，使邪气蒙闭心窍之神志昏迷得以复苏，从而达到醒神的目的。

开窍药主要用治邪气壅盛、蒙蔽心窍所致的神志昏迷。闭证又有寒闭、热闭之分。面青、身凉、苔白、脉迟之寒闭，面红、身热、苔黄、脉数之热闭均可用本类药物。部分开窍药兼治血瘀气滞，心腹疼痛，经闭癥瘕，目赤咽肿，痈疽疔疮等。

神志昏迷有虚实之别，虚证即脱证，实证即闭证。脱证治当补虚固脱，非本章药物所宜；闭证治当通关开窍、醒神回苏，宜用本类药物治疗。然而闭证又有寒闭、热闭之分：寒闭须施"温开"之法，宜选用辛温的开窍药，配伍温里祛寒之品；热闭当用"凉开"之法，宜选用药性寒凉的开窍药，配伍清热泻火解毒之品。若闭证神昏兼惊厥抽搐者，还须配伍息风止痉药；若见烦躁不安者，须配伍安神定惊药；若痰浊壅盛者，须配伍化湿、祛痰药。

开窍药辛香走窜，为救急、治标之品，且能耗伤正气，故只宜暂服，不可久用；其药性辛香，有效成分易于挥发，内服多不宜入煎剂，宜入丸剂、散剂服用。

开窍药的醒脑回苏功效与其主要作用于中枢神经系统有关，对中枢神经系统有兴奋作用，亦与镇静、抗惊厥、抗心脑损伤等药理作用有关。多数开窍药可透过血脑屏障，发挥兴奋中枢，或双向调节中枢神经作用。部分开窍药尚有抗炎、镇痛、改善学习记忆、抗生育等作用。

麝　香　Shèxiāng　《神农本草经》

为鹿科动物林麝 *Moschus berexouskii* Flerov、马麝 *Moschus chrysogaster* Hodgson 或原麝 *Moschus moschiferus* Linnaeus 成熟雄体香囊中的干燥分泌物。主产于四川、西藏、云南。野麝多在冬季至次春猎取，猎获后，割取香囊，阴干，习称"毛壳麝香"；剖开香囊，除去囊壳，习称"麝香仁"。家麝直接从其香囊中取出麝香仁，阴干或用干燥器密闭干燥。

【药性】辛，温。归心、脾经。

【功效】开窍醒神，活血通经，消肿止痛。

【性能特点】本品辛温，气极香，走窜之性甚烈，主入心经。功能开窍醒神，内开心窍，外透毛窍，上通七窍，下启二窍，为醒神回苏之要药。可用于各种原因所致之闭证神昏，无论寒闭、热闭，皆可用之。又有活血通经、消肿止痛之功，又可用于瘀血阻滞的病症。

【临床应用】

1. 热病神昏，中风痰厥，气郁暴厥，中恶昏迷 用治温病热陷心包、痰热蒙蔽心窍、小儿惊风及中风痰厥等热闭神昏，常配伍牛黄、冰片、朱砂等，组成凉开之剂；治中风卒昏、中恶胸腹满痛等寒浊或痰湿阻闭心窍之寒闭神昏，常配伍苏合香、檀香、安息香等药，组成温开之剂。

2. 血瘀经闭，癥瘕，胸痹心痛，心腹暴痛，跌仆伤痛，痹痛麻木，难产死胎 用治血瘀经闭，常与丹参、桃仁、红花等药同用；若癥瘕痞块等血瘀重证，可与水蛭、虻虫、三棱等配伍；本品开心脉，祛瘀滞，为治心腹暴痛之佳品，常配伍川芎、三七、木香等；治偏正头痛日久不愈者，常与赤芍、川芎、桃仁等配伍。本品又为伤科要药，善于活血祛瘀、消肿止痛，治跌仆肿痛、骨折扭挫，常与乳香、没药、红花等配伍；用治风寒湿痹，疼痛不已，顽固不愈者，可配伍独活、威灵仙、桑寄生等祛风湿、通经络之品。此外，可用治难产死胎、胞衣不下，常与肉桂配伍。

3. 痈肿，瘰疬，咽喉肿痛 治疮疡肿毒，常与雄黄、乳香、没药同用；治咽喉肿痛，可与牛黄、蟾酥、珍珠等配伍。

【用法用量】入丸散，0.03～0.1g。外用适量。不宜入煎剂。

【使用注意】孕妇禁用。

【现代研究】主要含麝香大环类成分如麝香酮、麝香醇、麝香吡啶等，甾类成分如睾酮、胆甾醇等。现行版《中国药典》规定本品含麝香酮（$C_{16}H_{30}O$）不得少于2.0%。本品能改变血脑屏障的通透性，增强中枢神经系统的耐缺氧能力，改善脑循环，具有兴奋中枢、抗脑损伤、改善学习记忆作用，还有强心、抗炎、抗肿瘤、免疫抑制等作用。

知识链接：麝香思政案例

冰　片　Bīngpiàn　《新修本草》

为龙脑香科植物龙脑香 *Dryobalanops aromatica* Gaertn. f. 树脂的加工品，或龙脑香树的树干、树枝切碎，经蒸馏冷却而得的结晶，称"龙脑冰片"，亦称"梅片"。由菊科植物艾纳香 *Blumea balsamifera* (L.) DC. 的新鲜叶经提取加工制成的结晶，称"艾片（左旋龙脑）"。现多用松节油、樟脑等，经化学方法合成，称"合成龙脑"。由樟科植物樟 *Cinnamomum camphora* (L.) Presl的新鲜枝、叶经提取加工制成，称天然冰片（右旋龙脑）。龙脑香主产于东南亚地区，我国台湾有引种；艾纳香主产于广东、广西、云南等地；天然冰片主产于江西、湖南。冰片成品需储藏于干燥阴凉处密闭保存。研末用。

【药性】辛、苦，微寒。归心、脾、肺经。

【功效】开窍醒神，清热止痛。

【性能特点】本品辛香味苦而性寒，能凉散郁火，清通诸经窍。功似麝香而力稍逊，无论寒闭、热闭皆宜。因其性偏寒凉，为"凉开"之品，故以治热闭神昏为宜。尚有清热止痛之功，为五官科常用药。

【临床应用】

1. 热病神昏，惊厥，中风痰厥，气郁暴厥，中恶昏迷 治痰热内闭、热病神昏、暑热卒厥等热闭神昏，常与牛黄、麝香、黄连等配伍；若属寒闭神昏，常与苏合香、安息香、丁香等温开药配伍。

2. 胸痹心痛 用治冠心病、心绞痛，可与川芎或丹参等配伍。

3. 目赤肿痛，口舌生疮，咽喉肿痛，耳道流脓 治疗目赤肿痛，单用点眼即可，或与炉甘石、硼砂、熊胆粉等制成点眼药水；治疗咽喉肿痛、口舌生疮、牙龈肿痛，常与硼砂、朱砂、玄明粉等配伍，或研细末，吹敷患处；治疗风热喉痹，与灯心草、黄柏、白矾共为末，吹患处。治疗急、慢性化脓性中耳炎，可以本品搅溶于核桃油中滴耳。

此外，治疮疡溃后不敛，可配伍牛黄、珍珠、炉甘石等，或与象皮、血竭、乳香等同用；治烧烫伤，可与朱砂、香油制成药膏外用。

【用法用量】入丸散，0.15～0.3g。天然冰片：0.3～0.9g。外用适量，研粉点敷患处。不宜入煎剂。

【使用注意】孕妇慎用。

【现代研究】从樟科植物樟中提取的天然冰片主要成分为右旋龙脑，从菊科植物艾纳香中提取的冰片主要含左旋龙脑，含少量桉油精、左旋樟脑、倍半萜醇等。机制冰片除含有龙脑外，还含有大量异龙脑。现行版《中国药典》规定：冰片（合成龙脑）含龙脑（$C_{10}H_{18}O$）不得少于55.0%；艾片（左旋龙脑）含左旋龙脑以龙脑（$C_{10}H_{18}O$）计不得少于85%；天然冰片（右旋龙脑）含右旋龙脑（$C_{10}H_{18}O$）不得少于95.0%。本品对中枢神经系统具有兴奋和抑制双重作用，抗心肌缺血，抗生育，并具有促进药物吸收、影响药物分布等作用；龙脑、异龙脑均有耐缺氧作用，并能改善缺血脑组织能量代谢，减轻脑损伤。

石菖蒲 Shíchāngpú 《神农本草经》

为天南星科植物石菖蒲 *Acorus tatarinowii* Schott. 的干燥根茎。主产于四川、浙江、江苏。秋、冬两季采挖，除去须根及泥沙，晒干。鲜用或生用。

【药性】辛、苦，温。归心、胃经。

【功效】开窍豁痰，醒神益智，化湿和胃。

【性能特点】本品苦燥温通，辛香走窜。开窍豁痰，醒神益智，适用于痰浊蒙蔽心窍之神志昏乱，也可用于多种原因所致的心神不宁、耳鸣耳聋、失音等症。芳香能化湿醒脾，开胃宽中，适用于湿浊中阻之脘腹痞满、纳呆少食等。

【临床应用】

1. 痰蒙清窍，神昏癫痫 治疗中风痰迷心窍，神志昏乱、舌强不能语，常与半夏、天南星、陈皮等燥湿化痰药同用；若治痰热蒙蔽，高热、神昏谵语者，常与郁金、半夏、竹沥等配伍；治痰热癫痫抽搐，可与枳实、竹茹、黄连等配伍。

2. 健忘失眠，耳鸣耳聋 治健忘证，常与人参、茯苓等配伍；治劳心过度、心神失养所致的失眠、多梦、心悸怔忡，常与人参、白术、龙眼肉等配伍；治心肾两虚、耳鸣耳聋、头昏、心悸，常与菟丝子、女贞子、旱莲草等配伍；若治湿浊蒙蔽，头晕，嗜睡，健忘，耳鸣，耳聋等症，又常与茯苓、远志、龙骨等配伍。

3. 湿阻中焦，脘痞不饥，噤口下痢 用治湿浊中阻，脘痞不饥，常与砂仁、苍术、厚朴等配伍；若治湿热蕴伏之身热吐利、胸脘痞闷、舌苔黄腻者，可与黄连、厚朴等配伍；若治湿热毒盛，水谷不纳，里急后重之噤口痢，又常与黄连、茯苓、石莲子等配伍。

【用法用量】煎服，3～10g；鲜品加倍。

【现代研究】本品主要含挥发油：α、β及γ-细辛醚，欧细辛醚，顺式甲基异丁香酚，榄香烯，细辛醛，δ-荜澄茄烯，百里香酚，肉豆蔻酸；黄酮类成分：顺式环氧细辛酮，2′-二羟基细辛酮。现行版《中国药典》规定：本品含挥发油不得少于1.3%（mL/g），饮片含挥发油不得少于1.0%（mL/g）；含β-细辛醚（$C_{12}H_{16}O_3$）不得少于0.46%。本品有镇静、抗惊厥、抗抑郁、改善学习记忆和抗脑损伤等作用。

附药：**九节菖蒲** 为毛茛科植物阿尔泰银莲花*Anemonealtaica* Fisch. *ex* C. A. Mey 的根茎，主产于陕西、山西、河南等地。性味辛，温；归心、肝、脾经。功能化痰开窍，安神，宣湿醒脾，解毒。适用于热病神昏，癫痫，气闭耳聋，多梦健忘，胸闷腹胀，食欲不振，风湿痹痛，痈疽，疥癣。煎服，1.5～6g；或入丸、散，或鲜品捣汁服。外用适量，煎水洗；或鲜品捣敷；或研末调敷。阴虚阳亢，烦躁汗多，滑精者慎服。九节菖蒲有一定毒性，故临床使用时二者不可混淆。

表 22-1 需了解和参考的开窍药

药名	性味归经	功效	主治	用法用量	使用注意
苏合香△	辛，温。归心、脾经	开窍醒神，辟秽，止痛	①中风痰厥，猝然昏倒 ②胸痹心痛，胸腹冷痛 ③惊痫	入丸散服，0.3～1g，外用适量，不入煎剂	
安息香☆	辛，苦，平。归心、脾经	开窍醒神，行气活血，止痛	①寒闭神昏 ②心腹疼痛 ③温病痰热内闭心包证	0.6～1.5g，多入丸散用	

注：△：为大纲要求了解的药物；☆：为大纲要求参考的药物

◉ 学习指导与小结

1. 学习方法指导

以开窍醒神功效为主线，结合本章药物的性能特点与主治病证，理解药物的分类依据及归属；归纳比较各药功用异同，记诵相似功效共性，分析区别各自药性、功效、临床应用特点，以掌握本章药物的基本知识和技能。关注麝香、冰片的用量；冰片的来源。

2. 学习层次要求

（1）明确药性、性能特点、功效、主治病证、用法、使用注意的药物：麝香、冰片、石菖蒲；

（2）明确药性、功效、主治病证、用法、使用注意的药物：苏合香、安息香。

3. 思维导图

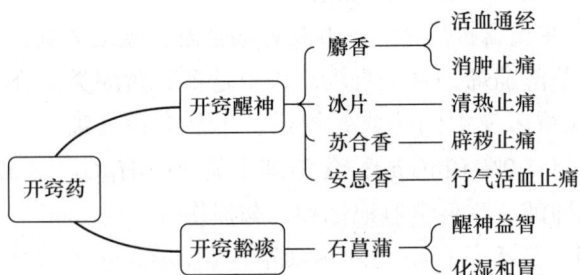

4. 术语解释

［开窍辟秽］开通心窍，化浊辟秽之义。具有芳香开窍、化浊辟秽作用的药物，适用于痰浊蒙蔽心窍、神志昏迷的闭证。

［开窍］所谓开窍，是指辛香走窜的药物能开通闭塞之心窍，主要用于急救闭证神昏，又称芳香开窍、开窍醒神、开关通窍、醒脑回苏、开闭等。其中，药性温热者称为"温开"，药性寒凉者称为"凉开"。

开窍药用药鉴别　　开窍药自测题
　　　　　　　　　　及答案

第二十三章

补虚药

补虚药图片　　　　补虚药PPT

　　凡能补充人体气血阴阳之不足，改善脏腑功能，增强体质，以提高抗病能力，治疗虚证为主的药物，称为补虚药，亦称补养药或补益药。

　　本类药物大多味甘，药性寒温兼具。共同功效为补虚扶弱，纠正人体气血阴阳的虚衰，主治虚弱诸症。正气虚弱的证候，包括气虚证、阳虚证、血虚证、阴虚证。本类药物根据其功效和主要适应证的不同可分为补气药、补阳药、补血药、补阴药四类。补阳药及大多数补气药、补血药的药性偏温；补阴药药性偏寒凉。补气药主归脾、肺经，补阳药主归肾经，补血药主归心、肝经，补阴药主归肺、胃、肝、肾经。

　　使用补虚药时，除应根据虚证的不同类型选用相应的补虚药外，还应充分重视人体气、血、阴、阳相互依存的关系。一般说来，阳虚者必兼气虚，而气虚渐重易致阳虚；阴虚者每兼见血虚，而血虚者也易致阴虚；气虚、阳虚则生化无力，可致血虚、阴虚；而血虚、阴虚则生化无源，无以化气，易致气虚、阳虚；气虚或血虚日久不愈，可致气血两亏；阴虚或阳虚日久不愈，可致阴阳俱虚；而热病后期或久病不愈，耗伤气阴，每致气阴两虚。故补气药和补阳药，补血药和补阴药，往往相辅而用。至于气血两亏、气阴两虚、阴阳俱虚的证候，又当气血双补、益气养阴或阴阳并补。补虚药除有上述"补可扶弱"的功能外，还可配伍祛邪药，用于邪盛正衰或正气虚弱而病邪未尽的证候，以起到"扶正祛邪"的作用，达到邪去正复的目的。还应注意顾护脾胃，适当配伍健脾消食药，以促进运化，使补虚药能充分发挥作用。

　　虚弱证一般病程较长，补虚药宜作蜜丸、煎膏（膏滋）、片剂、口服液、颗粒剂或酒剂等，以便保存和服用。如作汤剂，应适当久煎，使药味尽出。个别挽救虚脱的补虚药，则宜制成注射剂，以备急用。

　　补虚药原为虚证而设，凡身体健康，并无虚弱表现者，不宜滥用，以免导致阴阳平衡失调，气血不和，"误补益疾"。实邪方盛、正气未虚者，以祛邪为要，亦不宜用，以免"闭门留寇"。

　　补虚药一般具有增强机体的免疫功能、调节内分泌、延缓衰老、抗氧化、增强心肌收缩力、抗心肌缺血、促进造血、促进核酸代谢和蛋白质合成、改善消化功能、抗应激、抗肿瘤等作用，部分药物还有提高学习记忆功能、调节脂质代谢、降血糖等作用。

第一节 补 气 药

本类药物性味多甘温或甘平，能补益脏腑之气，增强机体的活动能力，主要用于气虚证。气虚证，以神疲乏力、气短息弱、声低懒言、动则加重、舌淡嫩、脉虚弱等为主要表现。本类药物尤其能增强脾、肺二脏的功能，故最适宜于脾气虚或肺气虚的病证。脾气虚证，以食少、腹胀、食后尤甚、大便溏泄、神疲肢倦、舌淡苔白、脉缓弱等为主要表现，或兼面浮肢肿、脘腹坠胀、脱肛，胃、肾、子宫等内脏下垂。肺气虚证，以咳喘无力、动则尤甚、声低懒言、神疲体倦、自汗畏风、易感冒、舌淡苔白、脉虚等为主要表现。

部分药物分别兼有补心气、补肾气、补元气、生津液、补血等功效，又可治心气虚、肾气虚、元气虚、津液亏虚、气血两虚等。

本类药性多壅滞，故中满气滞者慎用，或适当辅以理气药。

人 参 Rénshēn 《神农本草经》

为五加科植物人参*Panax ginseng* C. A. Mey. 的干燥根和根茎。主产吉林、辽宁、黑龙江。播种在山林野生状态下自然生长的称"林下山参"，习称"籽海"；栽培者称"园参"。于秋季采挖。园参一般栽培5～6年后收获。园参经晒干或烘干，称"生晒参"；园参经蒸制后的干燥品，称"红参"；山参经晒干，称"生晒山参"。切片或研粉用。

知识链接：
人参-百草之王

【**药性**】甘、微苦，微温。归心、肺、脾、肾经。

【**功效**】大补元气，复脉固脱，补脾益肺，生津养血，安神益智。

【**性能特点**】本品甘温，入脾、肺、心、肾经，善大补元气，能扶危救脱，凡大病、久病及大吐泻、大失血等各种原因所致元气虚极欲脱之证，单用大剂量浓煎服即奏效；通过补元气也间接地达到补肺脾心肾气、生津止渴、安神益智的作用。为治脾肺气虚之主药。并用于热病气津两伤，身热口渴或消渴，气血亏虚之心悸、失眠、健忘等症。此外，其补虚强壮、益气助阳之功，又可用治元气不足、命门火衰、阳痿宫冷等。为治虚劳内伤第一要药。

【**临床应用**】

1. 气虚欲脱，脉微肢冷 无论大失血、大吐泻或久病、大病所致之气脱危候，均可单用本品大量浓煎服，若兼见四肢逆冷、阳气衰微者，可配附子以益气回阳；若兼见汗多口渴、气阴两伤者，可配麦冬、五味子以益气敛阴，即生脉散。

2. 脾虚食少 治脾气不足的倦怠乏力、食少便溏等，常配白术、茯苓、甘草等益气健脾药同用。

3. 肺虚喘咳 治肺气虚弱的短气喘促，懒言声微，脉虚自汗等证可配黄芪、五味子等同用；若喘促日久，肺肾两虚者，常与核桃肉、蛤蚧等补益肺肾药同用。

4. 津伤口渴及内热消渴 治热病气津两伤身热汗多、口渴脉虚，常配石膏、知母等；治热伤气阴之口渴多汗、气虚脉弱者，每配麦冬、五味子同用，以益气生津、止渴、止汗；治消渴证，可与天花粉、生地黄、黄芪等同用，以增强益气生津止渴之效。

5. 惊悸失眠 治气血亏虚的心悸、失眠、健忘等证，可单用，亦可配伍当归、龙眼肉、酸枣仁等养血安神药同用。

此外，对血虚证、气不摄血的出血证及阳痿证，能益气生血、益气摄血或益气助阳；对体虚外感或邪实正虚之证，可随证配伍解表、攻里药，以扶正祛邪。

【用法用量】煎服，3～9g；用于急重证，剂量可酌增为15～30g。宜文火另煎兑服。研粉吞服，每次2g，一天2次。

【使用注意】反藜芦。畏五灵脂。不宜与莱菔子同用，不宜同时吃萝卜或喝茶，以免影响补力。

【现代研究】本品主要含人参皂苷Ro、Ra$_1$、Rb$_1$、Re、Rg$_1$等多种三萜皂苷类成分，以及多糖、挥发油、氨基酸、有机酸、黄酮类、维生素类和微量元素等。现行版《中国药典》规定本品含人参皂苷Rg$_1$（$C_{42}H_{72}O_{14}$）和人参皂苷Re（$C_{48}H_{82}O_{18}$）的总量不得少于0.30%，饮片不得少于0.27%；含人参皂苷Rb$_1$（$C_{54}H_{92}O_{23}$）不得少于0.20%，饮片不得少于0.18%。有增强免疫功能、抗氧化、抗应激、抗辐射、抗衰老、强心、抗缺氧和保护心肌、保护和刺激骨储血、造血功能、改善学习记忆、促进肾上腺皮质激素分泌、促进核酸与蛋白质合成、降血糖、抗肿瘤等多种药理作用。

附药：红参 为五加科植物人参 *Panax ginseng* C. A. Mey. 的栽培品经蒸制后的干燥根和根茎。性味甘、微苦，微温；归脾、肺、心、肾经。功能大补元气，复脉固脱，益气摄血。用于体虚欲脱、肢冷脉微、气不摄血、崩漏下血。煎服，3～9g，另煎兑服。不宜与藜芦、五灵脂同用。

人参叶 为五加科植物人参 *Panax ginseng* C. A. Mey. 的干燥叶。性味苦、甘，寒。归肺、胃经。功能补气，益肺，祛暑，生津。适用于气虚咳嗽、暑热烦躁、津伤口渴、头目不清、四肢倦乏。煎服，3～9g。不宜与藜芦、五灵脂同用。

西洋参 Xīyángshēn 《本草从新》

为五加科植物西洋参 *Panax quinquefolium* L. 的干燥根。原产于美国、加拿大及法国，我国东北、华北、西北等地区亦有栽培。秋季采挖。晒干或低温干燥。切片入药或用时捣碎。

【药性】甘、微苦，凉。归心、肺、肾经。

【功效】补气养阴，清热生津。

【性能特点】本品苦微甘寒，入心、肺、胃经。功擅补气养阴，清热生津，为治气阴不足而火盛者之佳品，单用本品煎服，即有良效，每配补气养阴生津之品以增效。并能清肠止血，治肠热便血。

【临床应用】

1. 气虚阴亏，虚热烦倦，喘咳痰血　治阴虚火旺、肺失清肃的喘咳痰血证，可单用本品研末服，或配伍知母、川贝母、阿胶等，以增强养阴清肺、止咳化痰、止血之效。

2. 内热消渴，口燥咽干　治热病气阴两伤之烦倦、口渴，单用本品煎服，或与麦冬、知母、石斛等养阴清热生津药同用；治内热消渴、气阴两虚者，可配伍天花粉、山药、黄芪等益气生津药。

此外，可用于肠热便血，有清肠止血之效，可与龙眼肉蒸服。

【用法用量】另煎兑服，3～6g。入丸散剂，每次0.5～1g。

【使用注意】中阳衰微，胃有寒湿者不宜服用。反藜芦。

【现代研究】本品主要含人参皂苷Rb_1、Rc、Rd、Rf、Rg_1等多种三萜皂苷类成分，以及多糖、黄酮类、挥发油、蛋白质、氨基酸、核酸、肽类、甾醇类、淀粉、维生素、脂肪酸、有机酸、矿物质等。现行版《中国药典》规定本品药材和饮片含人参皂苷Rg_1（$C_{42}H_{72}O_{14}$）、人参皂苷Re（$C_{48}H_{82}O_{18}$）和人参皂苷Rb_1（$C_{54}H_{92}O_{23}$）的总量均不得少于2.0%。本品及西洋参皂苷具有镇静、抗惊厥、增强免疫、抗心律失常、抗心肌缺血、强心、抗休克、抗利尿、保护肝脏和提高大鼠神经胶质瘤细胞内环磷酸腺苷（cAMP）的含量，抗缺氧、抗疲劳、抗应激等作用。

【按语】人参与西洋参均有补益元气之功，可用于气虚欲脱的气短神疲、脉细无力等，但人参益气救脱之力较强，单用即可收效；西洋参性凉，兼能补阴，具有补气养阴而不助热的特点，较宜于气阴两伤而有热者。二药又皆能补脾肺之气，可用治脾肺气虚之证。其中人参作用较强，但西洋参多用于脾肺气阴两虚之证。二药还有益气生津作用，均可用于津伤口渴和内热消渴。此外，人参尚能补益心肾之气、安神益智，还常用于失眠、健忘、心悸怔忡及肾不纳气的虚喘气短等。

党　参　Dǎngshēn　《本草从新》

为桔梗科植物党参 *Codonopsis pilosula* (Franch.) Nannf.、素花党参 *Codonopsis pilosula* Nannf. var. *modesta* (Nannf.) L. T. Shen 或川党参 *Codonopsis tangshen* Oliv. 的干燥根。主产于山西、四川、陕西等地。秋季采挖，晒干。切厚片，生用。

【药性】甘，平。归脾、肺经。

【功效】健脾益肺，养血生津。

【性能特点】本品甘平，性质平和，不腻不燥，入脾肺经，既擅补中气，为常用的补中益气药；又善益肺气，为治脾肺气虚证最常用之品。气能生血，气旺津生，故又具养血生津之效，亦治血虚、津亏之证。

【临床应用】

1. 脾肺气虚，食少倦怠，咳嗽虚喘 治中气不足的食少便溏、四肢倦怠等证。多与白术、茯苓、甘草等补气健脾药同用；治肺气亏虚的气短咳喘、言语无力、声音低弱等，可配伍黄芪、五味子等药同用，以增强补益肺气、止咳平喘的作用。

2. 气血不足，面色萎黄，心悸气短 治气血两亏的面色萎黄、头晕心悸等。常与熟地黄、当归等补血药同用。

3. 津伤口渴，内热消渴 治热伤气津、气短口渴以及内热消渴，常配伍麦冬、五味子、黄芪等同用，以增强益气生津止渴之效。

此外，对体虚外感或邪实正虚之证，也可随证配解表药、泻下药同用，以扶正祛邪。

【用法用量】煎服，9～30g。

【使用注意】不宜与藜芦同用。

【现代研究】本品主要含党参多糖、党参苷、植物甾醇、党参内酯、黄酮类、酚酸类、生物碱、香豆素类、无机元素、氨基酸、微量元素等。本品能调节胃肠运动、抗溃疡、增强机体免疫功能、抗应激、增强造血功能；有强心、抗休克、调节血压、抗心肌缺血的作用；能改善血液流变学、抗血栓形成，有改善学习记忆能力、镇静、催眠、抗惊厥、抗菌等作用。

黄 芪 Huángqí 《神农本草经》

为豆科植物蒙古黄芪 *Astragalus membranaceus* (Fisch.) Bge. var. *mongholicus* (Bge.) Hsiao 或膜荚黄芪 *Astragalus membranaceus* (Fisch.) Bge. 的干燥根。主产于内蒙古、山西、黑龙江等地。春、秋二季采挖。晒干。生用或蜜炙用。

【药性】甘，微温。归脾、肺经。

【功效】补气升阳，固表止汗，利水消肿，生津养血，行滞通痹，托毒排脓，敛疮生肌。

【性能特点】本品甘温，有"补气之长"的美称，入脾经善升举阳气，对脾阳不升、中气下陷者尤为适宜。入肺经，能补益肺气，固护肌表，适用于肺气虚及卫虚不固之自汗。通过补气兼能养血、利水、生津、行滞，可用于血虚类，气虚水肿，气津不足之消渴，气虚血滞之半身不遂、痹痛麻木等。又能托毒排脓，适用于气血亏虚、疮疡难溃或溃久不敛者。

【临床应用】

1. 气虚乏力，食少便溏，中气下陷，久泻脱肛 治脾虚气短、食少便溏、倦怠乏力等，常配白术以补气健脾；若气虚较甚，则配人参以增强补气作用；若中焦虚寒、腹痛拘急，常配桂枝、白芍、甘草等以补气温中；若气虚阳弱，体倦汗多，常配附子，以益气温阳固表。治脾阳不升、中气下陷，而见久泻脱肛、内脏下垂者，常配人参、升麻、柴胡等以培中举陷。

2. 肺气虚及表虚自汗，气虚外感诸证 治肺气虚弱、咳喘气短，常配紫菀、五味子等同用；治表虚卫阳不固的自汗，且易外感者，常配白术、防风同用，既可固表以止自汗，又能实卫而御外邪。尚可用治阴虚引起的盗汗，但须与生地黄、黄柏等滋阴降火药同用。

3. 气虚水肿 治气虚水湿失运的浮肿、小便不利，常与防己、白术等同用。

4. 痈疽难溃，久溃不敛 治气血不足、疮疡内陷的脓成不溃常配当归、穿山甲、皂角刺等，以托毒排脓；治久溃不敛，可配当归、人参、肉桂等，以生肌敛疮。

5. 血虚萎黄 治气虚血亏的面色萎黄、神倦脉虚等，常与当归同用，以补气生血。

6. 气虚不能摄血的便血、崩漏等 常与人参、龙眼肉、当归等同用，以补气摄血。

7. 半身不遂，痹痛麻木 治气虚血滞不行的关节痹痛、肢体麻木或半身不遂等，常与羌活、防风、姜黄等祛风湿药或当归、红花、地龙等活血通络药同用。

8. 内热消渴 气虚津亏的消渴证，单用熬膏服即效，或与生地黄、麦冬、天花粉等养阴生津药同用。

【用法用量】煎服，9～30g。益气补中宜蜜炙用；其他功效多生用。

【使用注意】凡表实邪盛、内有积滞、阴虚阳亢、疮疡阳证实证等，不宜使用。

【现代研究】本品主要含三萜皂苷类成分：黄芪皂苷Ⅰ、Ⅱ、Ⅲ、Ⅳ（黄芪甲苷）荚膜黄芪苷Ⅰ、Ⅱ等；黄酮类成分：芒柄花素、毛蕊异黄酮葡萄糖苷等；还含多糖、氨基酸、甜菜碱等。现行版《中国药典》规定含毛蕊异黄酮葡萄糖苷（$C_{22}H_{22}O_{10}$），药材、饮片及炙黄芪均不得少于0.020%；黄芪甲苷（$C_{41}H_{68}O_{14}$），药材、饮片不得少于0.080%，炙黄芪含黄芪甲苷（$C_{41}H_{68}O_{14}$）不得少于0.060%。本品煎剂和黄芪多糖能促进DNA、RNA和蛋白质合成，增强免疫。有保肝、改善肾功能、利尿、改善血液流变性、促进造血功能、抗衰老、抗应激、解毒、抗菌、抗病毒、抗肿瘤等作用。黄芪皂苷有扩张血管、降压、强心、提高心肌耐缺氧能力、抗心肌缺血、抗炎、镇痛、镇静等作用。

白　术　Báizhú　《神农本草经》

为菊科植物白术 *Atractylodes macrocephala* Koidz. 的干燥根茎。主产于浙江、湖北、湖南等地。冬季下部叶枯黄、上部叶变脆时采挖。烘干或晒干。生用或土炒、麸炒用。

【药性】苦、甘，温。归脾、胃经。

【功效】补气健脾，燥湿利水，止汗，安胎。

【性能特点】本品甘温苦燥，入脾、胃经。功善补脾益气，以补土胜湿见长，为健脾要药，适用于脾胃虚弱诸证；又善燥湿利水，对于脾虚湿滞证有标本兼顾之效，可消痰饮、退水肿；且善补气健脾而奏固表止汗之效，亦为治表虚自汗之常品。此外，本品又有补气健脾安胎之效，妊娠胎动不安，不论寒热虚实，均可用本品配伍治之。

【临床应用】

1. 脾胃食少，腹胀泄泻 治脾气虚弱之食少神疲，常配人参、茯苓、炙甘草等同用；治脾胃虚寒之腹满泄泻，常配人参、干姜、炙甘草等同用；治脾虚而有积滞之脘腹痞满，常配枳实同用。

2. 痰饮眩晕，水肿 治痰饮，常与桂枝、茯苓、炙甘草同用；治水肿，常配茯苓、泽泻等以健脾利湿。

3. 气虚自汗 治脾虚气弱、肌表不固而自汗，可单用为散服，或与黄芪、防风等同用，以益气固表止汗。

4. 脾虚胎动不安 如有内热者，可配黄芩，以清热安胎；若兼气滞胸腹胀满者，可配苏梗、砂仁、陈皮等，以理气安胎；而兼胎气不固、腰酸腹痛者，又多以杜仲、续断、菟丝子等合用，以补肝肾、固冲任而安胎。

【用法用量】煎服，6～12g。燥湿利水宜生用；补气健脾宜炒用；健脾止泻宜炒焦用。

【使用注意】阴虚内热或津液亏耗燥渴者不宜使用。

【现代研究】本品主要含挥发油，其主要成分为苍术醇、苍术酮、白术内酯等。尚含炔类、维生素A等。本品煎剂有强壮、调节胃肠运动、利尿、降血糖、保肝、抗凝、扩张血管、降血压、抑制细菌和真菌等作用。白术多糖有增强免疫功能。白术挥发油能抗肿瘤。白术醇提取物和醚提取物有抑制子宫平滑肌收缩作用。

山 药 Shānyào 《神农本草经》

为薯蓣科植物薯蓣 *Dioscorea opposita* Thunb. 的干燥根茎。主产于河南、江苏、广西、湖南等地。冬季茎叶枯萎后采挖。根据加工方法不同分"毛山药"和"光山药"。润透，切厚片，生用或麸炒用。

【药性】甘，平。归脾、肺、肾经。

【功效】补脾养胃，生津益肺，补肾涩精。

【性能特点】本品甘平，入脾、肺、肾经。既能补气，又可养阴，为平补脾、肺、肾三焦气阴之良药，适用于气阴不足之证。且性兼涩，有轻微的收敛固涩之效。故凡脾气虚弱、食少便溏，用之可以补脾而止泻；肺肾气阴不足之久咳虚喘，用之可以补肺肾而平咳喘；肾虚不固之遗精、尿频，或妇女带下，用之可以补肾固精、缩尿、止带。而对阴虚内热、口渴多饮、小便频数之消渴证，用之又可以益气养阴，生津止渴。

【临床应用】

1. 脾虚食少，泄泻便溏，白带过多 凡脾虚食少、体倦便溏及妇女带下、儿童消化不良的泄泻等，皆可应用。常与人参（或党参）、白术、茯苓等同用，以健脾益气，渗湿止泻。

2. 肺虚喘咳，肾虚遗精，带下，尿频 治肺虚咳喘，或肺肾两虚久咳久喘，常配人参、麦冬、五味子等同用，以补肾益肺纳气；治肾虚不固的遗精、尿频等，常配熟地黄、山茱萸、菟丝子等同用，以益肾固精止遗；治肾虚不固、带下清稀或脾虚有湿的带下清稀、绵绵不止，前者多配伍熟地黄、山茱萸、五味子等补肾固涩药同用；而后者则每配党参、白术、车前子等健脾利湿药同用；若带下发黄而有湿热者，又当配黄柏、椿皮等清热燥湿药同用。

3. 虚热消渴 常配黄芪、知母、五味子等益气生津药同用，如玉液汤。

【用法用量】煎服，15～30g。补阴生津宜生用；健脾止泻宜麸炒用。

【使用注意】湿盛中满而有积滞者不宜使用。

【现代研究】本品主要含薯蓣皂苷元、皂苷、黏液质、胆碱、淀粉、糖蛋白、游离氨基酸、维生素C等多种成分。本品煎剂有降血糖、缓解肠管平滑肌痉挛作用。山药多糖能增强免疫功能，有抗衰老作用。

甘 草　Gāncǎo　《神农本草经》

为豆科植物甘草 *Glycyrrhiza uralensis* Fisch.、胀果甘草 *Glycyrrhiza inflata* Bat. 或光果甘草 *Glycyrrhiza glabra* L. 的干燥根及根茎。主产内蒙古、山西、甘肃、新疆等地。春、秋季采挖。晒干。切厚片，生用或蜜炙用。

【药性】甘，平。归心、肺、脾、胃经。

【功效】补脾益气，清热解毒，祛痰止咳，缓急止痛，调和诸药。

【性能特点】本品甘能补虚，归脾胃经，能补脾胃不足而益中气；归心经，能补益心气，益气复脉，适用于心气不足的心悸、脉结代；甘润平和，归肺经，能祛痰止咳。随证配伍，可用于寒热虚实多种咳喘，有痰无痰均宜；本品还长于解毒，临床应用十分广泛。生用药性偏凉，能清热解毒，可用于多种热毒证，治药物、食物中毒，在无特殊解毒药时，可以甘草治之；味甘能缓，又善于缓急止痛，对脾虚肝旺的脘腹挛急作痛或阴血不足的四肢挛急作痛，均常与白芍相须为用；本品甘平，药性和缓，与寒热补泻各类药物同用，能缓和烈性或减轻毒副作用，有调和百药之功，故有"国老"之美称。

【临床应用】

1. 心气不足的心动悸，脉结代；脾气虚弱的倦怠乏力，食少便溏等 治心气虚，常以之为主，配伍人参、阿胶、桂枝等同用，以益气复脉、滋阴养血；治脾气虚，常与人参、白术等同用，以益气健脾。

2. 痰多咳嗽 本品甘平入肺，治风寒咳嗽，可配麻黄、苦杏仁同用，以散寒解表、宣肺平喘；治肺热咳喘，可配石膏、麻黄、苦杏仁，以清热宣肺、降逆平喘；治寒痰咳喘，配干姜、细辛，以涤饮解表、温肺降逆；治湿痰咳嗽，配半夏、茯苓，以燥湿化痰。

3. 脘腹及四肢挛急作痛 本品有良好的缓急止痛作用。治阴血不足、筋失所养而挛急作痛者，常配白芍；治脾胃虚寒、营血不能温养所致者，常配桂枝、白芍、饴糖等，以温中补虚、缓急止痛。

4. 用于药性峻猛的方剂中起调和作用 本品能缓和烈性或减轻毒副作用，又可调和脾胃。如调胃承气汤用甘草以缓和芒硝、大黄之性，使泻下不致太猛，并避免其刺激大肠而产生腹痛；又如半夏泻心汤，甘草与半夏、干姜、黄芩、黄连同用，又能在其中协和寒热，平调升降，起到和的作用。

5. 热毒疮疡、咽喉肿痛及药物中毒、食物中毒等 治热毒疮疡，常与金银花、连翘等清热解毒药同用；治咽喉肿痛，单用煎服即效，或与桔梗同用，如甘草汤、桔梗汤；治药物中毒、食物中毒，在无特殊解毒药时，可以甘草治之，亦可与绿豆或大豆煎汤服。

【**用法用量**】煎服，2～10g。清热解毒宜生用；补中缓急、益气复脉宜蜜炙用。

【**使用注意**】不宜与海藻、京大戟、红大戟、甘遂、芫花同用。本品有助湿壅气之弊，湿盛胀满、水肿者不宜用。大剂量久服可导致水钠潴留，引起浮肿。

【**现代研究**】本品主要含甘草酸、甘草甜素等三萜皂苷和甘草素等多种黄酮类。现行版《中国药典》规定：甘草药材和饮片中含甘草苷（$C_{21}H_{22}O_9$）不得少于0.50%，炙甘草不得少于0.45%；甘草药材中含甘草酸（$C_{42}H_{62}O_{16}$）不得少于2.0%，生甘草中含甘草酸不得少于1.8%，炙甘草中含甘草酸不得少于1.0%。本品有抗消化性溃疡、保肝、解痉、抗心律失常、镇咳祛痰、解毒、抗炎、抗菌、抗病毒、抗变态反应、肾上腺皮质激素样作用以及抗肿瘤、抗突变等多种药理作用。

大 枣 Dàzǎo 《神农本草经》

为鼠李科植物枣 Ziziphus jujuba Mill. 的干燥成熟果实。主产于河北、河南、山东、陕西等地。秋季采收。晒干。生用。用时破开或去核。

【**药性**】甘，温。归脾、胃、心经。

【**功效**】补中益气，养血安神。

【**性能特点**】本品甘温，入脾胃经，能补脾益气，适用于脾气虚弱证；入心经，能养心血，安心神。治心阴不足、肝气失和之妇人脏躁证及治血虚萎黄、心悸失眠等证。并可以缓和药性和矫味。

【**临床应用**】

1. 脾虚食少，乏力便溏 治脾气虚弱证，症见形体消瘦、倦怠乏力、食少便溏等，可与黄芪、党参、白术等健脾益气药配伍。

2. 妇人脏躁 治心阴不足、肝气失和之妇人脏躁，精神恍惚，无故悲伤欲哭，心中烦乱，不能自已，睡眠不安者，常与小麦、甘草等同用；治血虚面色萎黄、心悸失眠者，多与熟地黄、当归、酸枣仁等配伍。此外，加入药性较峻烈的方剂中，可以减少烈性药的副作用，并保护正气。如十枣汤，即以之缓解甘遂、大戟、芫花之峻下与毒性，保护脾胃。

常配伍生姜，入解表剂以调和营卫，入补益剂以调补脾胃，均可以增强其疗效。

【用法用量】煎服，6～15g。

【使用注意】本品助湿生热，令人中满，故湿盛中满或有积滞、痰热者不宜服用。

【现代研究】本品主要含有机酸、三萜酸类、生物碱类、皂苷类、黄酮类、糖类、维生素类、氨基酸、挥发油、鞣质、类脂类、树脂类等成分及微量元素。有增强免疫力、抗变态反应、抗氧化、抗突变、抗肿瘤、抗炎、调节胃肠平滑肌蠕动、保肝等作用。

表23-1　需了解和参考的补气药

药名	性味归经	功效	主治	用法用量	使用注意
太子参△	甘、微苦，平。归脾、肺经	益气健脾，生津润肺	① 脾虚体倦，食欲不振 ② 病后虚弱，气阴不足，自汗口渴 ③ 肺燥干咳	煎服，9～30g	
白扁豆△	甘，微温。归脾、胃经	健脾化湿，和中消暑	① 脾胃虚弱，食欲不振，大便溏泻，白带过多 ② 暑湿吐泻，胸闷腹胀	煎服，9～15g。健脾止泻宜炒用；和中消暑宜生用	煮熟后服用
扁豆衣	性效似白扁豆	似白扁豆而健脾之力略逊，但无壅滞之弊，偏于消暑化湿	① 暑湿吐泻 ② 脚气浮肿	煎服，5～10g	煮熟后服用
扁豆花	甘、淡，平	消暑化湿	暑湿泄泻及带下	煎服，5～10g	煮熟后服用
蜂蜜△	甘，平。归肺、脾、大肠经	补中，润燥，止痛，解毒；外用生肌敛疮	① 脾气虚弱，脘腹挛急疼痛 ② 肺燥干咳 ③ 肠燥便秘 ④ 解乌头类药毒	煎服或冲服，15～30g。制丸剂、膏剂或栓剂等，随方适量。外敷适量	凡湿阻中满、湿热痰滞、便溏或泄泻者宜慎用
蜂胶	苦、辛，寒。归脾、胃经	补虚弱，化浊脂，止消渴；外用解毒消肿，收敛生肌	① 体虚早衰，高脂血症，消渴 ② 外用治皮肤皲裂，烧烫伤	0.2～0.6g。外用适量。多入丸散用，或加蜂蜜适量冲服	过敏体质者慎用
刺五加☆	辛、微苦，温。归脾、肺、肾、心经	健脾益气，补肾安神	① 脾肺气虚，体虚乏力，食欲不振 ② 肺肾两虚，久咳虚喘 ③ 肾虚腰膝酸痛 ④ 心脾不足，失眠多梦	煎服，9～27g。	高血压患者慎用
绞股蓝☆	甘、苦，寒。归脾、肺经	健脾益气，化痰止咳，清热解毒	① 脾虚的多种兼夹证候 ② 肺虚咳嗽 ③ 热毒证	煎服，10～20g。亦可泡茶服	过敏者禁用

续表

药名	性味归经	功效	主治	用法用量	使用注意
红景天☆	甘、苦、寒。归脾、肺、心经	益气活血，通脉平喘	① 气虚血瘀，胸痹心痛，中风偏瘫 ② 脾肺气虚，倦怠气喘	煎服，3～6g。	体质虚寒者慎用
沙棘☆	甘、酸、涩、温，入脾、胃、肺、心经	健脾消食，止咳祛痰，活血散瘀	① 脾虚食少，食积腹痛 ② 咳嗽痰多 ③ 瘀血经闭，胸痹心痛，跌仆瘀肿	煎服，3～10g。鲜品适当加量	胃酸过多者慎用
饴糖☆	甘、温。归脾、胃、肺经	补中益气，缓急止痛，润肺止咳	① 脾胃虚寒，脘腹疼痛 ② 肺虚燥咳	入汤剂须烊化冲服，每次15～20g。	湿热内郁，中满吐逆，痰热咳嗽，小儿疳积不宜服用

注：△：为大纲要求了解的药物；☆：为大纲要求参考的药物

➕ 第二节　补　阳　药

　　本类药物性味多甘温，或咸温，或辛热，能温补人体之阳气。因肾阳为一身之元阳，乃诸阳之本，对人体脏腑、经络起温煦、生化作用，是人体生命活动的原动力，所以阳虚诸证与肾阳不足有十分密切关系。肾阳之虚得补，就能温煦其他脏腑，从而消除或改善全身的阳虚诸证。故本节介绍的补阳药，大多是以温补肾阳为主，其他以助心阳和温脾阳为主的药物，可与温里药等章节互参。

　　补阳药主要适应于肾阳不足的畏寒肢冷，腰膝酸软，性欲淡漠，阳痿早泄，宫冷不孕，尿频遗尿；肾阳虚而不能纳气的呼多吸少，咳嗽喘促；肾阳衰微，火不生土，脾失温运的腹中冷痛，黎明泄泻；肾阳虚而精髓亦虚的眩晕耳鸣，须发早白，筋骨痿软，小儿发育不良，囟门不合，齿迟行迟；肾阳虚而气化不行的水泛为肿；以及下元虚冷，冲任失调，崩漏不止，带下清稀等证。

　　因适应证候广泛，应用补阳药的配伍方法亦相应较多。除常与温里药、补肝肾药，以及补益脾肺之气的药物配伍外，还应注意配伍益精血的药，以相互调剂，使"阳得阴助"，才能"生化无穷"。

　　补阳药性多温燥，易助火伤阴，故阴虚火旺者不宜使用。

鹿　茸　Lùróng　《神农本草经》

　　为鹿科动物梅花鹿*Cervus nippon* Temminck或马鹿*Cervus elaphus* Linnaeus的雄鹿未骨化密生茸毛的幼角。前者习称"花鹿茸"，主产于吉林、辽宁、河北等地；后者习称"马鹿茸"，主产于吉林、黑龙江、新疆等地。夏、秋二季锯取鹿茸，经加工后，阴干或烘干。用时炮制成"鹿茸片"，或劈成碎块，研成细粉。

【药性】甘、咸，温。归肾、肝经。

【功效】补肾壮阳，益精血，强筋骨，调冲任，托疮毒。

【性能特点】本品甘、咸，温，入肾、肝经。肾藏精主骨，肝藏血主筋，本品乃血肉有情之品，禀纯阳之质，含生发之气，既善补肾阳而温养督脉，又擅补肝肾、益精血而健骨强筋，为治元阳不足、精血亏虚之要药。督脉为阳气之总督，鹿茸为血肉之精所结，督得茸补，则元气升举，故用治冲任虚寒、带脉不固的崩漏不止、带下过多，有调冲任、固崩止带之良效；用治疮疡久溃不敛、阴疽内陷不起，有温补内托之殊功。

【临床应用】

1. 肾阳不足，精血亏虚，阳痿滑精，宫寒不孕，尿频不禁，头晕耳鸣，腰膝酸痛，肢冷神疲等　单用研末服即效；或同山药浸酒服；亦可配伍人参、巴戟天等为丸服，以补气养血、壮阳益精。

2. 肝肾精血不足的筋骨痿软，小儿发育不良，囟门过期不合，齿迟，行迟等　常配伍山茱萸、熟地黄等滋养阴血药同用。

3. 冲任虚寒，带脉不固的崩漏不止，带下过多　治崩漏不止，可配当归、阿胶、蒲黄等同用，以增强固崩止血之效；治白带过多，配狗脊、白蔹。

4. 阴疽不敛　用治疮疡久溃不敛，脓出清稀，或阴疽内陷不起。与黄芪、当归、肉桂等药配伍应用。

【用法用量】1～2g，研末冲服。

【使用注意】服用本品宜从小量开始，缓缓增加，不宜骤用大量，以免阳升风动，头晕目眩，或伤阴动血。凡阴虚阳亢、热证均应忌服。

【现代研究】本品主要蛋白质类成分：胶原蛋白、角蛋白等；多肽类成分：表皮生长因子、神经生长因子等；氨基酸类成分：甘氨酸、色氨酸、赖氨酸等；甾体化合物类成分：雌二醇、雌三醇、雌酮等。本品还含矿物质、生物碱、生物胺、多糖、脂肪酸、磷脂、胆固醇等。本品能促进生长发育、增强免疫、抗疲劳、促进核酸和蛋白合成、具有促性激素样作用、促进骨造血功能、促进物质代谢等；还能增强心肌收缩力、增加心输出量和动脉血流量、抗心律失常。

附药：**鹿角**　鹿科动物梅花鹿 *Cervus nippon* Temminck 或马鹿 *Cervus elaphus* Linnaeus 已骨化的角或锯茸后翌年春季脱落的角基。性味咸，温。归肝、肾经；功能温肾阳，强筋骨，行血消肿。适用于肾阳不足，阳痿遗精，腰脊冷痛，阴疽疮疡，乳痈初起，瘀血肿痛。煎服，6～15g。阴虚火旺者忌服。

鹿角胶　为鹿角经水煎熬浓缩而成的固体胶。性味甘、咸，温；归肝、肾经。功能温补肝肾，益精养血。适用于肝肾不足所致的腰膝酸冷，阳痿遗精，虚劳羸瘦，崩漏下血，便血尿血，阴疽肿痛。3～6g，烊化兑服。阴虚火旺者忌服。

鹿角霜　为鹿角去胶质的角块。性味咸、涩，温。归肝、肾经。功能温肾助阳，收敛止血。适用于脾肾阳虚，白带过多，遗尿尿频，崩漏下血，疮疡不敛。煎服，

9～15g，先煎。阴虚火旺者忌服。

紫河车　Zǐhéchē　《本草拾遗》

为健康人的干燥胎盘。将新鲜胎盘除去羊膜及脐带，反复冲洗至去净血液，蒸或置沸水中略煮后，干燥。砸成小块或研成细粉用。

【药性】甘、咸，温。归肺、肝、肾经。

【功效】温肾补精，益气养血。

【性能特点】本品甘、咸，温，入心、肺、肾经。既能温肾补精，又能益气养血。凡气血不足、肾精亏损之证，皆可应用。但药力和缓，温而不燥，需久服方能奏效。

【临床应用】

1. 肾气不足，精血亏虚，虚劳羸瘦，阳痿遗精，宫冷不孕　可单用久服即效；或配伍鹿茸、人参、熟地黄等补肾养血益精之品。

2. 肺肾两虚，久咳虚喘，骨蒸劳嗽　可单用，或随证配伍人参、蛤蚧、胡桃肉等补肾纳气平喘药应用。如兼阴虚内热者，可配熟地黄、龟板、黄柏等养阴清热药同用。

3. 气血不足，萎黄消瘦，产后乳少等　单用久服即效；亦可与党参、黄芪、当归等同用，以增强药力。

【用法用量】研末或装胶囊吞服，2～3g。

【使用注意】阴虚火旺者不宜单独应用。

【现代研究】本品主要含蛋白质、氨基酸。尚含促性腺激素A、B及雌酮等多种激素和溶菌酶、激肽酶等多种酶、多种抗体、多种干扰素、细胞生成素、多糖等。本品具有增强免疫功能的作用，能增强机体的抗病能力。并可促进乳腺、子宫、阴道、卵巢、睾丸的发育；且有抗癌、抗过敏、延缓衰老等作用。

附药：脐带　为新生儿的脐带。将新鲜脐带用金银花、甘草、黄酒同煮，烘干入药。性味甘、咸，温，归肾经。有补肾纳气、平喘、敛汗的功效。主要用于肺肾两虚的喘咳、盗汗等证。煎服，1～2条。研末服，每次1.5～3g，日服2～3次。

淫羊藿　Yínyánghuò　《神农本草经》

为小檗科植物淫羊藿*Epimedium brevicornum* Maxim.、箭叶淫羊藿*Epimedium sagittatum* (Sieb. et Zucc.) Maxim.、柔毛淫羊藿*Epimedium pubescens* Maxim.、巫山淫羊藿*Epimedium wushanense* T. S. Ying或朝鲜淫羊藿*Epimedium koreanum* Nakai的干燥叶。主产陕西、四川、山西等地。夏、秋季茎叶茂盛时采割。晒干或阴干。切丝生用或羊脂油炙用。

【药性】辛、甘，温。归肝、肾经。

【功效】补肾壮阳，强筋骨，祛风湿。

【性能特点】本品辛、甘，温，入肝、肾经。既善补肾阳，益精起痿，强筋健骨；又能祛风除湿，散寒通痹。常用于肾阳虚之阳痿、不孕及肝肾不足之筋骨痿软、风湿拘挛麻木等证。现代尚用治肾阳虚之喘咳及妇女更年期的高血压等，均有较好疗效。

【临床应用】

1. 肾阳虚衰，阳痿遗精　可单味浸酒服，亦可配伍熟地、枸杞子、巴戟天等同用，以补肾壮阳、益精起痿；治妇女宫冷不孕，多与鹿茸、当归、仙茅等配伍，以补益精血、暖宫助孕。

2. 筋骨痿软，风湿痹痛，麻木拘挛　治肢体麻木拘挛，可单用浸酒服，或配伍威灵仙、肉桂等祛风湿通经络的药物同用；兼见筋骨痿软、步履艰难者，可配杜仲、巴戟天、桑寄生等，以增强补肝肾强筋骨之效。

【用法用量】煎服，6～10g。

【使用注意】阴虚火旺者不宜使用。

【现代研究】本品主要含淫羊藿苷等黄酮苷。尚含甾醇、多糖、生物碱、挥发油、维生素E、鞣质、脂肪酸等。现行版《中国药典》规定：本品叶片含总黄酮以淫羊藿苷（$C_{33}H_{40}O_{15}$）计，不得少于5.0%；本品按干燥品计算，叶片含朝藿定A（$C_{39}H_{50}O_{20}$）、朝藿定B（$C_{38}H_{48}O_{19}$）、朝藿定C（$C_{39}H_{50}O_{19}$）和淫羊藿苷（$C_{33}H_{40}O_{15}$）的总量，朝鲜淫羊藿不得少于0.50%；淫羊藿、柔毛淫羊藿、箭叶淫羊藿均不得少于1.5%；饮片炙淫羊藿含宝藿苷Ⅰ（$C_{27}H_{30}O_{10}$）不得少于0.030%；含朝藿定A（$C_{39}H_{50}O_{20}$）、朝藿定B（$C_{38}H_{48}O_{19}$）、朝藿定C（$C_{39}H_{50}O_{19}$）和淫羊藿苷（$C_{33}H_{40}O_{15}$）的总量，朝鲜淫羊藿不得少于0.40%，淫羊藿、柔毛淫羊藿、箭叶淫羊藿均不得少于1.2%。本品煎剂及醇浸出液有降压、扩冠状动脉强心、抗心律失常、镇咳、祛痰、平喘、抗炎、抗衰老等作用。淫羊藿多糖、淫羊藿总黄酮有增强免疫作用。对脊髓灰质炎病毒及其他肠道病毒有抑制作用。此外，本品还有降血糖、降血脂、预防骨质疏松、抗缺氧等作用。

巴戟天　Bājǐtiān　《神农本草经》

为茜草科植物巴戟天 *Morinda officinalis* How 的干燥根。主产广东、广西、福建等地。全年均可采挖，洗净，除去须根，晒至六七成干，轻轻捶扁，晒干。蒸或盐蒸或煮，趁热除去木心，切段，干燥。

【药性】甘、辛，微温。归肾、肝经。

【功效】补肾阳，强筋骨，祛风湿。

【性能特点】本品甘辛微温，入肾、肝经。为补肾阳、益精血、强筋骨、祛风湿之常品，而以补肾阳、强筋骨为主，兼可祛风湿。多用于男子肾阳精血不足之阳痿不育，女子宫冷不孕、月经不调、少腹冷痛，以及肝肾不足之筋骨痿软、腰膝疼痛，或风湿久痹，累及肝肾之步履艰难，而一般风湿痹痛少用。

【临床应用】

1. 肾阳不足，阳痿遗精，宫冷不孕，月经不调，少腹冷痛 治阳痿、宫冷之少腹冷痛、月经不调，常与高良姜、肉桂、吴茱萸等同用，以补肾壮阳、温经散寒。

2. 风湿痹痛，筋骨痿软 常配杜仲、草薢等同用，以增强补肝肾、强筋骨之效；治肝肾不足，风寒侵袭，腰膝痹痛，每配羌活、肉桂、牛膝等祛风湿、强筋骨药同用。

【用法用量】煎服，3～10g。

【使用注意】阴虚火旺者不宜使用。

【现代研究】本品主要含糖类及蒽醌类，糖类主要成分为多种低聚糖，蒽醌主要成分为甲基异茜草素等。尚含环烯醚萜苷、甾醇、有机酸等。现行版《中国药典》规定：本品含耐斯糖（$C_{24}H_{42}O_{21}$）不得少于2.0%。本品有保护精子膜结构和功能、提高巨噬细胞吞噬百分率、促进特异性免疫、延缓衰老、抗肿瘤等作用。

杜 仲 Dùzhòng 《神农本草经》

为杜仲科植物杜仲 *Eucommia ulmoides* Oliv. 的干燥树皮。主产四川、云南、贵州等地。4～6月剥取，刮去粗皮，堆置"发汗"至内皮呈紫褐色，晒干。切块或丝，生用或盐水炙用。

【药性】甘，温。归肝、肾经。

【功效】补肝肾，强筋骨，安胎。

【性能特点】本品甘温，入肝、肾经。善补肝肾而强筋骨，又善补肝肾而调冲任，固经安胎。为治肝肾不足，腰脊疼痛，筋骨痿软，以及胎动不安，胎漏下血之良药。

【临床应用】

1. 肝肾不足，腰膝酸痛，筋骨无力，头晕目眩 单用浸酒服即效；或常配补骨脂、核桃肉等以增效；治阳痿尿频，配伍山茱萸、菟丝子、覆盆子等。

2. 肝肾亏虚，妊娠漏血，胎动不安 治胎动腰痛如坠，可配续断研末，大枣为丸服；亦可配伍续断、菟丝子、阿胶等补肝肾安胎药同用。

【用法用量】煎服，6～10g。炒用破坏其胶质有利于成分溶出，故比生用效果好。

【使用注意】阴虚火旺者慎用。

【现代研究】本品主要含杜仲胶、杜仲苷、杜仲醇、酚类、绿原酸等有机酸、脂肪、黄酮类、醛糖、鞣质、氨基酸等。现行版《中国药典》规定：本品含松脂醇二葡萄糖苷（$C_{32}H_{42}O_{16}$）不得少于0.10%。本品有降血压、增强免疫、促进骨细胞增殖、延缓衰老、降血脂、镇痛、镇静、抗炎、利尿、升高白细胞数目等多种药理作用。

附药：杜仲叶 为杜仲科植物杜仲 *Eucommia ulmoides* Oliv. 的干燥叶。夏秋二季枝叶茂盛时采收，晒干或低温烘干。功效：补肝肾，强筋骨。用于肝肾不足，头晕目眩，腰膝酸痛，筋骨痿软。煎服，10～15g。

续　断　Xùduàn　《神农本草经》

为川续断科植物川续断 *Dipsacus asper* Wall. ex Henry 的干燥根。主产四川、湖北、湖南等地。秋季采挖，除去根头及须根，用微火烘至半干，堆置"发汗"至内部变绿色时，再烘干。切薄片，生用或酒炙或盐炙用。

【药性】苦、辛，微温。归肝、肾经。

【功效】补肝肾，强筋骨，续折伤，止崩漏。

【性能特点】本品苦、甘、辛，微温，入肝、肾经。既善补肝肾而强筋骨，又能行血脉、消肿止痛、疗伤续折，补而不滞，行而不泄；且能补肝肾而调冲任、止血安胎。故既为治肝肾不足之腰膝酸痛、筋骨痿软，风湿痹痛，以及胎动欲坠、崩漏经多之要药，又为治跌仆损伤、骨折、肿痛必用之良品。

【临床应用】

1. 肝肾不足，腰膝酸软，风湿痹痛，跌仆损伤，筋伤骨折等　治腰膝酸痛，软弱无力，常配杜仲、牛膝、补骨脂等；治风寒湿痹，筋挛骨痛，常与萆薢、防风、牛膝等同用；治跌仆损伤、骨折、肿痛等，常与骨碎补、自然铜、土鳖虫等活血疗伤药同用。

2. 肝肾虚弱，冲任失调的崩漏，胎漏，胎动不安　治胎漏下血、胎动不安或习惯性流产，常配桑寄生、菟丝子、阿胶等；治崩漏经多，可与黄芪、地榆、艾叶等同用。

【用法用量】煎服，9～15g。酒续断多用于风湿痹痛，跌仆损伤，筋伤骨折。盐续断多用于腰膝酸软。

【使用注意】风湿热痹者忌服。

【现代研究】本品主要含三萜皂苷类成分：常春藤苷、川续断皂苷Ⅵ等；生物碱类成分：喜树次碱、川续断碱等；萜类成分：熊果酸、番木鳖苷等。还含黄酮类、甾醇等。现行版《中国药典》规定本品含川续断皂苷Ⅵ（$C_{47}H_{76}O_{18}$）不得少于2.0%，饮片、酒续断、盐续断含川续断皂苷Ⅵ（$C_{47}H_{76}O_{18}$）不得少于1.5%。本品具有抗维生素E缺乏症、促进骨损伤愈合、兴奋子宫、抗菌杀虫、抗炎、增强免疫、抗氧化、止血、镇痛、促进组织再生和催乳等作用。

补骨脂　Bǔgúzhī　《雷公炮炙论》

为豆科植物补骨脂 *Psoralea corylifolia* L. 的干燥成熟果实。主产河南、四川、陕西等地。秋季采收。晒干。生用或盐水炙用。

【药性】辛、苦，温。归肾、脾经。

【功效】温肾助阳，纳气平喘，温脾止泻；外用消风祛斑。

【性能特点】补骨脂辛苦温，入肾、脾经。功擅补火壮阳，兼具收涩之性，为治脾肾阳虚、下元不固之要药。治肾阳不足、下元虚冷之阳痿、腰膝冷痛，用之能补火壮阳，强腰健膝；治下元不固之滑精、遗精、遗尿、尿频，用之能固精缩尿；治脾肾阳虚之泄泻，用之能补火温脾而止泻；治虚寒咳喘，用之能温肾纳气而平咳喘。

【临床应用】

1. 肾阳不足，阳痿遗精，遗尿尿频，腰膝冷痛 治腰膝冷痛，常配杜仲、胡桃肉，以补肝肾、强腰膝；治下元虚败所致阳痿，常配菟丝子、沉香、核桃肉，以补肾壮阳起痿；治遗精，可与盐等分同炒为末服；治肾气虚冷，小便无度，以之同小茴香等分为丸服。

2. 脾肾阳虚，五更泄泻 治脾肾阳虚泄泻，常配五味子、肉豆蔻、吴茱萸等温脾助阳、涩肠止泻药同用。

3. 肾虚作喘 常与胡桃肉配伍，或配人参、罂粟壳、木香等同用，治劳嗽虚喘。

此外，还可治白癜风。可研末用酒浸制成20%～30%酊剂，外涂局部。

【用法用量】煎服，6～10g。外用20%～30%酊剂涂患处。

【使用注意】阴虚火旺及大便秘结者忌服。

【现代研究】本品主要含补骨脂素、异补骨脂素等香豆素。尚含补骨脂甲素等多种黄酮类、甘油三酯等多种脂肪酸以及挥发油、甾醇、皂苷、萜类、有机酸等。现行版《中国药典》规定本品含补骨脂素（$C_{11}H_6O_3$）和异补骨脂素（$C_{11}H_6O_3$）的总量不得少于1.60%。补骨脂有雌激素样作用，能增强阴道角化，增加子宫重量；能扩张冠状动脉，兴奋心脏，提高心脏功率；能收缩子宫及缩短出血时间，减少出血量；有致光敏作用，内服或外涂皮肤，经日光或紫外线照射，可使局部皮肤色素沉着。

菟丝子 Tùsīzǐ 《神农本草经》

为旋花科植物南方菟丝子 *Cuscuta australis* R. Br 或菟丝子 *Cuscuta chinensis* Lam. 的干燥成熟种子。主产江苏、辽宁、吉林等地。秋季采收。生用或盐水炙用，或煮熟捣烂作饼用。

【药性】辛、甘，平。归肝、肾、脾经。

【功效】补益肝肾，固精缩尿，安胎，明目，止泻；外用消风祛斑。

【性能特点】本品甘温，入肝、肾、脾经。既能补肾阳，又能益阴精，不燥不滞，为平补肝、肾、脾之良药。且有固精、缩尿、止泻、明目、安胎等作用。既适用于肾虚之腰痛、阳痿、遗精、尿频、带下；又适用于肝肾不足之目暗不明、胎动不安、消渴。尚可用治脾肾虚弱之泄泻。

【临床应用】

1. 肝肾不足，腰膝酸软，阳痿遗精，遗尿尿频 治腰膝酸痛，常配补肝肾强筋骨之杜仲同用；治阳痿遗精，常配枸杞子、五味子、覆盆子等，以补肾壮阳、固精止遗；治小便不禁，常配桑螵蛸、鹿茸、五味子等，以补肾壮阳，缩尿止遗；治带下、尿浊，常配茯苓、莲子、芡实等，以温补脾肾、收涩止带。

2. 肝肾不足，目昏耳鸣 常配熟地黄、枸杞子、车前子等，以滋养肝肾、益精明目。

3. 脾肾虚泻 常配人参、白术、补骨脂等同用，以温补脾肾、助阳止泻。

4. 肾虚胎漏，胎动不安 常与川续断、桑寄生、阿胶等补肝肾安胎药配伍。

5. 白癜风 外用消风祛斑，治白癜风，可单用浸酒外搽。

【用法用量】煎服，6～12g。外用适量。

【使用注意】阴虚火旺，大便燥结及小便短赤者不宜使用。

【现代研究】本品主要含金丝桃苷、菟丝子苷等；有机酸类成分：绿原酸等。现行版《中国药典》规定：本品含金丝桃苷（$C_{21}H_{20}O_{12}$）不得少于0.10%。本品煎液具有延缓衰老，类似雌激素样作用。有强心、降压以及兴奋子宫、保肝、明目、助阳、抗应激、抑菌、抗癌等作用。

表23-2　需了解和参考的补阳药

药名	性味归经	功效	主治	用法用量	使用注意
肉苁蓉△	甘、咸，温。归肾、大肠经	补肾阳，益精血，润肠通便	① 肾阳不足，精血亏虚，阳痿，不孕，腰膝酸软，筋骨无力 ② 肠燥便秘	煎服，6～10g。	阴虚火旺，大便溏泄及胃肠实热便结者不宜使用
沙苑子△	甘，温。归肝、肾经	补肾助阳，固精缩尿，养肝明目	① 肾虚腰痛，遗精早泄，遗尿尿频，白浊带下 ② 肝肾不足的目暗昏花，头晕目眩	煎服，9～15g	阴虚火旺及小便不利者不宜使用
冬虫夏草△	甘，平。归肺、肾经	补肾益肺，止血化痰	① 肾虚精亏，阳痿遗精，腰膝酸痛 ② 久咳虚喘，劳嗽咯血	煎汤或炖服，3～9g	有表邪者不宜使用
蛤蚧△	咸，平。归肺、肾经	补肺益肾，纳气定喘，助阳益精	① 肺肾不足，虚喘气促 ② 阳痿，遗精	煎服，3～6g。多入丸散或酒剂	咳喘实证不宜使用
益智△	辛，温。归肾、脾经	暖肾固精缩尿，温脾止泻摄唾	① 肾虚遗尿，小便频数，遗精白浊 ② 脾寒泄泻，腹中冷痛，口多唾涎	煎服，3～10g	阴虚火旺及大便秘者忌服
锁阳☆	甘，温。归肝、肾、大肠经	补肾阳，益精血，润肠通便	① 精血亏虚，腰膝痿软，阳痿滑精 ② 肠燥便秘 ③ 肾阳不足，命门火衰	煎服，5～10g	阴虚火旺，脾虚泄泻及实热便秘者不宜使用
仙茅☆	辛，热；有毒。归肾、肝、脾经	补肾阳，强筋骨，祛寒湿	① 阳痿精冷，筋骨痿软 ② 腰膝冷痛，阳虚冷泻	煎服，3～10g。或浸酒服	本品燥热有毒，不宜大量久服。阴虚火旺者忌服
海狗肾☆	咸，热。归肾经	暖肾壮阳，益精补髓	① 肾阳亏虚，阳痿精冷，精少不育 ② 肾阳衰微，心腹冷痛	研末服，每次1～3g，日服2～3次。	阴虚火旺及骨蒸劳嗽等忌服

续表

药名	性味归经	功效	主治	用法用量	使用注意
黄狗肾	咸温,归肾经	壮阳益精	肾虚精亏,阳痿宫冷,健忘耳鸣,神思恍惚,腰酸足软	研粉冲服或入丸散剂服,1~3g。鲜品可加调料煮熟服食	阴虚火旺者不宜用
海马☆	甘、咸,温。归肾、肝经	温肾壮阳,散结消肿	①阳痿遗尿,肾虚作喘②癥瘕积聚,跌仆损伤③外治痈肿疔疮	煎服,3~9g。外用适量,研末敷患处	孕妇及阴虚火旺者不宜服
海龙	咸、甘,温。归肾经	温肾壮阳、散结消肿	①阳痿遗精,癥瘕积聚②瘰疬痰核,跌仆损伤,痈肿疔疮	煎服,3~9克;外用适量,研末敷患处	孕妇及阴虚火旺、有外感者慎用
蛤蟆油☆	甘、咸,平,归肺、肾经	补肾益精,养阴润肺	①病后体虚,神疲乏力,心悸失眠,盗汗②劳嗽咳血	5~15g,用水浸泡、炖服,或作丸剂服	根据证候轻重选择药量
韭菜子☆	辛、甘,温。归肾、肝经	温补肝肾,壮阳固精	①肝肾亏虚,腰膝酸痛②阳痿遗精,遗尿尿频,白浊带下	煎服,3~9g	阴虚火旺者忌服
核桃仁☆	甘、温。归肾、肺、大肠经	补肾、温肺、润肠	①肾阳不足,腰膝酸软②虚寒喘嗽③用于肠燥便秘④阳痿遗精,小便频数	煎服,6~9g。定喘嗽宜连皮用;润肠燥宜去皮用	阴虚火旺,痰热咳嗽及便溏者不宜服用
胡芦巴☆	苦、温。归肾经	温肾助阳,祛寒止痛	①肾阳不足,下元虚冷,阳痿滑泄,精冷囊湿②小腹冷痛,寒疝腹痛③寒湿脚气,足膝冷痛	煎服,5~10g	阴虚火旺或有湿热者忌服
阳起石☆	咸、温。归肾经	温肾壮阳	肾阳亏虚,阳痿不举,宫冷不孕	煎服,3~6g	阴虚火旺者忌服。不宜久服
紫石英☆	甘温,归心、肺、肾经	温肾暖宫,镇心安神,温肺平喘	①肾阳亏虚,宫冷不孕、崩漏带下②惊悸不安,失眠多梦③虚寒喘咳	煎服9~15g。先煎	阴虚火旺、肺热咳喘者忌服

注:△:为大纲要求了解的药物;☆:为大纲要求参考的药物

第三节 补 血 药

本类药物的药性多甘温或甘平,质地滋润,多入心、肝、脾、肾经,能补肝养心或益脾,而以滋生血液为主。主要适用于心肝血虚所致的面色萎黄,唇爪苍白,眩晕耳鸣,心悸怔忡,失眠健忘,或月经愆期,量少色淡,甚至经闭,脉细弱等证。有的还兼能滋养肝肾,可用于肝肾精血亏虚所致的眩晕耳鸣,腰膝酸软,须发早白等证。

应用补血药时,要注意血虚与阴虚及气虚的密切关系。血虚常导致阴虚,如兼见阴虚者，当配伍补阴药同用，或选用补血而又兼能补阴的阿胶、熟地黄、桑椹之类。补血药又常配伍补气药同用，使气旺以生血。脾为后天之本，脾的运化功能衰弱，补血药就不能充分发挥作用，故还应适当配伍健运脾胃药。

补血药多滋腻黏滞，妨碍运化，故凡湿滞脾胃，脘腹胀满，食少便溏者应慎用。必要时，可配伍健脾消食药，以助运化。

当　归　Dāngguī　《神农本草经》

为伞形科植物当归*Angelica sinensis* (Oliv.) Diels的干燥根。主产于甘肃、云南、四川等地。秋末采挖。待水分稍蒸发后，捆成小把，上棚，用烟火慢慢熏干。切薄片，生用或酒炙用。

【药性】甘、辛，温。归肝、心、脾经。

【功效】补血活血，调经止痛，润肠通便。

【性能特点】本品甘、辛，温，质润，入肝、心、脾经。具有良好的补血、活血、止痛作用。补中有动，行中有补，诚血中之气药，亦血中圣药也，并善调经，又擅止痛，尚能散寒，为血虚、血瘀诸证之常用药。而虚寒腹痛、风湿痹痛、跌打损伤、痈疽疮疡等证，亦可因其活血、止痛、温散寒滞之功而获良效。此外，既补血，又质地油润，故又常治血虚肠燥便秘。

【临床应用】

1. 血虚萎黄，眩晕心悸　用于血虚引起的各种证候。常配熟地黄、川芎、白芍等同用。若气血两虚者，常与黄芪、人参等同用，共奏益气补血之效。

2. 血虚、血瘀之月经不调，痛经、闭经　凡血虚、血滞、气血不和、冲任失调之月经不调、痛经、闭经等证，皆可应用，常与熟地黄、白芍、川芎配伍。如证属气滞血瘀者，常加香附、桃仁、红花等祛瘀通经、行气止痛药；证属寒凝者，常加肉桂、艾叶等散寒调经药；因偏血热者，则常加赤芍、牡丹皮等清热凉血活血药。

3. 虚寒腹痛，风湿痹痛，跌仆损伤　治血滞兼寒的头痛，常配川芎、白芷等；气血瘀滞的胸痛、胁痛，常配郁金、香附等；治虚寒腹痛，常配桂枝、白芍等；治癥瘕积聚，常配三棱、莪术等；治跌打损伤，常配乳香、没药等；治风湿痹痛、肢体麻木，常配羌活、桂枝、秦艽等。

4. 痈疽疮疡　本品既能活血消肿止痛，又能补血生肌，故亦为外科所常用。用于疮疡初期，常配金银花、连翘、炮山甲等，以消肿止痛；用于痈疽溃后、气血亏虚，常配人参、黄芪、熟地黄等，以补血生肌。

5. 肠燥便秘　治血虚津枯的肠燥便秘，常配火麻仁、肉苁蓉等同用。

【用法用量】煎服，6～12g。一般生用，为加强活血则酒炒用。又通常补血用当归身；活血用当归尾；和血（补血活血）用全当归。

【使用注意】湿盛中满、大便溏泄者忌服。

【现代研究】本品主要含挥发油：藁本内酯、正丁烯呋内酯、香荆芥酚、马鞭草烯酮、黄樟醚、对乙基苯甲醛等；有机酸类成分：阿魏酸、香草酸、烟酸、琥珀酸。本品还含多糖、维生素、氨基酸等。现行版《中国药典》规定：本品含挥发油不得少于0.4%（mL/g），含阿魏酸（$C_{10}H_{10}O_4$）不得少于0.050%。有抑制子宫收缩、促进血红蛋白及红细胞的生成、扩张及增加冠状动脉血流量、抗凝血、改善微循环、提高免疫功能、抗肝损伤、降血脂、抗炎镇痛等药理作用。

熟地黄 Shúdìhuáng 《本草图经》

为玄参科植物地黄 *Rehmannia glutinosa* Libosch. 的块根经炮制加工而成，通常以酒、砂仁、陈皮为辅料经反复蒸晒，至内外色黑油润，质地柔软黏腻。切厚片或块，干燥。

【药性】甘，微温。归肝、肾经。

【功效】补血滋阴，益精填髓。

【性能特点】本品味甘厚，性微温，质柔润，入肝、肾经。功善补血滋阴，益精填髓，为滋补肝肾阴血之要药。故凡血虚、肾阴虚以及肝肾精血亏虚所致的各种证候，用之每有良效。

【临床应用】

1. 血虚萎黄，心悸怔忡，月经不调，崩漏下血 治血虚诸证及妇女月经不调、崩漏等证。与当归、川芎、白芍同用，为补血调经基本方剂。用治上述证候，可随证加减应用。

2. 肝肾阴虚，腰膝酸软，骨蒸潮热，盗汗遗精，内热消渴 常与山萸肉、山药等同用。

3. 肝肾不足，精血亏虚，眩晕耳鸣，须发早白 治肝肾精血亏虚的眩晕耳鸣、须发早白，与制何首乌、枸杞子、菟丝子等补精血、乌须发药同用。

【用法用量】煎服，9～15g。

【使用注意】脾胃虚弱、中满痰盛及食少便溏者慎用。凡气滞痰多、湿盛中满、食少便溏者慎用。若长期大剂量使用久服，宜与陈皮、砂仁等同用，以免滋腻碍胃。

【现代研究】本品主要含苯乙烯苷类成分（如毛蕊花糖苷等），还含有单糖及多种氨基酸等。现行版《中国药典》规定：本品含地黄苷D（$C_{27}H_{42}O_{20}$）不得少于0.050%。有促进造血、改善学习记忆、降血糖、提高免疫力、抗衰老、防止骨质疏松等作用。

白 芍 Báisháo 《神农本草经》

为毛茛科植物芍药 *Paeonia lactiflora* Pall. 的干燥根。主产浙江、安徽、四川等地。夏、秋二季采挖，洗净，除去头尾及细根，置沸水中煮后除去外皮，或去皮后再煮，晒干。切薄片，生用或炒用、酒炙用。

【药性】苦、酸，微寒。归肝、脾经。

【功效】养血调经，敛阴止汗，柔肝止痛，平抑肝阳。

【性能特点】本品苦、酸，甘，微寒，入肝、脾经。功善养血柔肝，补阴抑阳。盖肝为刚脏，主藏血，血虚阴亏则肝阳偏亢，肝失柔和，于是头痛眩晕、胁肋疼痛；肝脾失调之脘腹四肢拘挛作痛，泻痢腹痛及阴虚有热的月经不调等证皆可因之而起。白芍养血敛阴、平肝止痛，故治之每奏良效。且能敛阴和营而止汗，常用治阴虚盗汗及营卫不和之表虚自汗证。

【临床应用】

1. 血虚萎黄，月经不调崩漏　治血虚或阴虚有热的月经不调、崩漏等证。常配当归、熟地黄等同用。若阴虚有热，月经先期、量多，或崩漏不止，可加阿胶、地骨皮等同用。

2. 胁痛，腹痛，四肢挛痛，头痛眩晕　治肝阳上亢的头痛眩晕，常配生地黄、牛膝、石决明等同用；治肝郁胁肋疼痛，常配当归、白术、柴胡等同用；治脘腹手足挛急疼痛，常配甘草同用；治肝脾不调，腹痛泄泻，常配防风、白术等同用。

3. 自汗，盗汗　治营卫不和、表虚自汗，常与桂枝配伍，调和营卫而止汗；治阴虚盗汗，可配生地黄、牡蛎、浮小麦等，敛阴而止汗；治虚劳自汗不止，常配黄芪、白术等，益气固表敛阴而止汗。

【用法用量】煎服，6~15g。平肝、敛阴多生用；养血调经多炒用或酒炒用。

【使用注意】阳衰虚寒之证不宜应用。反藜芦。

【现代研究】本品主要含单萜类成分：芍药苷、氧化芍药苷、苯甲酰芍药苷、芍药苷元酮、没食子酰芍药苷、芍药内酯A、B、C；甾醇类成分：β-谷甾醇；鞣质类成分：1,2,3,6-四没食子酰基葡萄糖、没食子酸、右旋儿茶素；酚类成分：丹皮酚。现行版《中国药典》规定：白芍药材含芍药苷（$C_{23}H_{28}O_{11}$）不得少于1.6%，白芍饮片含芍药苷不得少于1.2%。本品有抗肾损伤、抗肝损伤、抗脑缺血、镇静、抗抑郁、调节胃肠功能、调节免疫、抗炎、镇痛、解痉等药理作用。

阿　胶　Ējiāo　《神农本草经》

为马科动物驴 *Equus asinus* Linnaeus 的干燥或鲜皮，经煎煮、浓缩制成的固体胶。主产山东、浙江等地。以山东省东阿县的产品最著名。捣成碎块或以蛤粉烫炒成珠用。

【药性】甘，平。归肺、肝、肾经。

【功效】补血，止血，滋阴润燥。

【性能特点】本品甘平，质地滋润，入肺、肝、肾经。为补血、止血、滋阴要药，且具清肺润燥之功。治血虚眩晕、心悸，或阴虚心烦、失眠，用之能补血滋阴；治咯血、吐血、衄血、便血、尿血、崩漏等多种出血证，用之有良好的止血作用，特别对失血而兼见阴虚、血虚者尤宜，用蛤粉烫制成珠后，其止血作用尤佳；治虚劳咳喘，或阴虚燥咳，用之能滋阴清肺润燥而平咳喘。

【临床应用】

1. 血虚萎黄，眩晕心悸，肌痿无力 治血虚诸证，单用黄酒炖服即效；若与熟地黄、当归、黄芪等补益气血药同用，则效果更佳。

2. 吐血尿血，便血崩漏，妊娠胎漏 治血热吐衄，配伍蒲黄、生地黄等；治吐衄咳唾失血既多，虚倦神怯，配伍人参、白及等；治肺破嗽血，配伍人参、天冬、白及等；治便血如下豆汁，配伍当归、赤芍等；治先便后血，配伍白芍、黄连等；治冲任不固，崩漏及妊娠下血，配伍生地黄、艾叶等。

3. 心烦不眠，虚风内动 治热病伤阴，虚烦不眠，配白芍、鸡子黄等；治热病伤阴，真阴欲竭，虚风内动，手足拘挛，配龟甲、牡蛎、白芍等。

4. 肺燥咳嗽，劳嗽咯血 治肺虚火盛、喘咳咽干痰少或痰中带血，与马兜铃、牛蒡子、苦杏仁等同用；治温燥伤肺、干咳无痰，配伍麦冬、苦杏仁等。

【用法用量】入汤剂，3～9g，烊化兑服。止血常用阿胶珠或用蒲黄炒；润肺常用蛤粉炒阿胶。

【使用注意】脾胃虚弱、食少便溏者慎用。

【现代研究】本品主要含蛋白及肽类成分，经水解后得到多种氨基酸，如甘氨酸、L-脯氨酸、L-羟脯氨酸、谷氨酸、丙氨酸、精氨酸、天冬氨酸、赖氨酸、苯丙氨酸、丝氨酸、组氨酸等。现行版《中国药典》规定：特征多肽以驴源多肽 A_1（$C_{41}H_{68}N_{12}O_{13}$）和驴源多肽 A_2（$C_{51}H_{82}N_{18}O_{18}$）的总量计应不得少于0.15%。有促进造血、降低血黏度、抗肺损伤、增强免疫力、抗炎、抗肿瘤、抗休克等药理作用，并能提高小鼠耐缺氧、耐寒冷、耐疲劳和抗辐射能力。

何首乌　Héshǒuwū　《何首乌录》

为蓼科植物何首乌 *Polygonum multiforum* Thunb. 的干燥块根。主产于河南、湖北、广西等地。秋、冬二季叶枯萎时采挖，削去两端，洗净，切厚片，干燥，称生何首乌或生首乌；以黑豆汁为辅料，照炖法或蒸法炮制，得制何首乌或制首乌。

【药性】苦、甘、涩，微温。归肝、心、肾经。

【功效】制何首乌：补肝肾，益精血，乌须发，强筋骨，化浊降脂。生何首乌：解毒，消痈，截疟，润肠通便。

【性能特点】制何首乌甘涩微温，不燥不腻，入肝、肾经。功能补肝肾，益精血，且可收敛精气，为滋补良药，尤为治须发早白、早衰之要药。常用治肝肾精血亏虚之眩晕耳鸣，须发早白，腰膝酸软以及遗精、崩带等证。生何首乌补益力弱，且无收敛之性，功偏截疟、解毒、润肠通便，可用治久疟、痈疽瘰疬及肠燥便秘等证。

【临床应用】

1. 血虚萎黄，眩晕耳鸣，须发早白，腰膝酸软，肢体麻木，崩漏带下 单用制何首乌泡酒常服，即有养血益精、延年益寿之效，或用制何首乌配伍熟地黄、枸杞子、白术、巴戟天等同用。治血虚萎黄、失眠健忘等，与熟地黄、当归、酸枣仁等配伍；治肝肾精血亏虚之证，与当归、枸杞子、菟丝子等同用。

2. 高脂血症 治高脂血症，可单用制何首乌或配伍山楂、泽泻等。

3. 体虚久疟，肠燥便秘及痈疽、瘰疬等 治体虚久疟、气血耗伤者，常配人参、当归等同用；治肠燥便秘、血虚津亏者，配当归、火麻仁等同用；治痈疽疮疡，配金银花、连翘等同用；治瘰疬结核，配夏枯草、土贝母、香附等同用。此外，对血燥生风、皮肤瘙痒、疮疹等，用生何首乌配伍荆芥、防风、苦参等内服，或同艾叶煎汤外洗，均有效。

【用法用量】 煎服，制何首乌6～12g，生何首乌3～6g。

【使用注意】 大便溏泄及湿痰较重者不宜服用。湿痰壅盛者忌用，生用润肠通便，大便溏泄者忌用。何首乌可能有引起肝损伤的风险，故不宜长期大量服用。

【现代研究】 生何首乌主要含蒽醌类成分：大黄素、大黄酚、大黄素甲醚、大黄酸、大黄酚蒽酮等；二苯乙烯苷类成分：2,3,5,4'-四羟基二苯乙烯-2-O-β-D葡萄糖苷、2'-O-单没食子酰基乙-2,3,4,5'-四羟基二苯乙烯-2-O-β-D-葡萄糖苷等；制何首乌除含上述成分外，还含炮制过程中产生的糖的美拉德反应产物：2,3-二氢-3,5-二羟基-6-甲基-4氢-吡喃-4-酮、3,5-二羟基-2-甲基-4氢-吡喃-4-酮、5-羟甲基糠醛、琥珀酸等。现行版《中国药典》规定：生何首乌干燥品含结合蒽醌以大黄素（$C_{15}H_{10}O_5$）和大黄素甲醚（$C_{16}H_{12}O_5$）的总量计，不得少于0.10%；生何首乌饮片含结合蒽醌以大黄素（$C_{15}H_{10}O_5$）和大黄素甲醚（$C_{16}H_{12}O_5$）的总量计，不得少于0.05%；制何首乌含2,3,5,4'-四羟基二苯乙烯-2-O-β-D-葡萄糖苷（$C_{20}H_{22}O_9$）不得少于0.70%，含游离蒽醌以大黄素（$C_{15}H_{10}O_5$）和大黄素甲醚（$C_{16}H_{12}O_5$）的总量计，不得少于0.10%。生何首乌有促进肠管运动、抗氧化、抗炎、抗菌、抗病毒、抗癌、抗诱变、降血脂、抗动脉粥样硬化、提高记忆力等药理作用；制何首乌有抑制脑和肝组织中的B型单胺氧化酶活性、抑制老年鼠胸腺萎缩、抗骨质疏松、促进骨髓造血、降低胆固醇等药理作用。

表23-3 需了解和参考的补血药

药名	性味归经	功效	主治	用法用量	使用注意
龙眼肉☆	甘，温。归心、脾	补益心脾，养血安神	气血不足，心悸怔忡、健忘失眠，血虚萎黄	煎服，9～15g	湿盛中满及有停饮、痰、火者慎用

注：△为大纲要求了解的药物；☆为大纲要求参考的药物

第四节 补 阴 药

本类药物的药性大多甘寒（或偏凉）质润，能补阴、滋液、润燥，以治疗阴虚液亏之证为主。

阴虚证多见于热病后期及若干慢性疾病。最常见的证候为肺、胃及肝、肾阴虚。肺阴虚多见干咳少痰、痰中带血、咽痛音哑等症；胃阴虚多见咽干口渴、舌绛苔剥及胃中嘈杂不饥、呕哕，或大便秘结等症；肝阴虚多见两目干涩昏花、眩晕，或耳鸣耳聋等症；肾阴虚多见腰膝酸痛、五心烦热、潮热盗汗，或遗精等症。

补阴药各有其长，可根据阴虚的主要证候，选择应用。但补胃阴者，常可补肺阴，补肾阴者，每能补肝阴，在实际应用时，又常相互为用。同时临床应用时还应作随证配伍。如热邪伤阴而邪热未尽者，应配伍清热药；阴虚内热者，应配伍清虚热药；阴虚阳亢者，应配伍潜阳药；阴虚风动者，应配伍息风药；阴血俱虚者，并用补血之品。

另外，尚须依据阴阳互根之理，在补阴药中适当辅以补阳药，使阴有所化，并可借阳药之通运，以制阴药之凝滞。张景岳说："善补阴者，必于阳中求阴，则阴得阳升而源泉不竭。"这在实际应用中是颇有道理的。当然，他这里所说的主要是针对补肾阴而言，并不是说任何补阴药中都要辅以补阳药。

补阴药大多甘寒滋腻，凡脾胃虚弱、痰湿内阻、腹满便溏者均不宜用。

北沙参 Běishāshēn 《本草汇言》

为伞形科植物珊瑚菜 *Glehnia littoralis* Fr. Schmidt ex Miq. 的干燥根。主产江苏、山东、福建、广东等地。夏、秋两季采挖。置沸水中烫后，除去外皮，干燥。或洗净直接干燥。切段，生用。

【药性】甘、微苦，微寒。归肺、胃经。

【功效】养阴清肺，益胃生津。

【性能特点】本品既能养肺胃之阴，又能清肺胃之热。治疗肺阴虚或有燥热之干咳少痰及胃阴虚或热伤胃阴、津液不足之口渴咽干等证均有良效。

【临床应用】

1. 肺热燥咳，阴虚痨嗽痰血 治阴虚肺燥有热之干咳少痰、久咳劳嗽或咽干喑哑等，常与麦冬、玉竹、冬桑叶等同用；治阴虚劳热，咳嗽咯血，与知母、贝母、麦冬、鳖甲等同用。

2. 胃阴不足，热病伤阴，咽干口渴 治胃阴虚有热之口干多饮、饥不欲食、大便干结、舌苔光剥或舌红少津，或胃脘隐痛、干呕、嘈杂，或热病津伤，咽干口渴，常与石斛、玉竹、乌梅等养阴生津之品同用。

【用法用量】煎服，5～12g。

【使用注意】感受风寒而致咳嗽及肺胃虚寒者忌服。反藜芦。

【现代研究】本品主要含多糖、香豆素、香豆素苷、聚炔类、黄酮类、脂肪酸等成分。有抑制酪氨酸酶活性、保护急性肝损伤、抗菌、抗真菌、镇静、镇痛、抗病毒、抑制癌细胞、抗突变等药理作用。

百　合　Bǎihé 《神农本草经》

为百合科植物卷丹 *Lilium lancifolium* Thunb.、百合 *Lilium brownii* F. E.Brown var. *viridulum* Baker 或细叶百合 *Lilium pumilum* DC. 的干燥肉质鳞叶。主产于湖南、浙江、湖北等地。秋季采挖。剥取鳞叶，置沸水中略烫，干燥。生用或蜜炙用。

【药性】甘，寒。归肺、心经。

【功效】养阴润肺，清心安神。

【性能特点】本品甘，微寒，质润，入肺、心经。既能养阴润肺止咳，又善清心安神。适用于肺燥或阴虚之久咳，痰中带血等，尤以治热病余热未清之心烦失眠为常用。

【临床应用】

1. 阴虚肺燥，劳嗽咳血　治燥热咳嗽，痰中带血，常与款冬花配伍；治肺虚久咳，劳嗽咯血，常配生地黄、玄参、川贝母等。

2. 虚烦惊悸，失眠多梦，精神恍惚　治虚热上扰、失眠、心悸，可与麦冬、酸枣仁、丹参等清心安神药同用；治百合病心肺阴虚内热，症见神志恍惚、情绪不能自主、口苦、小便赤、脉微数等，常与知母、生地黄等养阴清热之品同用。

【用法用量】煎服，6～12g。清心安神宜生用；润肺止咳宜蜜炙用。

【使用注意】风寒咳嗽及中寒便溏者忌服。

【现代研究】本品主要含甾体皂苷类成分：岷江百合苷 A、D,26-*O*-β-D-吡喃葡萄糖基-奴阿皂苷元-3-*O*-α-L-吡喃鼠李糖基-（1→2）-β-D-吡喃葡萄糖苷，百合皂苷，去乙酰百合皂苷等；本品还含多糖及少量秋水仙碱。现行版《中国药典》规定：本品含百合多糖以无水葡萄糖（$C_6H_{12}O_6$）计，不得少于21.0%。有镇咳祛痰、镇静、抗缺氧、抗疲劳、抗氧化、提高免疫功能、降血糖、抑菌等作用。

麦　冬　Màidōng 《神农本草经》

为百合科植物麦冬 *Ophiopogon japonicus* (L. f.) Ker-Gawl. 的干燥块根。主产四川、浙江、江苏等地。夏季采挖，反复暴晒、堆置，至七、八成干，除去须根，干燥。生用。

【药性】甘、微苦，微寒。归心、肺、胃经。

【功效】养阴润肺，益胃生津，清心除烦。

【性能特点】本品甘，微苦，微寒，质地滋润，入心、肺、胃经。既能养肺胃之阴而生津润燥，又能清心而除烦热。对此三经，无论是阴虚有热，或温病热邪伤及其阴所致之证，皆为常用要药。尤以养胃阴、生津液之功殊长。此外，还可用于热病伤阴之肠燥便秘，有滋阴润肠通便之功。

【临床应用】

1. 肺燥干咳，阴虚劳嗽，喉痹咽痛　治燥咳痰黏、咽干鼻燥，常与桑叶、苦杏仁、阿胶等配伍；治肺肾阴虚之劳嗽咳血，常配天冬；治阴虚火旺咳嗽，午后为甚者，常配黄柏、知母、生地黄等滋阴降火药；治喉痹咽痛，常配伍桔梗、玄参、甘草等。

2. 胃阴不足，津伤口渴，内热消渴，肠燥便秘　治热伤胃阴的口渴，常配玉竹、沙参等；治热病津伤之肠燥便秘，常与玄参、生地黄等配伍。

3. 心阴虚及湿热病热扰心营，心烦失眠　本品有养阴清心、除烦安神之效。治阴虚有热的心烦不眠，常与生地黄、酸枣仁等同用；治邪扰心营，身热烦躁，舌绛而干等，常配黄连、生地黄、竹叶心等同用。

【用法用量】煎服，6～12g。传统认为本品清养肺胃之阴多去心用，滋阴清心大多连心用。

【使用注意】外感风寒或痰饮湿浊的咳嗽，以及脾胃虚寒、食少便溏者均忌服。

【现代研究】本品主要含皂苷类成分：麦冬皂苷B、D等；高异黄酮类成分：甲基麦冬黄烷酮A、B；还含多种氨基酸、微量元素、维生素A样物质、多糖等成分。现行版《中国药典》规定：本品含麦冬总皂苷以鲁斯可皂苷元（$C_{27}H_{42}O_4$）计，不得少于0.12%。有增强免疫功能、抗缺氧保护、抗休克、降血糖、抗炎、镇静、催眠、改善血液流变性和抗凝血等药理作用。

天　冬　Tiāndōng　《神农本草经》

为百合科植物天冬 *Asparagus cochinchinensis* (Lour.) Merr. 的干燥块根。主产贵州、四川、广西等地。秋、冬二季采挖，洗净，除去茎基和须根，置沸水中煮或蒸至透心，趁热除去外皮，洗净，干燥。切薄片，生用。

【药性】甘、苦，寒。归肺、肾经。

【功效】养阴润燥，清肺生津。

【性能特点】本品甘，苦，寒，质润，入肺、肾经。能清热养阴生津、润肺滋肾润肠，为治肺、肾阴虚有热之证的良品。治劳热咳嗽、咯血吐血，用之可以养阴清肺、润燥止咳；治肾阴不足、阴虚火旺之潮热盗汗、遗精或内热消渴，用之可以滋肾降火、生津止渴；而治热伤津液之肠燥便秘，用之又可以滋阴润燥、润肠通便。

【临床应用】

1. 肺燥干咳，顿咳痰黏，劳嗽咳血　治燥热咳嗽，单用熬膏服即效，亦常配麦冬、沙参、川贝母等同用；治劳嗽咯血，或干咳痰黏，痰中带血，常配麦冬同用，或配川贝母、生地黄、阿胶等同用。

2. 肾阴亏虚，腰膝酸痛，骨蒸潮热　治肾虚火旺、潮热遗精等，常配熟地黄、知母、黄柏等同用。

3. 内热消渴，热病津伤，咽干口渴，肠燥便秘　治内热消渴，或热病伤津口渴，常配人参、生地黄等同用；治热伤津液的肠燥便秘，可与生地黄、玄参等配伍。

【用法用量】煎服，6～12g。

【使用注意】脾胃虚寒、食少便溏及外感风寒咳嗽者忌服。

【现代研究】本品主要含有甾体皂苷类成分：天冬呋甾醇寡糖苷、甲基原薯蓣皂苷、伪原薯蓣皂苷等；寡糖和多糖：寡糖、天冬多糖；氨基酸：瓜氨酸、天冬酰胺、丝氨酸、苏氨酸等。有镇咳、祛痰、平喘、降血糖、延缓衰老、抑制脂质过氧化、提高自由基代谢相关酶的活性、抗菌、抗肿瘤、抗血小板凝聚等药理作用。

石　斛　Shíhú　《神农本草经》

为兰科多年生草本植物金钗石斛*Dendrobium nobile* Lindl.、霍山石斛*Dendrobium huosh-anense* C. Z. Tang et S. J. Cheng、鼓槌石斛*Dendrobium chrysotoxum* Lindl. 或流苏石斛*Dendrobium fimbriatum* Hook. 的栽培品及其同属植物近种的新鲜或干燥茎。主产于贵州、广西、云南等地。全年均可采收，以春末夏初和秋季采收为佳。鲜用者采收后以湿沙贮存。干用者去净根、叶，用开水烫或烘软，再边搓边烘晒，至叶鞘搓净，干燥。切段，生用。

【药性】甘，微寒。归胃、肾经。

【功效】益胃生津，滋阴清热。

【性能特点】本品甘，微寒，质滋润，入胃、肾经。功善养胃阴、生津液、退虚热，鲜品作用尤强，为治胃阴不足之佳品，尤以治胃阴不足的虚热证最为适宜。且能滋肾阴而养肝明目、强筋骨，常用治肾虚目暗、视力减退，或腰膝软弱之证。

【临床应用】

1. 热病津伤，口干烦渴，胃阴不足，食少干呕，病后虚热不退　治疗热病伤津、烦渴、舌干苔黑者，常与天花粉、鲜或生地黄、麦冬等药同用；治胃热阴虚之胃脘隐痛或灼痛，食少干呕，可单用煎汤代茶饮，或配伍麦冬、竹茹、白芍等；治病后阴虚津亏，虚热不退，可与地骨皮、黄柏、麦冬等配伍。

2. 肾阴亏虚，阴虚火旺，骨蒸劳热，目暗不明，筋骨痿软　治疗肾阴亏虚、目暗不明者，常配伍枸杞子、熟地黄、菟丝子等；治疗肾阴亏虚、筋骨痿软者，常配伍熟地黄、杜仲、牛膝等补肝肾、强筋骨之品；若阴虚火旺、骨蒸劳热者，宜配伍枸杞子、黄柏、胡黄连等滋肾阴、退虚热之品。

【用法用量】煎服，6～12g。鲜用15～30g。

【使用注意】温热病不宜早用；湿热病尚未化燥伤津者忌服。

【现代研究】金钗石斛主要含有生物碱类成分：石斛碱、石斛酚、石斛酮碱等。鼓槌石斛主要含菲类成分：鼓槌菲、毛兰菲；联苄类成分：毛兰素、鼓槌联苄等。流苏石斛主要含菲类成分：流苏菲、毛兰菲等。现行版《中国药典》规定：金钗石斛含石斛碱（$C_{16}H_{25}NO_2$）不得少于0.40%，霍山石斛含多糖以无水葡萄糖（$C_6H_{12}O_6$）计，不得少于17.0%，鼓槌石斛含毛兰素（$C_{18}H_{22}O_5$）不得少于0.030%。有促进胃酸分泌和增加胃蛋白酶排出量、调节胃肠功能、降低白内障晶状体浑浊度、抗氧化、促进淋巴细胞分裂、抗肿瘤、降低血黏度、降血糖等药理作用。

附药：铁皮石斛 为兰科植物铁皮石斛 *Dendrobium offcinale* Kimura et Migo 的干燥茎。性味甘，微寒；归胃、肾经。功能益胃生津，滋阴清热。适用于热病津伤，口干烦渴，胃阴不足，食少干呕，病后虚热不退，阴虚火旺，骨蒸劳热，目暗不明，筋骨痿软。煎服，6～12g。本品能敛邪，故温热病不宜早用；又能助湿，若湿温热尚未化燥伤津者忌服。

玉 竹 Yùzhú 《神农本草经》

为百合科植物玉竹 *Polygonatum odoratum* (Mill.) Druce 的干燥根茎。主产湖北、江苏等地。秋季采挖。晒至柔软后，反复揉搓，晾晒至无硬心，晒干；或蒸透后，揉至半透明，晒干。切厚片或段，生用。

【**药性**】甘，微寒。归肺、胃经。

【**功效**】养阴润燥，生津止渴。

【**性能特点**】本品甘微寒质润，入肺、胃经。养肺胃之阴而不滋腻，清热而不甚寒凉，为治肺胃阴虚之燥咳、烦热口渴的缓和清润之品。又治阴虚外感，配解表药同用，有养阴而不恋邪的特点。

【**临床应用**】

1. 肺阴不足，燥热咳嗽 治阴虚肺燥有热之干咳少痰、咳血、声音嘶哑等症，常配伍沙参、麦冬、桑叶等；治虚火上炎、咳血、咽干、失音，可配伍麦冬、生地黄、川贝母等养阴清热之品。

2. 胃阴不足，咽干口渴，内热消渴 治胃阴不足，咽干口渴，食欲不振，常与麦冬、沙参等益胃养阴之药配伍；治胃热津伤之消渴，可与石膏、知母、天花粉等清胃生津之药配伍。

此外，本品养阴而不滋腻恋邪，用于阴虚外感，常与白薇、薄荷、淡豆豉等配伍。

【**用法用量**】煎服，6～12g。

【**使用注意**】脾虚而有湿痰者忌服。

【**现代研究**】本品主要含多糖：玉竹黏多糖，玉竹果聚糖；甾类成分：黄精螺甾醇苷体皂苷、β-谷甾醇-3-O-β-D-吡喃葡萄糖苷、黄精呋甾醇苷等。还含有铃兰苦苷、铃兰苷等。现行版《中国药典》规定：本品含玉竹多糖以葡萄糖（$C_6H_{12}O_6$）计，不得少于6.0%。有降血糖、抗氧化、延缓衰老、提高免疫功能、抑菌、降血脂、缓解动脉粥样斑块形成等药理作用。

枸杞子 Gǒuqǐzǐ 《神农本草经》

为茄科植物宁夏枸杞 *Lycium barbarum* L. 的干燥成熟果实。主产宁夏、甘肃等地。夏、秋二季果实呈红色时采收，热风烘干或晾至皮皱后晒干。生用。

【药性】甘，平。归肝、肾经。

【功效】滋补肝肾，益精明目。

【性能特点】本品甘，平，质滋润，入肝、肾经。为滋补肝肾、养血补精、明目之良药。善治肝肾不足之头晕目眩、腰膝酸软、视力减退、遗精及消渴等证，且能滋阴润肺止咳，用治肺肾阴虚之虚劳咳嗽。

【临床应用】

虚劳精亏，腰膝酸痛，眩晕耳鸣，阳痿遗精，内热消渴，血虚萎黄，目昏不明凡肝肾阴虚、精血不足诸证，均可应用。单用即效，常配黄精以增效。或入复方效果更佳，如治肾虚遗精，常配熟地黄、沙苑子、菟丝子等补肾固精药同用；治肝肾阴虚、视力模糊，常配菊花、地黄等同用；治消渴，可配生地黄、麦冬、天花粉等养阴生津药同用。

【用法用量】煎服，6～12g。

【现代研究】本品主要含枸杞子多糖；生物碱类成分：甜菜碱、莨菪亭等。现行版《中国药典》规定：本品含枸杞多糖以葡萄糖（$C_6H_{12}O_6$）计，不得少于1.8%；含甜菜碱（$C_5H_{11}NO_2$）不得少于0.50%。有提高机体非特异性免疫功能、提高巨噬细胞吞噬能力、抗氧化、抗衰老、降血脂、降血糖、抗肿瘤、抗诱变、抗辐射、降血压、抗菌等药理作用。

龟 甲 Guījiǎ 《神农本草经》

为龟科动物乌龟 *Chinemys reevesii* (Gray) 的背甲及腹甲。主产浙江、湖北、湖南等地。全年均可捕捉。杀死，或用沸水烫死，剥取甲壳，除去残肉，晒干。以砂炒后醋淬用。

【药性】甘、咸，微寒。归肝、肾、心经。

【功效】滋阴潜阳，益肾强骨，养血补心，固经止崩。

【性能特点】本品甘，咸，寒，质重，入肝、肾、心经。为滋阴益肾，养血补心之佳品。治阴虚内热，用之能滋补肝肾而退虚热；治热病伤阴、虚风内动，用之能滋肾阴，潜降肝阳而息风；治肾虚骨痿、囟门不合，用之能益肾滋阴养血而强壮筋骨；治心虚惊悸、失眠健忘，用之能养血补心而安神益智。还能补肾阴而固经止血，且性寒清热，故对阴虚血热的崩漏或月经过多尤为宜用。

【临床应用】

1. 阴虚潮热、骨蒸盗汗，阴虚阳亢、头晕目眩，虚风内动 治阴虚内热、骨蒸盗汗，常配熟地黄、知母、黄柏等；治阴虚阳亢、头晕目眩，常配生地黄、石决明、菊花等同用；治热病伤阴，虚风内动，舌干红绛，手足蠕动，常配生地黄、牡蛎、鳖甲等同用。

2. 肾虚骨痿，囟门不合 治肾虚腰膝痿软，筋骨不健，小儿囟门不合，齿迟，行迟等，常配熟地黄、锁阳、牛膝等补肝肾、强筋骨药同用。

3. 阴虚血亏，惊悸，失眠，健忘 治阴血不足、心肾失养之惊悸、失眠、健忘，与龙骨、远志、石菖蒲等配伍。

4. 阴虚血热，冲任不固的崩漏、月经过多等 常配椿根皮、黄柏、香附等同用。

【用法用量】煎服，9~24g。先煎。本品砂烫醋淬后，更容易煎出有效成分，并除去腥气，便于服用。

【使用注意】脾胃虚寒者忌服。孕妇慎用。

【现代研究】本品主要含有骨胶原蛋白及角蛋白，胆甾醇类成分：胆固醇、胆甾醇-4-烯-3-酮、十二碳烯酸胆甾醇酯；氨基酸：天冬氨酸、苏氨酸、精氨酸等。有降低甲状腺及肾上腺皮质功能、促进肾上腺皮质生长、降低胆固醇、促进生长发育、兴奋子宫、加强收缩、抗骨质疏松、抗脊髓损伤、提高机体免疫力、抗凝血、增加冠状动脉流量、解热镇静、补血等药理作用。

鳖 甲 Biējiǎ 《神农本草经》

为鳖科动物中华鳖 *Pelodiscus sinensis* (Wiegmann) 的背甲。主产湖北、江苏、河南等地。全年均可捕捉。杀死后，置沸水中烫至背甲上硬皮能剥落时，取出，剥取背甲，晒干。以砂炒后醋淬用。

【药性】咸，微寒。归肝、肾经。

【功效】滋阴潜阳，退热除蒸，软坚散结。

【性能特点】本品咸寒质重，入肝、肾经。既能滋阴清热、潜阳息风，治阴虚发热作用较龟甲为优，为治阴虚发热、阴虚阳亢、阴虚动风之要药；又善软坚散结，为治癥瘕积聚、久疟疟母之常品。

【临床应用】

1. 阴虚发热、骨蒸劳热，阴虚阳亢、头晕目眩，虚风内动、手足瘛疭 治温病后期，阴液耗伤，邪伏阴分，夜热早凉，热退无汗者，常配伍牡丹皮、生地黄、青蒿等；治疗阴血亏虚，骨蒸劳热者，常配伍秦艽、地骨皮等；治疗阴虚阳亢，头晕目眩，常与生地黄、牡蛎、菊花等药同用；用治阴虚风动，手足瘛疭者，常配伍阿胶、生地黄、麦冬等。

2. 癥瘕积聚，久疟疟母等 常配柴胡、牡丹皮、土鳖虫等，如鳖甲煎丸。

【用法用量】煎服，9～24g。先煎。滋阴潜阳宜生用；软坚散结宜醋炙用。

【使用注意】脾胃虚寒者忌服，孕妇慎服。

【现代研究】本品主要含骨胶原蛋白、角蛋白、氨基酸、维生素、多糖等成分。有增强免疫、抗应激、抗肿瘤、促进造血功能、抗CCl₄所致的肝损伤、保护肝功能、抗肝纤维化、增加骨密度、抗疲劳以及补血等药理作用。

表23-4　需了解和参考的补阴药

药名	性味归经	功效	主治	用法用量	使用注意
南沙参△	甘，微寒。归肺、胃经	养阴清肺，益胃生津，化痰，益气	①肺热燥咳，阴虚劳嗽，干咳痰黏 ②胃阴不足，食少呕吐 ③气阴不足，烦热口干	煎服，9～15g	不宜与藜芦同用
黄精△	甘，平。归脾、肺、肾经	补气养阴，健脾，润肺，益肾	①脾胃气虚，体倦乏力，胃阴不足，口干食少 ②肺虚燥咳，劳嗽咳血 ③精血不足，腰膝酸软，须发早白，内热消渴	煎服，9～15g	脾虚有湿、痰湿壅滞及中寒便溏者不宜使用
墨旱莲△	甘、酸，寒。归肝、肾经	滋补肝肾，凉血止血	①肝肾阴虚，牙齿松动，须发早白，眩晕耳鸣，腰膝酸软 ②阴虚血热吐血、衄血、尿血，血痢，崩漏下血，外伤出血	煎服，6～12g，外用适量	体质虚寒者慎用
女贞子△	甘、苦，凉。归肝、肾经	滋补肝肾，明目乌发	肝肾阴虚，眩晕耳鸣，腰膝酸软，须发早白，目暗不明，内热消渴，骨蒸潮热	煎服，6～12g，酒制后增强补肝肾作用	
桑椹☆	甘、酸，寒。归肝、肾经	滋阴补血，生津润燥	眩晕耳鸣，心悸失眠，须发早白，津伤口渴，内热消渴，肠燥便秘	煎服，9～15g	便溏者慎用
黑芝麻☆	甘，平。归肝、肾、大肠经	补肝肾，益精血，润肠燥	精血亏虚，头晕眼花，耳鸣耳聋，须发早白，病后脱发，肠燥便秘	煎服，9～15g	大便溏泻者不宜使用。另有因食用黑芝麻引起食入性哮喘的报告，用当宜慎

注：△：为大纲要求了解的药物；☆：为大纲要求参考的药物

学习指导与小结

1. 学习方法指导

以补充人体气血阴阳之不足，改善脏腑功能，增强体质，提高机体抵抗疾病能力为主线，结合本章药物的性能特点与主治病证，理解药物的分类依据及归属。根据"五味"理论，本章药物大多具有甘味，具有补虚和中等功效。补虚药根据其功效及临床适应证的不同，可分为补气药、补阳药、补血药、补阴药等四类。

补阳药及大多数补气药、补血药其药性多偏温；补阴药及部分补气药、补血药其药性偏寒凉。补气药主归脾、肺经,补阳药主归肾经,补血药主归心、肝经,补阴药主归肺胃或肝、肾经。共同功效为补虚扶弱,分别能纠正人体气血阴阳的亏损,主治虚弱诸证。各节药物以功效为核心,归纳比较各药功用异同,记诵相似功效共性,分析区别各自药性、功效、临床应用特点,以掌握本章药物的基本知识和技能。注意人参、黄芪、甘草、鹿茸、淫羊藿、当归、熟地黄、杜仲、何首乌、阿胶、补骨脂的用法用量;掌握人参与附子,茯苓与黄芪,甘草与白芍,仙茅与淫羊藿,当归与川芎的配伍意义。

2. 学习层次要求

(1)明确药性、性能特点、功效、主治病证、用法、使用注意的药物:人参、党参、黄芪、鹿茸、淫羊藿、当归、熟地黄、白芍、杜仲、北沙参、何首乌、阿胶、百合、枸杞子;

(2)明确药性、功效、主治病证、用法、使用注意的药物:甘草、阿胶、巴戟天、补骨脂、龟甲、鳖甲;

(3)明确药性、功效、用法及使用注意的药物:山药、杜仲、续断、菟丝子、石斛、玉竹;

(4)供课外拓展的药物:太子参、刺五加、红景天、肉苁蓉、蛤蟆油、海马、龙眼肉、黄精、墨旱莲、女贞子、桑椹、黑芝麻。

3. 思维导图

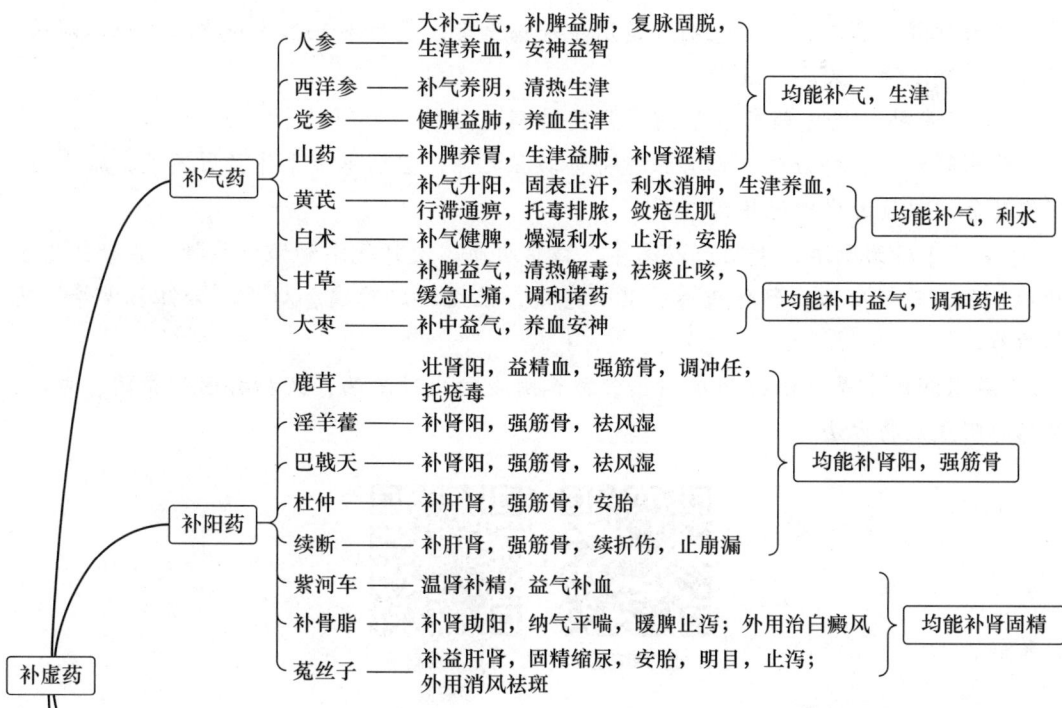

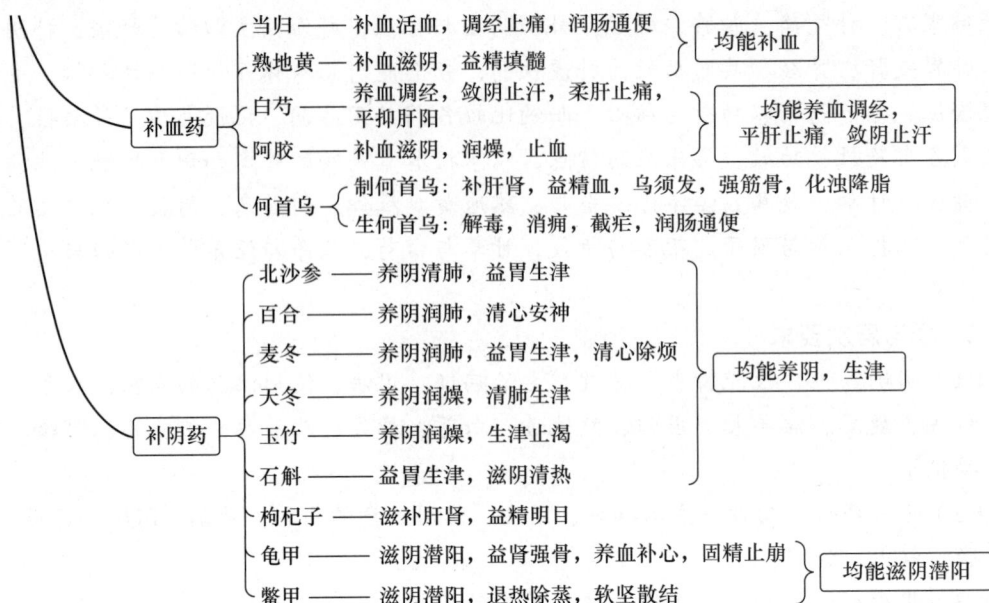

```
                    当归 —— 补血活血，调经止痛，润肠通便
                    熟地黄 —— 补血滋阴，益精填髓          } 均能补血
       补血药        白芍 —— 养血调经，敛阴止汗，柔肝止痛，
                            平抑肝阳                     } 均能养血调经，
                    阿胶 —— 补血滋阴，润燥，止血           平肝止痛，敛阴止汗
                    何首乌 { 制何首乌：补肝肾，益精血，乌须发，强筋骨，化浊降脂
                            生何首乌：解毒，消痈，截疟，润肠通便

                    北沙参 —— 养阴清肺，益胃生津
                    百合 —— 养阴润肺，清心安神
                    麦冬 —— 养阴润肺，益胃生津，清心除烦
                    天冬 —— 养阴润燥，清肺生津
       补阴药        玉竹 —— 养阴润燥，生津止渴           } 均能养阴，生津
                    石斛 —— 益胃生津，滋阴清热
                    枸杞子 —— 滋补肝肾，益精明目
                    龟甲 —— 滋阴潜阳，益肾强骨，养血补心，固精止崩 } 均能滋阴潜阳
                    鳖甲 —— 滋阴潜阳，退热除蒸，软坚散结
```

4. 术语解释

[大补元气] 大力补助元气之义。大补元气药有较强的扶正作用，治疗元气虚弱病证。对气虚欲脱者，可起"补气固脱"之功。

[托毒生肌] 促使疮疡脓毒向外托出，生长新肉之义，亦称托疮生肌。托毒生肌药性味多为甘温，有温补气血之功。适用于疮疡患者，气血不足，疮形平塌，难以溃破，或溃后脓液清稀，久溃不敛者。

[虚不受补] 指虚弱患者服用补益药特别是峻补、滋腻药后，出现消化不良、喘闷、腹胀等症状。补益药大都有滋腻碍胃助湿之弊，虚弱患者素体脾胃不健，服用后，不堪其负，以致运化出现异常。

[柔肝] 肝为刚脏，需阴血以濡养。滋养阴血，使肝气柔和谓之柔肝。柔肝药用于肝郁日久，暗耗阴血，肝体失养，其性愈刚，症见胁肋隐痛、口干、舌红苔少等，药如白芍。

[滋阴润燥] 是指治疗阴虚内热、滋养阴液的一种治法，又指补阴、养阴、益阴，是治疗阴虚症的方法。

补虚药用药鉴别

补虚药自测题
及答案

第二十四章
收 涩 药

收涩药图片

　　以收敛固涩为主要功效，常用于治疗各种滑脱病证的药物，称为收涩药，又称为固涩药。

　　本类药物味多酸、涩，性温或平，主入肺、脾、肾、大肠经。具有收敛固涩之功，以敛耗散、固滑脱，即陈藏器所谓"涩可固脱"和李时珍所谓"脱则故而不收，故用酸涩药，以敛其耗散"之意。本类药物分别具有固表止汗、敛肺止咳、涩肠止泻、固精缩尿、收敛止血、止带等作用。

　　收涩药适用于久病体虚、正气不固、脏腑功能衰退所致的自汗、盗汗、久咳虚喘、久泻久痢、遗精滑精、遗尿尿频、崩漏不止、带下不止等滑脱不禁的病证。

　　根据收涩药的药性及临床应用的不同，分为固表止汗药、敛肺涩肠药、固精缩尿止带药三类。

　　滑脱病证的根本原因是正气虚弱，收涩药只能收敛固涩而治标，部分收涩药虽兼有一定补益作用，但其补虚之力有限，故常配补虚药，以标本兼顾。如气虚自汗者宜配伍补气药；阴虚盗汗者宜配伍补阴药；脾肾阳虚之久泻、久痢宜配伍温补脾肾药；肾虚不固之遗精、滑精及遗尿、尿频宜配伍补肾药；脾气亏虚或肾阳不足之带下，宜配伍补气健脾药或温补肾阳药。肺肾虚损、久咳虚喘宜配补肺益肾、纳气平喘药等。总之，应根据具体证候，寻求根本，适当配伍，标本兼治，才能达到良好疗效。

　　收涩药性涩敛邪，凡表邪未解、湿热所致之泻痢、带下、血热出血及郁热未清者，均不宜用，以免"闭门留寇"。对于余邪未尽之滑脱不禁者，单用收涩药有留邪之弊，须适当配伍相应的祛邪药。如久泻、久痢余邪未尽者，可适当配伍清热解毒燥湿药等。

　　现代药理研究表明，本类药物大多含鞣质、有机酸，接触黏膜、创面、溃疡面后，有促进局部止血、保护肠黏膜而止泻、抑制呼吸中枢而止咳、抑制腺体分泌而止汗等作用。此外，本类药物亦有抑菌、消炎、防腐、吸收肠内有毒物质等作用。

第一节　固表止汗药

　　本节药物味多甘平，性收敛。因肺主皮毛而司汗孔开合；汗为心之液，故多入肺、心经。能固肌表，调节卫气，顾护腠理而有固表止汗之功，临床常用于肺脾气虚，卫阳不固，腠理不密，津液外泄的自汗证及肺肾阴虚，阳盛则生内热，热迫津液外泄的盗汗证。部分药分别兼有益气、除热等功效，又可治虚热不退、骨蒸劳热等。

本类药物治疗自汗，当配补气固表药；治盗汗，宜配滋阴除蒸药，以治病求本。

凡实邪所致汗出之证，应以祛邪药物治疗为主，非本类药物所宜。

麻黄根　Máhuánggēn　《本草经集注》

为麻黄科植物草麻黄 *Ephedra sinica* Stapf 或中麻黄 *Ephedra intermedia* Schrenk et C. A. Mey. 的干燥根和根茎。主产于山西、河北、内蒙古等地。秋末采挖，除去残茎、须根和泥沙，干燥。切厚片，生用。

【药性】甘、涩，平。归心、肺经。

【功效】固表止汗。

【性能特点】本品甘平而涩，入肺经，善行肌表、实卫气、固腠理、闭毛窍，收敛止汗作用较强，为敛肺固表止汗之要药，可内服、外用，治疗各种虚汗。

【临床应用】

自汗、盗汗　治气虚自汗，常与黄芪、白术等益气固表止汗之品同用。治阴虚盗汗，宜与熟地黄、麦冬、牡蛎等养阴清热止汗之品同用。

古方还以之配牡蛎为细粉，外用扑身以止汗。

【用法用量】煎服，3～9g。外用适量，研粉撒扑。

【使用注意】本品性敛，有表邪者忌用。

【现代研究】本品含麻黄碱A、B、C、D，阿魏酰组胺，麻黄宁双酮，麻黄根素。此外，还含铜、锌等微量元素。麻黄根的生物碱部分能够抑制微热或烟碱所致的发汗；所含麻黄根碱、阿魏酰组胺、麻黄双酮、麻黄根素有降压作用；麻黄根提取物尚能兴奋呼吸，抑制离体蛙心，扩张蛙后肢血管，并能使豚鼠及家兔离体子宫收缩。

浮小麦　Fúxiǎomài　《本草蒙筌》

为禾本科植物小麦 *Triticum aestivum* L. 的干燥轻浮瘪瘦的果实。全国产麦区均产。夏季果实成熟时采收。扬起瘪瘦轻浮的麦粒，或以水淘之，取浮起者晒干。生用或炒用。

【药性】甘，凉。归心经。

【功效】固表止汗，益气、除热。

【性能特点】本品甘凉，入心经，轻浮走表，为作用温和的止汗药，可养心敛液，固表止汗，自汗、盗汗均可应用；本品甘凉并济，善益气阴，敛浮火，除虚热，可用治阴虚发热、骨蒸劳热之证。

【临床应用】

1. 自汗，盗汗 治气虚肌表不固，腠理疏松，脉虚自汗者，常炒香，水煎服；若气虚甚者，常与益气固表、收敛止汗之黄芪、煅牡蛎等同用。治阴虚热扰，迫津外泄之烦热、盗汗者，常与五味子、麦冬、地骨皮等同用，或与滋阴清热之生地黄、知母、煅牡蛎配伍。

2. 阴虚发热，骨蒸劳热 治阴虚发热、骨蒸劳热等证，常与玄参、麦冬、生地黄等养阴清热之品配伍。

【用法用量】煎服，6～12g。

【使用注意】表邪未尽、汗出者忌用。

【现代研究】含丰富的淀粉及酶类蛋白质、脂肪、钙、磷、铁、维生素等。本品有抑制汗腺分泌的作用。

附药：**小麦** 本品为禾本科植物小麦 *Triticum aestivum* L. 的干燥成熟果实。性味甘，微寒。归心经。功能养心除烦。用于心神不宁、烦躁失眠及妇人脏躁证。煎服，30～60g。

表24-1 需了解和参考的固表止汗药

药名	性味归经	功效	主治	用法用量	使用注意
糯稻根△	甘，平。归肺、胃、肾经	固表止汗，益胃生津，退虚热	① 自汗，盗汗 ② 虚热不退，骨蒸潮热	煎服，30～60g	

注：△：为大纲要求了解的药物；☆：为大纲要求参考的药物

✚ 第二节 敛肺涩肠药

本类药物酸涩收敛，主入肺、大肠经，具有收敛肺气、止咳平喘、涩肠止泻之功。临床主要用于咳喘久治不愈，肺虚喘咳，动则气促，或肺肾两虚，摄纳无权，呼多吸少的肺肾虚喘证；大肠虚寒不固或脾肾虚寒的久泻、久痢。

五味子 **Wǔwèizǐ**《神农本草经》

为木兰科植物五味子 *Schisandra chinensis* (Turcz.) Baill. 或华中五味子 *Schisandra sphenanthera* Rehd. et Wils. 的干燥成熟果实。前者习称"北五味子"，主产于东北、河北等地；后者习称"南五味子"，主产于西南及长江流域以南各省。秋季果实成熟时采摘，晒干或蒸后晒干，除去果梗和杂质。晒干或蒸后晒干生用，用时捣碎。

【药性】酸、甘，温。归肺、心、肾经。

【功效】收敛固涩，益气生津，补肾宁心。

【性能特点】本品味酸收敛，味甘补益，为涩、补兼备之品，上能敛肺气而止咳，下能滋肾阴而涩精，外能敛肺止汗，内可涩肠止泻，凡肺肾两虚、精气耗伤之证均可应用；本品酸甘，有益气生津之功，常用于津伤口渴、消渴；且可补益心肾而宁心安神，用于心悸、失眠。

【临床应用】

1. 久咳虚喘 治肺虚久咳少痰者，常与罂粟壳同用；治肺虚喘咳者，可与人参、干姜、紫菀等同用；治肺肾两虚喘咳者，常与山茱萸、熟地黄、山药等同用；治寒饮咳喘者，可配辛温宣散、温肺化饮之麻黄、细辛、干姜等同用。

2. 梦遗滑精，遗尿尿频 治阴虚火旺、梦遗泄精者，常配麦冬、山茱萸、熟地黄等；若治肾失固藏、阳虚滑精者，常与桑螵蛸、附子、龙骨同用；

3. 津伤口渴，内热消渴 治热伤气阴、心悸脉虚、口渴汗多者，常与人参、麦冬同用；治阴虚内热、口渴多饮之消渴者，常与山药、知母、天花粉等益气生津药同用；治消渴及热病伤津、口渴多饮者，可与人参、麦冬、天花粉等同用。

4. 自汗，盗汗 治自汗、盗汗，常与牡蛎、麻黄根等敛汗之品同用。

5. 久泻不止 治脾肾虚寒久泻不止者，可与吴茱萸同炒香研末，米汤送服；或与补骨脂、肉豆蔻、吴茱萸等同用，以达温补脾肾、涩肠止泻之功。

6. 心悸，失眠 治阴血亏损，心神失养，或心肾不交之虚烦心悸、失眠多梦者，常与丹参、麦冬、酸枣仁等同用。此外，其他原因之失眠者，亦可选用。

【用法用量】煎服，2～6g。

【使用注意】凡表邪未解，内有实热，咳嗽初起，麻疹初期，均不宜用。

【现代研究】本品主要含挥发性成分和木脂素类。挥发性成分如莰烯、蒎烯、月桂烯、柠檬烯。木脂素类包括五味子甲素、五味子乙素、五味子醇甲、五味子醇乙等。此外，还含有有机酸、多糖、维生素和树脂及鞣质等。现行版《中国药典》规定，北五味子含五味子醇甲（$C_{24}H_{32}O_7$）不得少于0.40%，南五味子含五味子酯甲（$C_{30}H_{32}O_9$）不得少于0.20%。本品对神经系统有兴奋作用，对大脑皮层的兴奋和抑制过程均有影响，使之趋于平衡；还有镇咳祛痰、保肝、抗氧化、抗衰老、促进免疫、抗疲劳、抗癌、抗菌、降低血糖等作用。

乌　梅　Wūméi　《神农本草经》

为蔷薇科植物梅 *Prunus mume* (Sieb.) Sieb. et Zucc. 的干燥近成熟果实。主产于浙江、福建、四川。夏季果实近成熟时采收，低温烘干后闷至色变黑。生用，去核用或炒炭用。

【药性】酸、涩，平。归肝、脾、肺、大肠经。

【功效】敛肺，涩肠，生津，安蛔。

【性能特点】本品酸涩之味浓厚，药性平和，善敛肺、涩肠，肺虚久咳、久泻久痢均可选用；且味极酸，善生津止渴，用治虚热消渴；因"蛔虫得酸则静"，又为安蛔止痛之良药，用治蛔厥证。

【临床应用】

1. 用于肺虚久咳 用于肺虚久咳少痰或干咳无痰之症，常与罂粟壳、杏仁等同用。

2. 久泻久痢 治正气虚弱之久泻、久痢，与肉豆蔻、人参、诃子等同用。治泻痢脓血者，可与清热解毒止痢之黄连同用。

3. 虚热消渴 治虚热消渴之证。可单用本品煎服，或与天花粉、麦冬、人参等益气养阴、生津止渴药同用。近代以本品与生地黄、山药、山茱萸等同用，对糖尿病有较好的治疗作用。

4. 蛔厥呕吐腹痛 用于蛔虫所致的蛔厥腹痛、呕吐，常与花椒、细辛、干姜等同用，以温脏安蛔。近代用于胆道蛔虫症也有较好的治疗作用。

此外，本品炒炭后能固崩止血，用于崩漏不止、便血。外用研末外敷，可治胬肉外突、头疮。

【用法用量】煎服，6～12g，大剂量可用至30g。外用适量，捣烂或炒炭研末外敷。敛肺、生津、安蛔宜生用，止泻、止血宜炒炭用。

【使用注意】凡外有表邪或内有实热积滞者均不宜服。

【现代研究】本品主要含柠檬酸等多种有机酸。现行版《中国药典》规定，本品含枸橼酸（$C_6H_8O_7$）不得少于12.0%；饮片含枸橼酸（$C_6H_8O_7$）不得少于6.0%。有增强机体免疫功能，促进胆汁分泌等功能。体外能抑制蛔虫活动，对多种致病性细菌及皮肤真菌有抑制作用。

诃 子 Hēzǐ 《药性论》

为使君子科植物诃子 *Terminalia chebula* Retz. 或绒毛诃子 *Terminalia chebula* Retz. var. *tomentella* Kurt. 的干燥成熟果实。主产于云南、广东、广西。秋、冬二季果实成熟时采收，除去杂质，晒干。生用或煨用，若用果肉，则去核。

【药性】苦、酸、涩，平。归肺、大肠经。

【功效】涩肠止泻，敛肺止咳，降火利咽。

【性能特点】本品酸涩性收，善涩肠止泻，为治久泻、久痢之常用药物；又味苦清降，既敛肺下气止咳，又清肺利咽开音，为治久咳失音之要药。

【临床应用】

1. 久泻久痢，便血脱肛 治泻久痢者，可单用本品为散，粥饮送服；若治久泻夹湿热者，常与黄连、木香、甘草同用；若治虚寒性泄泻者，可与干姜、陈皮、罂粟壳同用。治泻痢日久，正气大伤，滑脱不禁，甚则中气下陷之脱肛者，常与人参、白术、肉豆蔻等药同用。治风火交迫，肠风下血者，可与防风、白芷、秦艽等同用。

2. 肺虚喘咳，久嗽不止，咽痛音哑 治肺气虚弱，经久咳嗽，短气脉弱者，可单用本品，生诃子一枚含之咽汁，亦可与人参、五味子等同用。治声音嘶哑，兼见咽喉肿痛者，可与硼砂、青黛、冰片等蜜丸嚼化；治痰热郁肺，久咳失音者，常与桔梗、甘草同用。

【用法用量】煎服，3～10g。涩肠止泻宜煨用，敛肺清热，利咽开音宜生用。

【使用注意】本品性收敛，凡外有表邪，内有湿热积滞者忌用。

【现代研究】本品主要含诃子酸、诃黎勒酸等鞣质及三萜类、有机酸类、脂肪酸类成分。具有抑菌、抗病毒、抑制阿米巴原虫、止泻作用。对乙酰胆碱诱发的气管平滑肌收缩有明显抑制作用。

肉豆蔻　Ròudòukòu　《药性论》

为肉豆蔻科植物肉豆蔻 *Myristica fragrans* Houtt. 的干燥种仁。主产于马来西亚、印度尼西亚，我国广东、广西、云南亦有栽培。冬春二季果实成熟时采收。除去皮壳后干燥。生用或麸皮煨制去油用，用时捣碎。

【药性】辛，温。归脾、胃、大肠经。

【功效】温中行气，涩肠止泻。

【性能特点】本品辛香温燥而涩，涩中有行，有涩而不滞的特点，善暖脾胃、固大肠，为治疗虚寒性泻痢要药，尤善治脾肾阳虚、五更泄泻；还常用于胃寒气滞之脘腹胀痛。

【临床应用】

1. 脾胃虚寒，久泻不止　治脾胃虚寒之久泻不止，常与温中补脾之干姜、白术、肉桂等同用；治脾肾阳虚、五更泄泻者，常与补骨脂、五味子、吴茱萸配伍。

2. 胃寒气滞，脘腹胀痛，食少呕吐　治脾胃虚寒气滞之脘腹胀痛、食少呕吐，常与木香、干姜、半夏同用。

【用法用量】煎服，3～10g。内服须煨制去油用。

【使用注意】湿热泻痢者忌用。

【现代研究】本品主要含挥发油、脂肪油、淀粉、蛋白质及没食子酸类的鞣酸性成分等。现行版《中国药典》规定，本品含挥发油不得少于6.0%（mL/g），含去氢二异丁香酚（$C_{20}H_{22}O_4$）不得少于0.10%；饮片含挥发油不得少于4.0%（mL/g）；含去氢二异丁香酚（$C_{20}H_{22}O_4$）不得少于0.080%。少量服用肉豆蔻挥发油能增进胃液分泌及胃肠蠕动，而有开胃促进食欲、消胀止痛的功效，但大量服用则有抑制作用；肉豆蔻所含挥发油对小鼠腹泻有很好的止泻作用；肉豆蔻醚、榄香脂素对正常人有致幻作用，对人的大脑有中度兴奋作用。过量服用可引起眩晕、幻觉、谵语、昏睡，甚至死亡。

表 24-2　需了解和参考的敛肺涩肠药

药名	性味归经	功效	主治	用法用量	使用注意
赤石脂△	甘、酸、涩、温。归大肠、胃经	涩肠止泻，止血，生肌敛疮	①久泻久痢 ②大便出血，崩漏带下 ③疮疡久溃不敛	9～12g，先煎。外用适量，研末敷患处	湿热积滞泻痢忌用；不宜与肉桂同用。孕妇慎用
五倍子△	酸、涩、寒。归肺、大肠、肾经	敛肺降火，涩肠止泻，敛汗，止血，收湿敛疮	①肺虚久咳，肺热痰嗽 ②久泻久痢 ③自汗，盗汗，消渴 ④便血痔血，外伤出血 ⑤痈肿疮毒，皮肤湿烂	煎服，3～6g。研磨外敷或煎汤熏洗	湿热泻痢忌用
禹余粮☆	甘、涩、微寒。归胃、大肠经	涩肠止泻，收敛止血	①久泻久痢 ②便血，崩漏 ③带下清稀	煎服，9～15g，先煎；或入丸散	湿热积滞泻痢忌服；孕妇慎用
石榴皮☆	酸、涩、温。归大肠经	涩肠止泻，止血，驱虫	①久泻，久痢，脱肛 ②便血，崩漏，带下 ③虫积腹痛	煎服，3～9g，止血多炒炭用	泻痢初起者忌服
罂粟壳☆	酸、涩、平；有毒。归肺、大肠、肾经	敛肺，涩肠，止痛	①肺虚久咳 ②久泻脱肛 ③脘腹疼痛	煎服，3～6g。止咳宜蜜炙用，止泻、止痛宜醋炒用	本品易成瘾，不宜常服；孕妇及儿童禁用；运动员慎用；咳嗽或泻痢初起邪实者忌用

注：△：为大纲要求了解的药物；☆：为大纲要求参考的药物

✚ 第三节　固精缩尿止带药

本类药物酸、涩收敛，主入肾、膀胱经，有固精、缩尿、止带之功效。部分药兼有补肾功效，故能发挥标本兼顾的治疗作用；常用于肾虚精关不固之遗精、滑精，膀胱失约之遗尿、尿频，冲任不固之崩漏不止，带脉失约之带下清稀量多等滑脱证。部分兼可止血，治崩漏出血、便血。

本类药收敛固涩，对外邪内侵、湿热下注引起的遗精、尿频等不宜使用。

山茱萸　Shānzhūyú　《神农本草经》

为山茱萸科植物山茱萸 *Cornus officinalis* Sieb. et Zucc. 的干燥成熟果肉。主产于河南、浙江、安徽。秋末冬初果皮变红时采收果实，用文火烘或置沸水中略烫后，及时除去果核，干燥。生用或照酒炖法、酒蒸法制用。

【**药性**】酸、涩，微温。归肝、肾经。

【**功效**】补益肝肾，收涩固脱。

【性能特点】本品味酸微温，质润，其性温而不燥，补而不峻，既益肾精，又助肾阳，为平补阴阳之要药，肝肾阴虚证、肾阳亏虚证均可配伍用之；本品补益之中又具封藏之效，可固精止遗、固冲止血、敛汗固脱，常用于肾虚精关不固之遗精滑精、膀胱失约之遗尿尿频；肝肾亏损冲任不固之崩漏，月经过多、久病体虚欲脱等证，是补敛俱佳之品。

【临床应用】

1. 肝肾亏虚，眩晕耳鸣，腰膝酸痛，阳痿 治肝肾不足，精血亏虚之腰膝酸软，头晕耳鸣者，常与熟地黄、山药等同用；若治肾阳不足之腰膝冷痛者，可与附子、肉桂、熟地黄等同用；若用于肾虚阳痿者，常与鹿茸、淫羊藿、补骨脂等同用。

2. 遗精滑精，遗尿尿频 治肾阳不足、下元不固之遗精、滑精、腰酸者，常与补骨脂、当归等同用；治肾失封藏、真阴亏损而遗精、梦遗者，可与熟地黄、枸杞子、菟丝子等同用；治肾虚、膀胱失约之遗尿、尿频者，常与覆盆子、桑螵蛸等同用。

3. 崩漏带下，月经过多 治妇人肝肾不足，冲任亏损而崩漏下血，或月经过多者，常与熟地黄、当归、白芍等同用；治脾气虚弱、冲任不固之漏下不止者，常与黄芪、白术、龙骨等同用；

4. 大汗虚脱 治久病虚脱或大汗、误汗之大汗淋漓、肢冷、脉微阳气欲绝者，常与人参、附子、龙骨等同用。

5. 内热消渴 治肝肾阴虚，内热消渴，常配养阴生津之生地黄、天花粉等同用。

此外，本品与五味子等同用，以滋阴纳气，可用于肾虚不能纳气之虚喘。

【用法用量】煎服，6～12g。急救固脱20～30g。

【使用注意】本品温补收敛，故命门火旺、素有湿热、小便淋涩者不宜使用。

【现代研究】本品主要果实含环烯醚萜苷成分：山茱萸苷、莫诺苷、獐牙菜苷、番木鳖苷等。此外，还有糖类、有机酸及其酯类、鞣质等。现行版《中国药典》规定，本品含莫诺苷（$C_{17}H_{26}O_{11}$）和马钱苷（$C_{17}H_{26}O_{10}$）的总量不得少于1.2%；饮片含莫诺苷（$C_{17}H_{26}O_{11}$）和马钱苷（$C_{17}H_{26}O_{10}$）的总量不得少于0.70%。本品能增强精子的活动度、调节免疫、延缓衰老、抗疲劳、抗缺氧、促进学习记忆；还有抗休克、强心、抗血栓形成、降血糖、抗炎、抗菌等作用。

桑螵蛸 Sāngpiāoxiāo 《神农本草经》

为螳科昆虫中华大刀螳 *Tenodera sinensis* Saussure、棕污斑螳 *Statilia maculata* (Thunberg) 或广斧螳 *Hierodula patellifera* (Serville) 的干燥卵鞘。以上三种分别习称"团螵蛸"、"长螵蛸"及"黑螵蛸"。全国大部分地区均产。深秋至次春收集，除去杂质，蒸至虫卵死后，干燥。用时剪碎。

【药性】甘、咸，平。归肝、肾经。

【功效】固精缩尿，补肾助阳。

【性能特点】本品甘咸入肾，有补益、封藏之功，善补肾气、固精关、缩小便，为治疗肾虚不固之遗精滑精、遗尿尿频、小便白浊之良药；又有补肾阳起痿之功，用于肾虚阳痿。

【临床应用】

遗精滑精，遗尿尿频，小便白浊 治肾虚精关不固之遗精、滑精者，常与龙骨、五味子、制附子同用；治肾阳不足、膀胱虚冷、小便白浊者，可与萆薢、补骨脂、龙骨等同用。治妊娠肾气不足，小便频数而不禁者，可单用本品捣散服；小儿遗尿可单用为末，米汤送服。

此外，本品又具补肾助阳之功，常与鹿茸、肉苁蓉、补骨脂等补肾壮阳之品同用，用于肾阳不足之阳痿。

【用法用量】煎服，5～10g。

【使用注意】本品助阳固涩，故阴虚多火或内有湿热之遗精，膀胱有热而小便频数者忌用。

【现代研究】本品主要含蛋白质、脂肪、氨基酸、维生素、微量元素等。实验表明，桑螵蛸有轻微抗利尿及敛汗作用，且有提高免疫功能、促性腺发育、降血脂、降血糖、抗缺氧、抗疲劳等作用。

莲 子 Liánzǐ 《神农本草经》

为睡莲科植物莲 *Nelumbo nucifera* Gaertn. 的干燥成熟种子。主产于湖南、福建、江苏等地。秋季果实成熟时采割莲房，取出果实，除去果皮，干燥，或除去莲子心后干燥。去心生用。

【药性】甘、涩，平。归脾、肾、心经。

【功效】补脾止泻，止带，益肾涩精，养心安神。

【性能特点】本品甘可补益，涩可固涩，又性平力缓，为药食两用、补涩兼施之佳品。入脾、肾经，补益脾肾又止泻、固精、止带，用于脾虚食少泄泻、肾虚遗精滑精带下；又入心经，养心血，益肾气，交通心肾而有安神之功，用于心肾不交之虚烦、心悸、失眠。

【临床应用】

1. 脾虚泄泻 用于脾虚久泻、食欲不振等，常与人参、茯苓、白术等同用；若治脾肾两虚、久泻不止者，可与肉豆蔻、补骨脂等同用。

2. 带下 治脾虚失运、水湿下注之带下量多色白者，常与白术、茯苓等同用；若脾肾虚弱之带下清稀、腰膝酸软者，常与芡实、山药、山茱萸等同用。

3. 肾虚遗精滑精、遗尿尿频 常用于肾气不足、精关不固之遗精、滑精，常与龙骨、山茱萸、覆盆子等同用；亦可与沙苑子、芡实、龙骨等同用。

4. 虚烦，心悸，失眠 用于心肾不交而见虚烦、心悸、失眠者，常与酸枣仁、茯苓、远志等养心安神之品同用。

【用法用量】煎服，6～15g。

【现代研究】本品主要含碳水化合物、蛋白质、脂肪、钙、磷、铁等。脂肪中脂肪酸包括肉豆蔻酸、棕榈酸、油酸等。果实含和乌胺。果皮含荷叶碱、原荷叶碱、氧化黄心树宁碱和 N-去甲亚美罂粟碱。莲子多糖具有抗氧化、延缓衰老、增强免疫作用。氧化黄心树宁碱尚有抑制鼻咽癌生长的作用。

附药：

1. 莲须 为睡莲科植物莲 *Nelumbo nucifera* Gaertn. 的干燥雄蕊。性味甘、涩，平；归心、肾经。功能固肾涩精。主治肾虚不固之遗精、滑精、尿频、带下。煎服，3～5g。

2. 莲房 为睡莲科植物莲 *Nelumbo nucifera* Gaertn. 的干燥花托。性味苦、涩，温。归肝经。功能止血化瘀。主治崩漏、尿血、痔疮出血及产后瘀阻、恶露不尽。炒炭用。煎服，5～10g。

3. 莲子心 为睡莲科植物莲 *Nelumbo nucifera* Gaertn. 的成熟种子中的干燥幼叶及胚根。性味苦，寒。归心、肾经。功能清心安神，交通心肾，涩精止血。用于热入心包，神昏谵语，心肾不交，失眠遗精，血热吐血。煎服，2～5g。

4. 荷叶 为睡莲科植物莲 *Nelumbo nucifera* Gaertn. 的干燥叶。性味苦，平。归肝、脾、胃经。功能清暑化湿，升发清阳，凉血止血。用于暑热烦渴，暑湿泄泻，脾虚泄泻，血热吐衄，便血崩漏。荷叶炭收涩化瘀止血。用于出血症和产后血晕。煎服3～10g；荷叶炭3～6g。

5. 荷梗 为睡莲科植物莲 *Nelumbo nucifera* Gaertn. 的干燥叶柄或花柄。性味苦，平。归肺、脾、胃经。功能通气宽胸，和胃安胎。主治外感暑湿、胸闷不畅、妊娠呕吐、胎动不安。煎服，10～15g。

6. 石莲子 为睡莲科植物莲 *Nelumbo nucifera* Gaertn. 的老熟果实。性味甘、涩、微苦，寒。归肺、脾、心经。功能清湿热，开胃进食，清心宁神，涩精止遗。适用于噤口痢，呕吐不食，心烦失眠，遗精，尿浊，带下。煎服9～12g。虚寒久痢忌服。

芡 实 Qiànshí 《神农本草经》

为睡莲科植物芡 *Euryale ferox* Salisb. 的干燥成熟种仁。主产于山东、江苏、安徽。秋末冬初采收成熟果实，除去果皮，取出种子，洗净，再除去硬壳（外种皮），晒干。生用或麸炒用。

【药性】甘、涩，平。归脾、肾经。

【功效】益肾固精，补脾止泻，除湿止带。

【性能特点】本品甘涩性平，主归脾、肾经，补中兼涩，既益肾健脾，又固精、止带、止泻，作用与莲子相似，用于肾虚遗精遗尿、脾肾两虚带下、脾虚食少泄泻等。然本品于益脾肾固涩之中，又能除湿止带，故为治疗虚、实带下之佳品。

【临床应用】

1. 遗精滑精，遗尿尿频 治肾气不固之腰膝酸软、遗精滑精、遗尿尿频者，常与金樱子相须为用；亦可与沙苑子、龙骨、莲须等同用，以增强固肾涩精之功。

2. 脾虚久泻 治脾气虚弱、湿盛下注久泻不愈者，多与白术、茯苓、莲子等同用；或与白扁豆、山药、莲子等同用。

3. 白浊，带下 治脾虚湿热带下色黄、质稠腥臭者，常与清热利湿之黄柏、车前子等同用；若治脾肾两虚、下元虚冷而带下清稀如注者，常与山茱萸、菟丝子、金樱子等同用。

【用法用量】煎服，9～15g。

【使用注意】本品性涩敛，大小便不利者不宜用。

【现代研究】本品主要含淀粉、蛋白质、脂肪及多种维生素。芡实有较强的抗氧化活性，且有降血糖、保护肾功能等作用。

椿 皮 Chūnpí 《新修本草》

为苦木科植物臭椿 *Ailanthus altissima* (Mill.) Swingle 的干燥根皮或干皮。主产于浙江、江苏、湖北等地。全年均可剥取，晒干，或刮去粗皮晒干。生用或麸炒用。

【药性】苦、涩，寒。归大肠、胃、肝经。

【功效】清热燥湿，收涩止带，止泻，止血。

【性能特点】本品味涩，能收敛止带而治赤白带下，为止带之常用药；又善收敛止血而治崩漏便血；且能涩肠止泻而治久泻久痢。又因其性苦寒，能清热燥湿，故尤宜治湿热下注、湿热痢疾、血热崩漏等证。

【临床应用】

1. 赤白带下 治湿热下注、赤白带下，可与黄柏、泽泻同用。

2. 湿热泻痢，久泻久痢 治久泻、久痢，可配诃子、肉豆蔻。治湿热泻痢，可配黄连、黄芩、秦皮等同用。单用本品研末服，可治赤白痢。

3. 崩漏经多，便血痔血 治崩漏、月经过多、带下者，常与黄芩、白芍、龟板等同用。治便血痔血，可与地榆、槐花、侧柏叶同用。

【用法用量】煎服，6～9g。外用适量。

【使用注意】脾胃虚寒者慎用。

【现代研究】本品含苦楝素、鞣质、赭朴酚、苦木素、新苦木素、臭椿苦酮、臭椿苦内酯等。椿皮对痢疾杆菌、大肠杆菌、阿米巴原虫有抑制作用，且具有抗癌活性。

海螵蛸 Hǎipiāoxiāo 《神农本草经》

为乌贼科动物曼氏无针乌贼 *Sepiella maindroni* Rochebrune 或金乌贼 *Sepia esculenta*

Hoyle 的干燥内壳。收集乌贼鱼的骨状内壳，洗净，干燥。砸成小块，生用。

【药性】咸、涩，温。归脾、肾经。

【功效】收敛止血，涩精止带，制酸止痛，收湿敛疮。

【性能特点】本品为咸涩微温之品，固涩力较强，可收敛止血、固精止带，用于崩漏、吐血、便血及遗精、滑精、带下；又善制酸止痛，为治疗胃脘痛、胃酸过多之佳品。外用有收湿敛疮之效，为治湿疮、湿疹、溃疡不敛的常用药。

【临床应用】

1. 吐血衄血，崩漏便血，外治损伤出血 治妇女冲任不固、崩漏下血者，常与茜草同用，以本品收敛止血，茜草活血化瘀，二者一收一散，相反相成，功在止血不留瘀。治吐血衄血者，常与白及等分为末服。治外伤出血者，可单用本品研末外敷，加压包扎，有止血之效。

2. 遗精滑精，赤白带下 治肾失固藏而遗精滑精者，常与山茱萸、菟丝子、沙苑子等同用。治肝肾不足、带脉不固、带下清稀者，可与山药、芡实等同用；治湿浊下注而赤白带下者，可与燥湿止带、止血之白芷、血余炭等同用。

3. 胃痛吞酸 治脾胃虚寒、胃痛吐酸者，常与延胡索、白及等同用。

4. 湿疹湿疮，溃疡不敛 治湿疹湿疮，常配黄连、黄柏、青黛等研末外用。治溃疡多脓、久不愈合者，单用本品研末外敷，或配煅石膏、冰片、枯矾等药共研细末，撒敷患处。

【用法用量】煎服，5～10g。外用适量，研末敷患处。

【使用注意】本品性收涩，久服易致便秘，必要时宜适当配润肠药同用；阴虚多热者不宜多用。

【现代研究】本品主要含碳酸钙、壳角质、黏液质、多种微量元素。现行版《中国药典》规定，本品含碳酸钙（$CaCO_3$）不得少于 86.0%。碳酸钙能中和胃酸，改变胃内容物pH值，降低胃蛋白酶活性，促进溃疡面愈合。所含胶质与胃中有机质、胃液结合后，能形成保护膜，保护溃疡面，促进止血。此外，海螵蛸还有抗肿瘤、接骨作用。

表24-3 需了解和参考的固精缩尿止带药

药名	性味归经	功效	主治	用法用量	使用注意
覆盆子△	甘、酸，温。归肝、肾、膀胱经	养肝明目，益肾固精缩尿	①肾虚不固，遗精滑精，遗尿尿频，阳痿早泄 ②肝肾不足，目暗昏花	煎服，6～12g	阴虚火旺，膀胱蕴热而小便短涩者忌用
金樱子△	酸、甘、涩，平。归肾、膀胱、大肠经	固精缩尿，固崩止带，涩肠止泻	①遗精滑精，遗尿尿频，崩漏带下 ②久泻、久痢	煎服，6～12g	本品功专收涩，故邪气实者不宜使用
刺猬皮☆	苦、涩，平。归肾、胃、大肠经	固精缩尿，收敛止血，化瘀止痛	①遗精滑精，遗尿尿频 ②便血，痔血	煎服，3～10g；研末服，1.5～3g	

注：△: 为大纲要求了解的药物；☆: 为大纲要求参考的药物

🌀 学习指导与小结

1. 学习指导

以收敛固涩功效为主线，结合该类药物主治滑脱不禁病证，理解不同类别药物在固表止汗、敛肺止咳、涩肠止泻、固精缩尿、固崩止带、收敛止血等方面的用药特点；采取归纳、比较、鉴别法，记诵相似功效药物的共性，区别各自的药性、功效、临床应用不同点，以便更好地把握本章药物的基本知识和技能。注意乌梅、诃子、肉豆蔻的用法，罂粟壳的用量；理解肉豆蔻与补骨脂、芡实与金樱子的配伍意义。

2. 学习层次要求

（1）明确药性、性能特点、功效、主治病证、用法、使用注意的药物：五味子、山茱萸、桑螵蛸、乌梅、椿皮、赤石脂、莲子、海螵蛸；

（2）明确药性、功效、主治病证、用法、使用注意的药物：诃子、肉豆蔻、芡实、覆盆子、浮小麦、金樱子；

（3）明确药性、功效、用法及使用注意的药物：麻黄根、糯稻根、五倍子、禹余粮、罂粟壳、石榴皮、刺猬皮、莲子心、荷叶。

3. 思维导图

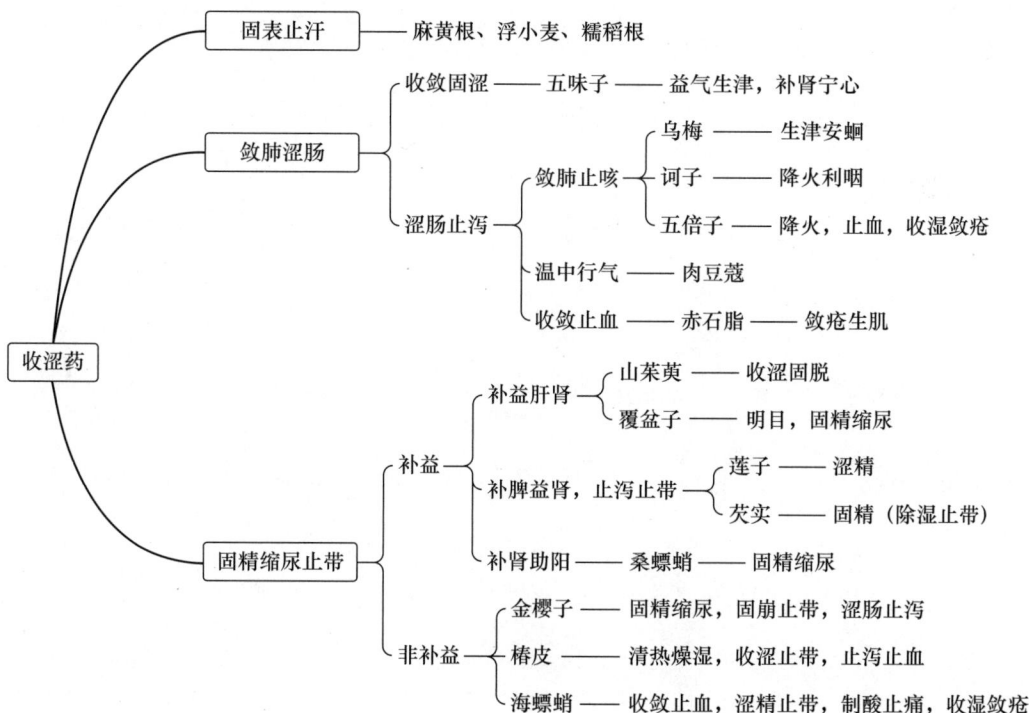

4. 术语解释

［收敛固涩］即敛其耗散，固其滑脱，约束控制机体无节制地向外排出物质，以解

除滑脱不禁证的治疗作用。

　　[收敛止汗] 即固腠理，实毛窍，以制止自汗、盗汗的治疗作用。

　　[固精（涩精）] 即固涩精关以制止肾虚精关不固之遗精、滑精的治疗作用。

　　[缩尿] 即固精涩尿以制止肾虚不固、膀胱失约之遗尿、尿频的治疗作用。

　　[止带] 即约束带脉以制止脾虚不运、脾湿下注或肾虚下元不固之白带增多的治疗作用。

　　[涩肠止泻] 固涩大肠而止泄泻之义，简称"涩肠"。适用于久泻久痢，甚至滑脱不禁者。

第二十五章

涌 吐 药

涌吐药图片　　微视频：涌吐药　　涌吐药PPT

以促使呕吐为主要功效，常用以治疗毒物、宿食、痰涎等停滞在胃脘或胸膈以上部位所致病证的药物，称为涌吐药，也称催吐药。

本类药物味多酸苦，归胃经，具有涌吐毒物、宿食、痰涎的作用。适用于误食毒物，停留胃中，未被吸收；或宿食停滞不化，尚未入肠，胃脘胀痛；或痰涎壅盛，阻于胸膈或咽喉，呼吸急促；或痰浊上涌，蒙蔽清窍，癫痫发狂等证。涌吐药物的运用，属于"八法"中的吐法，旨在因势利导，驱邪外出，以达到治疗疾病的目的，此即《素问·阴阳应象大论》所谓"其高者因而越之"。

涌吐药作用强烈，且大多具有毒性，易伤胃损正，故仅适用于体壮邪实之证。为了确保临床用药的安全、有效，宜采用"小量渐增"的方法，切忌骤用大量；同时要注意"中病即止"，只可暂投，不可连服或久服，谨防中毒或涌吐太过，易致不良反应。若用药后不吐或未达到必要的呕吐程度，可饮热开水以助药力，或用翎毛探喉以助涌吐。若药后呕吐不止，应立即停药，并积极采取措施，及时抢救。

吐后应适当休息，不宜马上进食。待胃肠功能恢复后，再进流质或易消化的食物，以养胃气，忌食油腻辛辣及不易消化之物。凡体虚或老人、小儿、妇女胎前产后，以及素患失血、头晕、心悸、劳嗽喘咳者，均当忌用。

因本类药物作用峻猛，药后患者反应强烈而痛苦不堪，故现代临床已少用。

知识链接：常山
研究（课程思政）

现代药理研究表明，本类药物具有催吐的作用，主要是通过刺激胃黏膜的感受器，反射性地引起呕吐中枢兴奋而致吐。

表25-1　需了解和参考的涌吐药

药名	性味归经	功效	主治	用法用量	使用注意
常山△	苦、辛，寒；有毒。归肺、肝、心经	涌吐痰涎，截疟	① 痰饮停聚，胸膈痞塞 ② 疟疾	煎服，5~9g。治疗疟疾宜在寒热发作前半天或2个小时服用或入丸散。涌吐宜生用，截疟宜酒制用	有催吐副作用，用量不宜过大；孕妇慎用
瓜蒂△	苦，寒；有毒。归胃、心、胆经	涌吐痰食，祛湿退黄	① 风痰，宿食停滞，食物中毒 ② 湿热黄疸	煎服，2.5~5g；入丸散服，每次0.3~1g。外用适量，研末吹鼻，待鼻中流出黄水即可停药	孕妇、体虚、心脏病、吐血、咳血、胃弱及上部无实邪者忌用

续表

药名	性味归经	功效	主治	用法用量	使用注意
胆矾△	酸、辛，寒；有毒。归肝、胆经	涌吐痰涎，解毒收湿，祛腐蚀疮	① 风痰壅塞，喉痹，癫痫，误食毒物 ② 风眼赤烂，口疮，牙疳 ③ 胬肉，疮疡不溃	温水化服，0.3～0.6g。外用适量，煅后研末撒或调敷，或以水溶化后外洗	孕妇体虚者禁用
藜芦△	苦、辛，寒；有毒。归肺、肝、胃经	涌吐风痰，杀虫	① 脑卒中、癫痫、喉痹 ② 疥癣秃疮	入丸散，0.3～0.6g。外用适量，研末油调涂	毒性强烈，内服宜慎。体虚及孕妇禁用；反人参、党参、西洋参、南沙参、北沙参、丹参、玄参、苦参、细辛、白芍、赤芍。若服后吐不止，饮葱汤解

注：△为大纲要求了解的药物； ☆为大纲要求参考的药物

🏥 学习指导与小结

1. 学习方法指导

本章以升浮涌吐为主线，归纳比较各药功用异同，记诵相似功效共性，分析区别各自药性、功效、临床应用特点，以掌握本章药物的基本知识和技能。关注有毒性或有特殊用法和使用注意的药物，如常山、瓜蒂、胆矾、藜芦等。

2. 学习层次要求

明确功效、主治病证、特殊的用量用法、使用注意的药物：常山、瓜蒂、胆矾、藜芦。

3. 思维导图

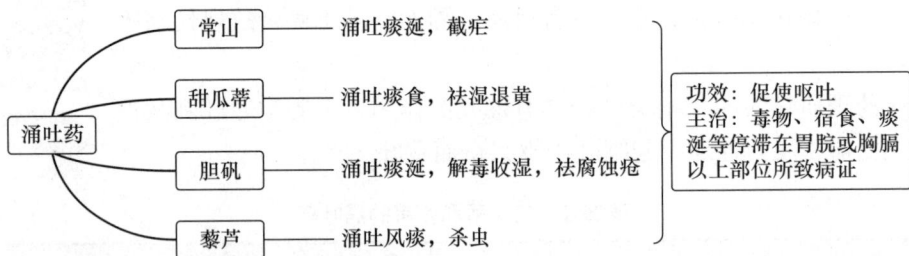

4. 术语解释

［涌吐（催吐）］即通过诱发呕吐，以排出停滞胃脘的毒物、宿食与壅滞咽喉的痰涎的治疗作用。

涌吐药用药鉴别

涌吐药自测题及答案

第二十六章
攻毒杀虫止痒药

凡以攻毒疗疮、杀虫止痒为主要功效的药物，称为攻毒杀虫止痒药。

本类药物大多有毒，以外用为主，兼可内服。具有攻毒疗疮、解毒杀虫、燥湿止痒的功效。主要适用于外科、皮肤科、五官科病证，如痈肿疔毒、疥癣、湿疹湿疮、聤耳、梅毒、虫蛇咬伤等。

本类药物的外用方法，可根据病情和用途而定，如研末外撒，或煎汤洗渍及热敷、浴泡、含漱，或用油脂、水调敷，或制成软膏涂抹，或做成药捻、栓剂栓塞等。

本类药物内服使用时，宜作丸散剂用，使其缓慢溶解吸收，且便于掌握剂量。本类药物多具不同程度的毒性，所谓"攻毒"即有以毒制毒之意，无论外用或内服，均应严格掌握剂量及用法，不可过量或持续使用，以防发生不良反应。制剂时应严格遵守炮制和制剂法度，以减低毒性而确保用药安全。

现代药理研究证明，本类药物大多具有抗菌消炎作用，可杀灭细菌、真菌、疥虫、螨虫、滴虫等。且在局部外用后能形成薄膜以保护创面，减轻炎症反应与刺激；部分药物有收敛作用，能凝固表面蛋白质，收缩局部血管，减少充血与渗出，促进伤口愈合。

雄　黄　Xiónghuáng　《神农本草经》

为硫化物类矿物雄黄族雄黄，主含二硫化二砷（As_2S_2）。主产于湖南、湖北、贵州等地。随时可采。采挖后，除去杂质。本品微有特异的臭气，味淡。水飞，晾干。生用，切忌火煅。

【药性】辛，温；有毒。归肝、大肠经。

【功效】解毒杀虫，燥湿祛痰，截疟。

微视频：
雄黄与硫黄

【性能特点】本品性温燥有毒，善于攻毒杀虫，外用或内服均能以毒攻毒而解毒杀虫疗疮；兼有截疟、燥湿祛痰之效。外用可治疮痈疔毒、湿疹、疥癣、虫蛇咬伤等症；内服可治虫积腹痛、癫痫等。

【临床应用】

1. 痈肿疔疮，湿疹疥癣，蛇虫咬伤　治痈肿疔毒，单用为末外涂或与白矾同用；治疗疥癣，用本品与黄连、发灰等为末，猪脂为膏外涂。治蛇虫咬伤，轻者单用本品香油调涂患处；重者内外兼施，如以之与五灵脂共为细末，酒调灌服，并外敷。

2. 虫积腹痛，惊痫，疟疾 传统用治虫积腹痛、惊痫、疟疾等，但现代临床已较少使用。

【用法用量】0.05～0.1g，入丸散用。外用适量，熏涂患处。

【使用注意】本品应水飞入药，切忌火煅；内服宜慎；不可久用及大量使用；孕妇禁用。

知识链接：
雄黄与蛇床子

【现代研究】本品主要含二硫化二砷。约含砷75%，含硫24.5%，还含有少量铝、铁、钙、镁、硅等元素。现行版《中国药典》规定本品含砷量以二硫化二砷计，不得少于90.0%。本品对多种菌种有不同程度抑制作用；可通过诱导肿瘤细胞凋亡等发挥其抗肿瘤作用。此外，可抗血吸虫及疟原虫。

【按语】本品因含砷而毒性较大。其中毒的主要原因为：一是炮制不当［雄黄煅烧后易生成毒性更大的三氧化二砷（As_2O_3）］；二是煎服剂量较大，或入丸散剂超剂量服用，或长期应用。

硫　黄　Liúhuáng　《神农本草经》

为天然硫黄矿的提炼加工品。主产于山西、山东、河南等地。全年均可采挖。采后加热熔化，除去杂质，取出上层溶液，冷却后即得。生硫黄只作外用。若内服需与豆腐同煮，至豆腐呈黑绿色为度，取出漂净，阴干。用时研末。

【药性】酸，温；有毒。归肾、大肠经。

【功效】外用解毒杀虫疗疮；内服补火助阳通便。

【性能特点】本品为酸温有毒之品，外能解毒杀虫止痒，尤为治疥疮之要药；又因硫磺为纯阳之品，入肾经，大补命门真火，适用于肾阳不足、命门火衰所致的阳痿、哮喘、便秘等症。

【临床应用】

1. 疥癣，秃疮，湿疹，阴疽恶疮 治疥疮，单取硫黄为末，麻油调涂；或以之与铅丹等共研末，生油调涂；治顽癣瘙痒，可与轻粉、斑蝥、冰片为末，同香油、面粉为膏，涂敷患处。治阴疽恶疮顽硬者，可与荞麦面、白面为末贴敷患处。

2. 阳痿足冷，虚喘冷哮，虚寒便秘 治腰冷膝弱、失精遗溺等，单用硫黄内服。治肾虚阳痿，可与鹿茸、补骨脂、蛇床子等同用。治肾不纳气之喘促，常与附子、肉桂、沉香等药同用。治虚冷便秘，常与半夏同用。

【用法用量】外用适量，研末油调涂敷患处；内服1.5～3g，炮制后入丸散服。

【使用注意】孕妇慎用。不宜与芒硝、玄明粉同用。

【现代研究】本品主要含硫（S），另杂有砷、硒、碲等成分。现行版《中国药典》规定本品含硫不得少于98.5%，饮片含量同药材。本品有消毒杀菌、杀虫止痒、镇咳消炎、缓泻等药理作用。

【按语】本品有毒，中毒时临床表现主要为恶心呕吐，腹胀腹泻，腹痛便血，头晕头痛，全身无力，心悸气短，体温升高，瞳孔缩小，对光反应迟钝，意识模糊，续而昏迷；亦可合并肺炎、肺水肿等。其中毒的主要原因：一是误服、过量服用硫黄、久服硫黄；二是服用未纯化或未经炮制的生硫黄。

表 26-1　需了解和参考的攻毒杀虫止痒药

药名	性味归经	功效	主治	用法用量	使用注意
白矾△	酸、涩、寒。归肺、脾、肝、大肠经	外用：解毒杀虫，燥湿止痒；内服：止血止泻，祛除风痰	①湿疹、湿疮 ②脱肛 ③痔疮 ④聤耳流脓 ⑤阴痒带下 ⑥鼻衄齿衄、鼻瘜肉 ⑦久泄久痢 ⑧癫痫发狂	内服，入丸散剂。外用适量，研末敷或化水洗患处	
皂矾 （绿矾）	酸，凉。归肝、脾经	解毒燥湿，杀虫补血	①黄肿胀满 ②疳积久痢 ③肠风便血 ④血虚萎黄 ⑤湿疮疥癣 ⑥喉痹口疮	煎服，0.8～1.6g。外用适量	孕妇慎用
蛇床子△	辛、苦，温；有小毒。归肾经。	燥湿祛风，杀虫止痒，温肾壮阳	①阴痒带下 ②湿疹瘙痒 ③湿痹腰痛 ④肾虚阳痿 ⑤宫冷不孕	煎服，3～10g。外用适量，多煎汤熏洗，或研末调敷	阴虚火旺或下焦有湿热者不宜内服
土荆皮△	辛，温；有毒。归肺、脾经	杀虫，疗癣，止痒	疥癣瘙痒、湿疹、皮炎	外用适量，醋或酒浸涂擦，或研末调涂患处	只供外用，不可内服
木槿皮 （川槿皮）	味甘苦，性微寒。归大肠、肝、脾经	清热利湿，杀虫止痒	①湿热泻痢 ②肠风下血 ③脱肛 ④痔疮 ⑤赤白带下 ⑥阴道滴虫 ⑦皮肤疥癣 ⑧阴囊湿疹	煎服，3～9g；外用适量，酒浸涂擦或煎水熏洗	无湿热者慎服
蜂房△	甘，平。归胃经	攻毒杀虫，祛风止痛	①疮疡肿毒 ②乳痈 ③瘰疬 ④皮肤顽癣 ⑤鹅掌风 ⑥牙痛 ⑦风湿痹痛	煎服，3～5g。外用适量，研末油调敷患处，或煎水漱口，或洗患处	
蜂蜡	甘，微温。归脾经	解毒，敛疮，生肌，止痛	①溃疡不敛 ②臁疮糜烂 ③外伤破溃 ④烧烫伤	外用适量，熔化敷患处；常做成药赋形剂及油膏基质	

续表

药名	性味归经	功效	主治	用法用量	使用注意
蟾酥△	辛，温；有毒。归心经	解毒，止痛，开窍醒神	①痈疽疔疮 ②咽喉肿痛 ③中暑神昏 ④痧胀腹痛吐泻	0.015～0.03g，多入丸散用。外用适量	本品有毒，内服切勿过量，外用不可入目
蟾皮	苦，凉；有小毒。归肝、脾、肺经	清热解毒，利水消胀，止咳平喘	①阴疽 ②肿毒 ③瘰疬 ④肿瘤 ⑤疳积腹胀 ⑥久咳久喘	煎服，3～6g；研末入丸散服，每次0.3～0.9g。外用适量，可研末调敷患处，或以新鲜蟾皮外贴患处	孕妇忌用
大蒜△	辛，温。归脾、胃、肺经	解毒消肿，杀虫，止痢	①痈肿疮疡 ②疥癣 ③肺痨 ④顿咳 ⑤泄泻 ⑥痢疾 ⑦蛲虫病、钩虫病	煎服，9～15g；外用适量，捣烂外敷，或切片外擦，或隔蒜灸	外用可引起皮肤发红、灼热甚至起泡，故不可敷之过久。阴虚火旺及有目、舌、喉、口齿诸疾者不宜服用。孕妇忌灌肠用
樟脑☆	辛，热；有毒。归心、脾经	除湿杀虫，温散止痛，开窍辟秽	①疥癣瘙痒 ②湿疮溃烂 ③跌打伤痛 ④牙痛 ⑤痧胀腹痛 ⑥吐泻神昏	内服0.1～0.2g，入散剂或用酒溶化服；外用适量，研末撒布或调敷	气虚阴亏者、有热者及孕妇忌服

注：△为大纲要求了解的药物；☆为大纲要求参考的药物

⊕ 学习指导与小结

1. 学习方法指导

本章以攻毒疗疮、杀虫止痒功效为主线，以此理解本章药物的性能特点及功效主治；就相似药物而言，如雄黄、硫磺等，采用对比、归纳的方法，学会鉴别应用，并指导临床辨证选药。本章药物均有毒性或有特殊用法及注意事项，需格外关注其用法、用量。

2. 学习层次要求

（1）明确药性、性能特点、功效、主治病证、用法、使用注意的药物：雄黄、硫磺；

（2）明确药性、功效、用法及使用注意的药物：白矾、蛇床子、土荆皮、蜂房、蟾酥、大蒜；

（3）明确药性、功效、用法及使用注意的药物：樟脑、皂矾（绿矾）、木槿皮（川槿皮）、蜂蜡、蟾皮。

3．思维导图

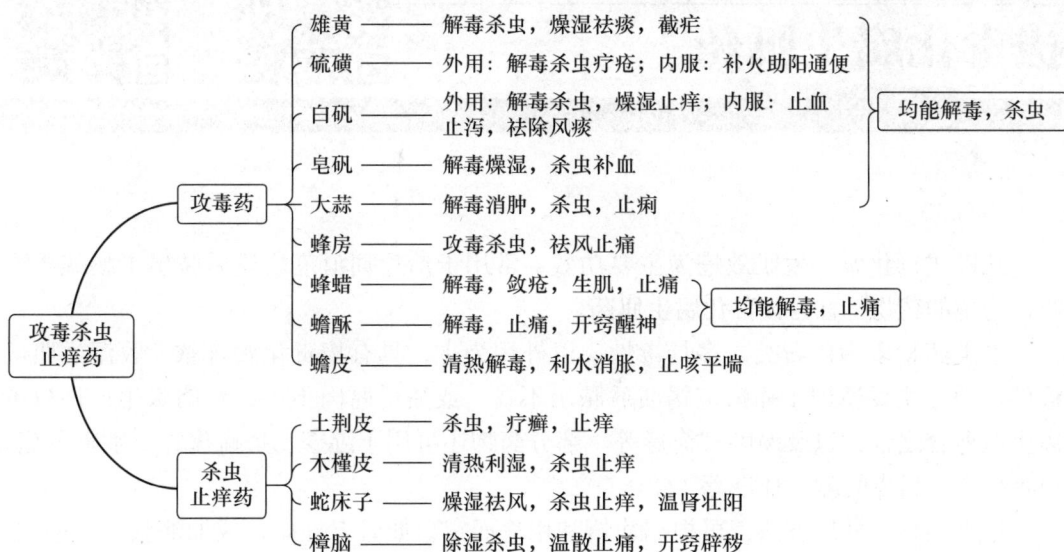

4．术语解释

［攻毒］指具有毒性的外用药对疮痈、蛇虫咬伤等毒邪所致病证的治疗作用。含"以毒攻毒"之意（一般药物对疮痈、蛇虫咬伤等毒邪所致病证的治疗作用习称"解毒"）。

［杀虫］指外用药对疥虫等皮肤寄生虫的毒杀作用。

攻毒杀虫止痒药　　　攻毒杀虫止痒药
用药鉴别　　　　　　自测题及答案

凡以拔毒化腐、生肌敛疮为主要功效，常用于治疗痈疽疮疡溃后脓出不畅或久不收口为主的药物，称为拔毒化腐生肌药。

本类药物多为矿石类，多具毒性，以外用为主，具有拔毒化腐排脓、收湿生肌敛疮的功效，主要适用于痈疽疮疡溃后脓出不畅，或溃后腐肉不去，新肉难生，伤口难以生肌愈合之证，以及癌肿、梅毒等。部分药物还可用于湿疹、疥癣瘙痒、咽喉肿痛、口舌生疮、目赤翳障、耳疮等。

本类药物的外用方法，可根据病情和用途而定，如研末外撒，或加油脂、水调敷，或制成药捻，或外用膏药敷贴，或点眼、吹喉、滴耳等。

由于本类药物多为矿石类，且多具毒性，故使用时应严格控制药物的剂量和用法，外用也不可过量或持续使用，有些药物不宜在头面及黏膜上使用，以防发生不良反应，其中含砷、汞、铅等重金属类的药物尤应严加注意。使用时，应严格遵守炮制规范及制剂法度，以确保临床用药安全。

现代药理研究证明，本类药物对多种细菌及皮肤真菌有抑制或杀灭作用，部分药物具有防腐、收敛及保护和促进伤口愈合等作用。

红　粉　Hóngfěn　《外科大成·卷一》

为水银、火硝、白矾混合升华而成的红氧化汞（HgO）。各地均可制造，以湖北、湖南等地产量大。以色红、块片不碎、有光泽者为佳。研细粉用。

微视频：
升药与炉甘石

【药性】辛，热；有大毒。归肺、脾经。

【功效】拔毒，除脓，去腐，生肌。

【性能特点】本品辛热，有大毒。功善拔毒化腐排脓，主治痈疽溃后，脓出不畅；或腐肉不去，新肉难生，为外科要药。正如《疡科纲要》云："一切溃疡皆可通用，拔毒提脓最为应验。"亦可用治疥癣、梅毒、疮疡溃烂等皮肤疾患。

【临床应用】

1. 痈疽溃后，脓出不畅，或腐肉不去，新肉难生　常配煅石膏研末同用，或撒于患处，或制成药捻填入脓腔或插入瘘管中。病情不同，可调整二药配伍比例。若治

溃疡后期、脓毒较轻、疮口不敛者，红粉与煅石膏的用量比为1∶9，称九一丹，其拔毒力较轻而收敛生肌力较强。以此类推，分别称为八二丹、七三丹、六四丹、五五丹等。若治痈疽初溃、脓毒盛、腐肉不去者，红粉与煅石膏之比可为9∶1，称为九转丹，其拔毒化腐排脓效力最强。因此，制剂随红粉用量比例的增加，去腐拔毒提脓作用越强，对组织的腐蚀也越严重。临床上主要用于疮疡、烫伤、创伤、脱疽、臁疮、褥疮等外科疾病的溃疡初期，脓栓未落，腐肉未脱，或脓水不净，新肉难生者。

【用法用量】外用微量，研为极细末，干掺或调敷，或以药捻蘸药粉用。

【使用注意】本品有大毒，一般不做内服。孕妇及体弱之人忌服。

【现代研究】本品主要成分为氧化汞。现行版《中国药典》规定本品含氧化汞（HgO）不得少于99.0%。本品有抗菌、防腐、止痒、促进伤口愈合等药理作用。

炉甘石　Lúgānshí　《本草品汇精要》

为碳酸盐类矿物方解石族菱锌矿，主含碳酸锌（$ZnCO_3$）。主产于广西、湖南、四川等地。采挖后，洗净，晒干，除去杂石。打碎。本品气微，味微涩。以块大、色白或色淡红、体轻浮者为佳。生用，或明煅后水飞用。

【药性】甘，平。归肝、脾经。

【功效】解毒明目退翳，收湿止痒敛疮。

【性能特点】本品甘平无毒，既可解毒明目退翳，又可收湿止痒敛疮。外用为眼科常用之品，善于治疗目赤翳障、睑弦赤烂等症；对于诸疮不敛、湿疹瘙痒，皆取其收湿敛疮止痒之功以治之。

【临床应用】

1. 目赤肿痛，睑弦赤烂，翳膜遮睛，胬肉攀睛　治疗目赤暴肿，与玄明粉各等份为末点眼。治疗眼眶破烂、畏光羞明，可配伍黄连、冰片等。治疗风眼流泪，可与海螵蛸、冰片为细末点眼。

2. 溃疡不敛，脓水淋漓，湿疮瘙痒　治疗疮疡不敛、脓水淋漓，可单用；或与龙骨同用，研极细末，干掺患处。治疗湿疹瘙痒，常与煅石膏、龙骨、青黛等研末外用。

【用法用量】外用适量。

【使用注意】本品专供外用，不作内服。

【现代研究】本品主要成分为碳酸锌，还含有少量氧化钙、氧化铁、氧化镁、氧化锰等。煅炉甘石的主要成分是氧化锌。现行版《中国药典》规定本品含氧化锌（ZnO）不得少于40.0%；饮片不得少于56.0%。本品所含的碳酸锌不溶于水，外用能部分吸收创面的分泌液，有防腐、

知识链接：
炉甘石

收敛、消炎、止痒及保护创面及抑菌作用。炉甘石含铅及镉，毒性较强。本品口服后在胃内可生成氯化锌，刺激腐蚀胃肠道。

硼　砂　Péngshā　《日华子本草》

为单斜晶系硼砂类硼砂族矿物天然硼砂经精制而成的结晶。主要成分为含水硼酸钠（$Na_2B_4O_7 \cdot 10H_2O$）。主产于青海、西藏、云南等地。一般于8～11月采挖矿砂，将硼砂溶于沸水中，滤净后置容器中冷却，析出结晶，取出晾干即得。以色白、透明者为佳。生用或煅用。

【药性】甘、咸，凉。归肺、胃经。

【功效】外用清热解毒，内服清肺化痰。

【性能特点】本品味甘咸，性偏寒凉，外用清热解毒疗疮。为五官科常用药。善于治疗咽喉肿痛、口舌生疮、目赤翳障等；内服可清肺化痰，治疗痰热咳嗽，但临床较少应用。

【临床应用】

1. 咽喉肿痛，口舌生疮，目赤翳障　治疗咽喉肿痛、口舌生疮，常与冰片、朱砂同用。治疗火眼及翳障胬肉，可与冰片、炉甘石共为细末点眼。

2. 痰热咳嗽　治疗痰热咳嗽、咽喉肿痛者，可与黄芩、玄参、瓜蒌等同用。

【用法用量】外用适量，研极细末干撒或调敷患处；或化水含漱。内服多入丸、散，1.5～3g。

【使用注意】本品以外用为主，内服应慎重。

【现代研究】本品主要成分为含水四硼酸钠（$Na_2B_4O_7 \cdot 10H_2O$），另含少量铅、铝、铜、钙、铁、镁、硅等杂质。本品体外对多种革兰阳性与阴性菌、浅部皮肤真菌及白色念珠菌有不同程度抑制作用，并略有防腐作用；且对皮肤和黏膜有收敛和保护作用。除此之外，本品还有抗惊厥作用，能减轻氟对机体的损害，减少氟在骨骼中的沉积，缓解氟中毒。

表27-1　需了解和参考的拔毒化腐生肌药

药名	性味归经	功效	主治	用法用量	使用注意
砒石△	辛，大热；有大毒。归肺、脾、肝经	外用攻毒杀虫，蚀疮去腐；内服祛痰平喘，攻毒抑癌	①恶疮 ②瘰疬 ③顽癣 ④牙疳 ⑤痔疮 ⑥寒痰哮喘 ⑦癌肿	外用适量，研末撒敷，宜作复方散剂或入膏药、药捻用；内服宜入丸、散，每次0.002～0.004g	本品有剧毒，内服宜慎重；外用亦应注意，以防局部吸收中毒。不可作酒剂服。体虚者及孕妇禁服。不宜与水银同用

续表

药名	性味归经	功效	主治	用法用量	使用注意
铅丹△	辛、咸，寒；有毒。归心、脾、肝经	外用拔毒生肌，杀虫止痒；内服坠痰镇惊	①疮疡溃烂 ②湿疹瘙痒 ③疥癣 ④惊痫癫狂 ⑤心神不宁	外用适量，研末撒布或熬膏贴敷；内服多入丸、散，0.9~1.5g，连续使用不得超过两周	本品有毒，用之不当可引起铅中毒，宜慎用；不可持续使用，以防蓄积中毒。孕妇禁用
密陀僧	咸、辛，平；有毒。归肝、脾经	外用杀虫收敛，内服祛痰镇惊	外用： ①痔疮 ②湿疹、湿疮 ③溃疡不敛 ④疥癣 ⑤狐臭 内服： 风痰惊痫	外用适量，研末撒或调涂，或制成膏药、软膏、油剂等；内服入丸、散，0.2~0.5g	本品用之不当可引起铅中毒，不可持续使用，以防蓄积中毒，内服宜慎重；孕妇、儿童禁用；不宜与狼毒同用
轻粉☆	辛，寒；有毒。归大肠、小肠经	外用杀虫，攻毒，敛疮；内服祛痰消积，逐水通便	①疥疮 ②顽癣 ③臁疮 ④梅毒 ⑤疮疡 ⑥湿疹 ⑦痰涎积滞 ⑧水肿鼓胀，二便不利	外用适量，研末掺敷患处；内服每次0.1~0.2g，每日1~2次，多入丸剂或装胶囊服。服后及时漱口，以免口腔糜烂	本品有毒，不可过量服用或久服；内服宜慎重；孕妇禁服

注：△：为大纲要求了解的药物；☆：为大纲要求参考的药物

⊕ 学习指导与小结

1. 学习方法指导

以拔毒化腐、生肌敛疮功效为主线，以此理解本章药物的性能特点及功效主治；就相似药物而言，如红粉、砒石等，采用对比、归纳的方法，学会鉴别应用，并指导临床辨证选药。本章药物均有毒性或有特殊用法及注意事项，需格外关注其用法、用量。

2. 学习层次要求

（1）明确药性、性能特点、功效、主治病证、用法、使用注意的药物：红粉；

（2）明确药性、功效、主治病证、用法、使用注意的药物：炉甘石、硼砂；

（3）明确药性、功效、用法及使用注意的药物：砒石、铅丹；

（4）明确药性、功效、用法及使用注意的药物：轻粉、密陀僧。

3. 思维导图

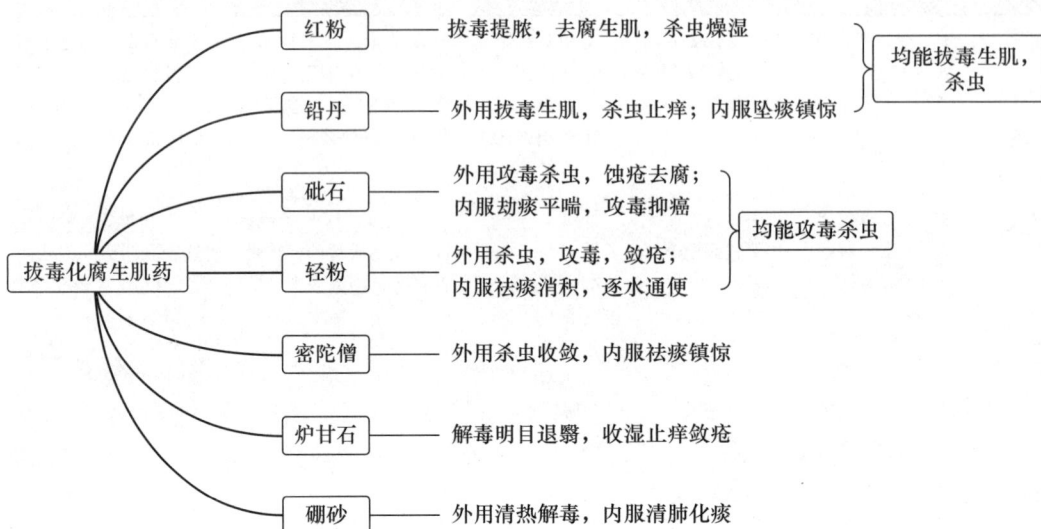

拔毒化腐生肌药
- 红粉 —— 拔毒提脓，去腐生肌，杀虫燥湿 ┐
- 铅丹 —— 外用拔毒生肌，杀虫止痒；内服坠痰镇惊 ┘ 均能拔毒生肌，杀虫
- 砒石 —— 外用攻毒杀虫，蚀疮去腐；内服劫痰平喘，攻毒抑癌 ┐
- 轻粉 —— 外用杀虫，攻毒，敛疮；内服祛痰消积，逐水通便 ┘ 均能攻毒杀虫
- 密陀僧 —— 外用杀虫收敛，内服祛痰镇惊
- 炉甘石 —— 解毒明目退翳，收湿止痒敛疮
- 硼砂 —— 外用清热解毒，内服清肺化痰

4. 术语解释

［祛腐］指外用药促使溃疡内腐败组织与健康组织分离脱落的治疗作用。

［敛疮（生肌）］指外用药促进溃疡内新肉生长，促使疮口愈合的治疗作用。

思政案例

砒石是一种砷氧化物，成分是三氧化二砷。人人皆知这个药是中药当中的第一大毒药，一般人都有畏惧的心理，为了消除患者的这种畏惧心理，因此医生就把这个砒石叫作信石，因为它主要产在江西信州（即现在的江西上饶市），这个名称是以产地命名的。后来有人又把这个信字拆开，把它叫作人言。"人言可畏"，最早的本义，是指砒石或者砒霜的毒性很大，使人闻而生畏，后来才逐渐引申为对那些流言蜚语，一般的人都很害怕，即另外一层意思。（改编自《张延模临床中药学讲稿》）

思政案例

我们经常会听说谁因为伤心过度，哭得太多，把眼睛都哭瞎了。事实上真是这样吗？

这天，老王医生诊室里来了个这样的病人。牵着她一起来的邻居说："她早些年丈夫就因病去世了，剩下一个儿子相依为命。不想老天不公，半年前儿子在犁田的时候被山体滑坡给压死了，从此老太太整日以泪洗面，连路都看不清楚了。""我也不想哭啊，这些年来哭也哭累了，可眼泪就是忍不住往下流啊，肯定是上辈子造了什么孽啊。"老太太说。老王医生认真看了看老太太，发现她双眼上眼皮红肿、溃烂、流泪不止，余无大碍。老王医生叫她们坐着休息一下，他从屋内取来几块石头，说："这叫干石，它专收眼泪，用了包管你不再流泪。"说着他把石头研成细末，加水，搅拌，把上层的浑水倒出来，剩下的残渣再加水，搅拌，把上层的浑水倒出来，反复多次后把那些上层的浑水混合起来，用罐子装好，令老太太每日早晚取水洗眼。

半月后，老太太拎着两只老母鸡来答谢老王医生，她说："你可真是神医啊，我这眼睛又重见光明了，家里实在没什么东西，就几只老母鸡了。""您老人家这病是哭出来的，我也不是什么神医，看见了就好，老母鸡留着你自己吃，补补身子，你老人家以后好好过。"

这干石就是炉甘石，能收湿止痒敛疮。人们哭的时候总是习惯用手揉擦眼睛，容易导致眼部感染，老王医生就是用炉甘石收湿止痒敛疮的特性来治疗老太太因炎症刺激而导致的流泪、视物模糊的。

拔毒化腐生肌药
用药鉴别

拔毒化腐生肌药
自测题及答案

参 考 文 献

［1］ 国家中医药管理局《中华本草》编委会. 中华本草［M］. 上海：上海科学技术出版社，1999.

［2］ 颜正华. 中药学［M］. 2版. 北京：人民卫生出版社，2006.

［3］ 高学敏，钟赣生. 临床中药学［M］. 石家庄：河北科学技术出版社，2006.

［4］ 张冰. 临床中药学［M］. 北京：中国中医药出版社，2012.

［5］ 吴庆光，张金莲. 中药学［M］. 北京：科学出版社，2022.

［6］ 钟赣生. 中药学［M］. 10版. 北京：中国中医药出版社，2016.

［7］ 唐德才，吴庆光. 中药学［M］. 3版. 北京：人民卫生出版社，2016.

［8］ 钟赣生，杨柏灿. 中药学［M］. 11版. 北京：中国中医药出版社，2021.

［9］ 国家药典委员会. 中华人民共和国药典［M］. 北京：中国医药科技出版社，2025.